邹红英　王华　郑勤 ◎ 主编

常见病

中医处方手册

第二版

化学工业出版社

·北京·

全书共分十七章，主要涉及内科、外科、男科、妇科、儿科、皮肤科、性病科、五官科等 200 多种常见病和疑难病，突出了临床中经常遇到的一些"疑、难、杂"病，共收集整理介绍经济、有效、易得的中药处方 1100 余款。本书理论联系实际、深入浅出、简明扼要，实用性较强，适合于广大临床医务工作人员、基层中西医结合医院各类医药人员查阅和参考。

图书在版编目（CIP）数据

常见病中医处方手册/邹红英，王华，郑勤主编.
—2 版. —北京：化学工业出版社，2015.6（2024.3重印）
ISBN 978-7-122-23782-8

Ⅰ.①常… Ⅱ.①邹…②王…③郑… Ⅲ.①常见
病-验方-汇编 Ⅳ.①R289.5

中国版本图书馆 CIP 数据核字（2015）第 084702 号

责任编辑：贾维娜　杨骏翼　　　装帧设计：史利平
责任校对：陈　静

出版发行　化学工业出版社（北京市东城区青年湖南街 13 号　邮政编码 100011）
印　　装　三河市延风印装有限公司
850mm×1168mm　1/32　印张 12¾　字数 330 千字
2024 年 3 月北京第 2 版第 16 次印刷

购书咨询：010-64518888　　　　　　　售后服务：010-64518899
网　　址：http://www.cip.com.cn
凡购买本书，如有缺损质量问题，本社销售中心负责调换。

定　　价：32.00 元

编写人员名单

主　　编　邹红英　王　华　郑　勤

副 主 编　宋学立　李　芳　杨　庆　贺　勇
　　　　　王　颖

编写人员　吕玉玲　宋学立　邹红英　郑　勤
　　　　　王　华　贺　勇　李　芳　杨　庆
　　　　　王　颖　王海鹰　李　梅　姜　霞
　　　　　胡一芳　赵志远　纪承寅　纪一楠
　　　　　段学忠　吕　俊　郝军华

第二版前言

《常见病中医处方手册》（第 1 版）出版以来，受到广大读者的厚爱和青睐，已连续重印多次。此次修改和充实，旨在进一步简练文稿，删掉偏多的理论探讨，使其所选常见病中医治疗的每款处方更加符合"疗效佳、取材方便、选方经济"的方剂学要求；同时又在第 1 版基础上增加了 19 种基层常见疑难病症的中医治疗处方，为的是使广大读者能够解决更多的临床问题。

中医学博大精深，为我国宝贵的文化遗产，直至今日仍是广大劳动人民非常乐意接受的重要治疗方式和方法。改革开放以来，已有许多研究者运用先进的科学技术，深入开展针对中医中药理论及其处方药物的实验研究和临床观察，在方剂重组与剂型等诸多方面不断推陈出新，进一步提高了常见病中医中药治疗的临床疗效。

本书以突出中医中药临床治疗特色为宗旨，由多位临床一线人员通过多方收集、精心筛选并且结合临床经验进一步发掘整理而成。本书统一按照现代西医学疾病分类，以病为例，以中医学辨证论治、理法方药予以编撰，主要包括内科、外科、妇科、儿科、皮肤科、男科、性病科、五官科等的常用病中药治疗处方，总计 230 多种常见病和多发病，其中也不乏临床中经常见到的一些"疑、难、杂"病，共载 1100 余款中药处方。在每一种常见疾病之下，分别列出疾病概要、处方药物和使用方法、功能主治、注意事项等，且以突出处方药物的使用方法、功能与主治为特点。据此，本书适用于临床一线的广大医务人员查阅和参考。

在本书编写过程中力求理论联系实际、深入浅出、简明扼要、通俗易懂，使本书实用性和可操作性强，而且书中所介绍的中药处方也非常经济、实惠，求之易得。

由于中医中药理论深奥，同时还涉及中、西结合时的两种治疗体系，书中出现不足之处在所难免，尚祈广大读者及专家批评斧正。

编者

2015 年 2 月，于道民斋

目 录

第一章
感染性疾病

第一节　感冒与流感

【概要】　普通感冒全称为上呼吸道感染，一般不发热，数日内自愈。其病因为鼻咽部的致病菌感染，有时也合并化脓性炎症，例如中耳炎和鼻窦炎。如果合并病毒感染也能引发支气管炎或继发性细菌感染。普通感冒的治疗原则，应以适当休息、保暖、加强护理及对症处理为主。流行性感冒简称流感，是因流行性感冒病毒所致的一种急性呼吸道传染病，临床表现则以发热、起初出现卡他症状、头痛、咳嗽、全身不适和呼吸道黏膜炎症为特征；重症患者可出现虚脱、急性气管-支气管炎、肺炎甚或死亡。此病目前仍然缺少相对可靠的病原学治疗，应在对症处理的基础上，加强护理，卧床休息和多饮开水。中医学称流感为"时行感冒"，属于"外感"之病，病位在表卫与肺经，临床上宜按辨证分型治疗：①风寒束表型，患者表现为恶寒发热、无汗头痛、舌苔薄白、脉浮紧，治宜辛温解表、宣肺散寒；②肺卫风热型，患者表现为发热偏重、微恶风寒、咳痰黏稠、咽红肿痛、舌尖红、苔薄黄、脉浮数，治宜辛凉解表、清热宣肺；③暑湿外感型，多见于夏秋两季，主要表现有头胀痛、胸脘痞闷、四肢困倦，相伴恶心呕吐、便溏、舌苔白腻、脉浮滑或濡数，治宜清暑解表、和中化湿。

处方 1 退热灵

【方药与用法】 金银花、连翘各 15g，荆芥、薄荷（后下）各 10g，板蓝根、半边莲各 30g。上药加水煎 2 次，分 2 次口服，每日 1 剂。

若患者兼有鼻塞、咳嗽，宜加用杏仁、桔梗、苍耳子、前胡；若伴头痛、咽喉红肿，还可加用牛蒡子、山豆根、重楼、僵蚕等。

【功能与主治】 疏风散邪，清热解毒；主治流感和一般上呼吸道感染，证属外感风热与风寒化热。

【简释】 方中金银花、连翘、板蓝根、半边莲清热解毒。现代医学研究证明，此方具有抗菌和抑制感冒病毒的作用；与辛散之薄荷、荆芥配伍，共奏疏风祛邪、清热解毒、疏表解热之功效。

处方 2 正柴胡饮

【方药与用法】 柴胡 6～9g，防风、陈皮、芍药各 6g，甘草 3g，生姜 3 片。上药加水煎 2 次，分 2 次口服，每日 1 剂。

【功能与主治】 解表退热，镇痛，镇静，抗炎；主治普通感冒，出现流涕、鼻塞、喷嚏、轻微头痛、咽干等。

处方 3 麻杏石甘汤加味

【方药与用法】 生石膏 45g，麻黄、薄荷、生甘草各 6g，杏仁 12g，羌活、荆芥、前胡、炒牛蒡子（后下）各 10g，板蓝根 30g。上药加水 800ml 同煎，水煎 2 次分服，每日 1～2 剂，连服 2～3 天，直到退热后停服。

【功能与主治】 解表宣肺，清热解毒；主治风热型感冒。

【简释】 此方源自张仲景创制的麻杏石甘汤，略作加减。方中加入羌活、板蓝根，又称羌蓝汤，以宣泄肺胃之热；与荆芥、薄荷、前胡、牛蒡子配伍，增强了散邪解表、宣散风热的功效。

处方 4 银翘香薷饮

【方药与用法】 香薷 6g，金银花、板蓝根各 15g，连翘、青蒿各 12g。上药加水 600ml 同煎，每日 1 剂，水煎 2 次；分为 2 次温水送服、取汗。

证偏寒者，宜加淡豆豉；证偏热者，可加薄荷、野菊花；汗多者，去香薷；咳痰显著者，加杏仁、佛耳草；暑湿著者，加鲜藿香、鲜佩兰、半夏、竹茹、厚朴、六一散等。

【功能与主治】 发表解暑，清热解毒；主治夏季暑湿型流感。

【简释】 方中香薷辛温芳香，具有解表散寒、祛暑利湿之功效；青蒿清泄暑热；板蓝根、金银花、连翘清热解毒，有助于防治继发性感染。

处方5 暑令感冒合剂

【方药与用法】 香薷6～10g，藿香、佩兰、厚朴各10g，炙枇杷叶12g，鸭跖草15g。上药加水浸泡30min，文火煎煮20min，滤出药液口服。每剂水煎2次。患者出现高热不退时，须酌情增加1剂，通常分为2次口服。患者体温升高，超过39℃以上时，宜加黄连5g；若伴有咽红肿痛，可加入板蓝根12～16g同煎。

【功能与主治】 发表解暑，除湿清热；主治夏季感冒，出现高热、头痛、全身酸痛、胸脘痞闷、咳嗽咽痛、身痛无汗、舌苔薄腻或微黄、脉濡数。

处方6 风热合剂

【方药与用法】 柴胡、黄芩、羌活各20g，板蓝根、蒲公英各60g，生甘草10g。取上药加水煎至200ml。患者每次50ml口服，每日3～4次，每日1剂。

【功能与主治】 解表、清热解毒；主治风热型感冒，如感冒初期，患者有发热、鼻塞、头痛。

【简释】 此方对风热表证或伴少阳证者疗效甚好，服药后患者退热速度比银翘散更快；必要时还可合理地增加柴胡、黄芩的剂量。

处方7 荆防疏表汤

【方药与用法】 荆芥、防风、秦艽各10g，前胡、紫苏叶、薄荷各6g，甘草3g。上药加水煎2次，分早、晚2次服，每日1剂。

表郁无汗者，宜加用淡豆豉、葱白；汗出不解而形寒者，加葛根、桂枝、芍药，减薄荷、秦艽、紫苏叶。

【功能与主治】 祛风寒，解表邪；主治风寒型感冒。

【简释】 此方有发汗作用，小儿和老人虚弱者服药时，注意防止因汗出过多而发生虚脱。现代医学研究已证明，方中荆芥、防风、秦艽等均具有解热镇痛、抗过敏反应的作用，尤对因感受风寒而出现全身酸痛的效果更好。

处方8　复方葛芷夷汤

【方药与用法】　葛根、白芷、连翘、太白菊、杏仁、浙贝母各15g，辛夷9～12g，板蓝根24～30g。上药加水浸泡20min，同煎30min；每剂水煎2次，分2次口服，每日1剂。

【功能与主治】　辛凉解表，宣肺除湿；主治风寒型或风热夹湿型感冒。

【简释】　太白菊又叫肺经草，具有疏散风寒、宣通肺气的功效。此方更适用于风寒咳嗽、咳痰明显者的治疗。

第二节　麻　疹

【概要】　麻疹是由麻疹病毒引起的一种急性呼吸道传染病，多发于冬春两季，以小儿更为多见。主要临床表现为发热、畏光、咳嗽、流涕、眼结膜充血，起初出现麻疹黏膜斑（柯氏斑），随着病情进展，出现散布于躯干及四肢皮肤的斑丘疹。本病目前仍无可靠的病原学治疗，患者一旦发病，须及时采取对症处理、加强基础护理，以防出现各种并发症，如肺炎、脑炎等。中医学认为本病系因内蕴疫毒、外感时疫、热毒侵袭肺脾所致，应按以下分期选取中药治疗：①初热期，患者出现发热、干咳、泪多、羞明，颊黏膜见柯氏斑，为散在分布的灰白色小点，舌质淡红、苔微黄、脉浮数；②疹现期，患者发热加重，皮肤上出现稀疏而不规则的红色斑丘疹，最早始于耳后、颈部，很快沿着发际继续发展，逐渐遍布面部、躯干、四肢和全身；同期还伴有发热口渴、尿赤、舌干舌红、苔黄、脉数滑；③收没期，通常为出疹后3～4天，疹出热退，患者皮肤上易留有糠皮样脱屑或棕色色素沉着，伴有肢倦体乏、舌质淡、苔黄或白腻、脉细数。

处方1　银翘透疹汤

【方药与用法】　金银花、连翘各10g，牛蒡子、蝉蜕各6g，桑叶5g。上药加水800ml略泡，先用武火煎沸后，改为文火续煎30min，每剂水煎2次，取药汁1次服完，每日1剂。

【功能与主治】 疏风透疹，清热解毒；主治麻疹初热期或疹现期，患者伴发热、羞明、颊黏膜上出现灰白色小点或皮肤出现稀疏的红色斑丘疹。此方宜于解毒和透疹。

处方 2 银前透疹汤

【方药与用法】 金银花、连翘各 6g，前胡 3g，蝉蜕 2g。上药加水300ml 略泡，先用武火煎沸，后改文火续煎 30min，每剂水煎 2 次，取药汁1 次口服，每日 1 剂。

【功能与主治】 清热宣表，透疹解毒；主治麻疹疹现期，伴有发热、出疹始于耳后，为稀疏不规则的红色皮疹，随后遍及躯干和四肢，略高起皮肤，压之褪色。

处方 3 葛防荆葱汤

【方药与用法】 葛根、荆芥各 6g，防风 4g，葱白 4 个。上药加水300ml 略泡，先用武火煎沸后，改文火续煎 30min，每剂水煎 2 次，取药汁1 次口服，每日 1 剂。

【功能与主治】 疏风透疹，宣表退热；主治麻疹初热期，出现发热、羞明、颊黏膜上散布灰白色小点、舌质淡红、苔微黄、脉浮数。

处方 4 地沙知母汤

【方药与用法】 地骨皮 10g，桑白皮 6g，沙参、知母各 3g。上药加水 400ml 同煎，先用武火煎沸，再用文火续煎 30min，每剂水煎 2 次，取药汁 1 次口服；每日 1 剂。

【功能与主治】 养阴清热，扶正祛邪；主治麻疹收没期，症见肢倦乏力、口干、疹出热退、已出现皮屑或棕色色素沉着，大便干、小便赤少等。

第三节 风　　疹

【概要】 风疹是由风疹病毒引起的一种常见急性传染病，冬春两季发病较多，好发于 5～9 岁的儿童，流行期间也可见于中青年和老年人。临床表现为轻度上呼吸道炎性症状、低热、出现特殊的斑疹以及耳后、枕部或颈后淋巴结肿大等；出疹期患者还伴有头痛、食欲下降、疲乏无力、眼结膜充血等。本病中医学称为"风痧"或"瘾疹",系风热邪毒经鼻而入,侵及肺卫,郁于肌肤,与气血相搏而得病。辨证分为以下3型:①邪热肺卫型,患者发热、恶风、头痛、咳嗽、流涕、咽部干痛、舌质淡红、苔薄黄、脉浮数;②邪热炽盛型,患者发热、咳嗽、躯干和四肢出现细点状淡红色皮疹、舌质红、舌苔黄、脉滑数或洪数;③气血两虚型,患者反复发作、甚至持续数月或数年之久、于劳累后加重,相伴有心悸、乏力等,检查舌质淡、苔薄、脉濡细。

处方1　麻梅甘草汤

【方药与用法】　麻黄3g,乌梅肉6g,甘草9g。上药加水300ml同煎,先用武火煎沸后,再改文火续煎10min,每剂水煎2次,取药汁1次口服;每日1剂。

【功能与主治】　疏散风热,发表散邪;主治邪郁肺卫型风疹,如有发热恶风、头痛、咽痛、乏力等。

处方2　卢氏风疹汤

【方药与用法】　鲜牡蒿嫩叶120g。先将上药洗净切碎,外加油盐适量,炒熟后当菜食,每日早、晚分2次用,每日1剂。

【功能与主治】　疏风解表,祛风退热;主治邪郁肺卫型风疹,出现发热恶风、头痛、咳嗽、流涕、打喷嚏、咽痛等。

处方3　蝉蒺僵蚕丸

【方药与用法】　蝉蜕、僵蚕各10g,蒺藜20g。上药共研细末,炼蜜为丸,每丸约重9g;治疗时每次1粒口服,温开水送下,每日3次。

【功能与主治】　清热解毒,透邪外达;主治邪热炽盛型风疹,伴有发热、咳嗽、躯干和四肢出现细点状淡红色皮疹。

处方4　二仙汤

【方药与用法】　淫羊藿15g,仙茅、巴戟天各10g。上药加水400～500ml同煎,先用武火煎沸,再改用文火续煎20min,每剂水煎2次,取药汁1次口服,每日1剂。一般连服6剂可愈。

【功能与主治】　调补气血,祛邪外达;主治气血两虚型风疹,患者反复发病,迁延数月或数年不愈,劳累后发作或加重,伴心悸、胸闷及神疲无力等。

第四节　流行性腮腺炎

【概要】　流行性腮腺炎是由腮腺炎病毒引起的急性传染病，潜伏期为3～7天，以儿童和青少年发病率高，常于冬春两季流行，偶见于夏季。患者发病以耳下部腮腺非化脓性肿胀为特征，局部以耳垂为中心，向前、向后或向下肿胀，其边缘不甚清楚，局部皮肤紧张发亮、表面灼痛，检查时略有触痛；多数患者伴有发热、头痛、咽痛、食欲下降、恶心呕吐、肌肉酸痛等。中医学称本病为"大头瘟""大头风""大头伤寒"等，多因肺胃热毒、上攻头面所致，故出现憎寒发热、头面红肿、咽部肿痛、口渴引饮、烦躁不安等，舌红苔黄、脉数。辨证治疗时，宜选用透卫清热、解毒消肿的中药。

处方1　板蓝根汤

【方药与用法】　金银花10～15g，大青叶、板蓝根、连翘各6～10g。取上药加水600ml略泡，先用武火煎沸后，改文火续煎20min，每剂水煎2次，取药汁1次口服，每日1剂，以连服6剂为宜。

【功能与主治】　透卫清热，解毒消肿；主治流行性腮腺炎，出现发热、头面红肿、咽喉肿痛、口渴引饮、烦躁不安等。以此方治疗52例患者，均获较满意的效果。

处方2　银归天贝汤

【方药与用法】　金银花30g，当归、天花粉、浙贝母各10g。上方加水600ml同煎，先用武火煎沸，改文火续煎20～30min，取药汁代茶频服。

【功能与主治】　解毒消肿，活血散结；主治流行性腮腺炎，见有憎寒发热、头面红肿、咽部疼痛，继之恶寒口渴、烦躁不安等。

处方3　夏枯草煎茶

【方药与用法】　夏枯草36g。上药加水200ml略泡，用武火煎沸后，再用文火续煎10min，取药汁代茶频饮，直至病情缓解。

【功能与主治】　透卫清热，解毒消肿；主治流行性腮腺炎，表现憎寒发热、头面肿胀、病不断加重、口渴引饮、头胀痛等。

处方 4　忍冬根蓝汤

【方药与用法】　金银花、板蓝根各 30g。上药加水 600ml 同煎，先用武火煎沸后，改用文火续煎 20min，每剂水煎 2 次，取药汁 1 次服完，每日 1～2 剂。

【功能与主治】　透卫清热，解毒消肿；主治流行性腮腺炎，出现憎寒发热、头面红肿、病不断加重、口渴引饮、烦躁不安、头胀痛等。

第五节　流行性脑脊髓膜炎

【概要】　流行性脑脊髓膜炎简称流脑，是由脑膜炎双球菌引起的一种急性传染病。本病冬春季节流行，以儿童患病为主，表现为突然发热、头痛、呕吐以及颈项强直等脑膜刺激症状，一旦诊断明确应及时应用有效抗生素治疗，以防止病情急剧恶化变为暴发性流脑。中医学认为本病属"春温"范畴，治疗时应以清热解毒、清营解毒、透热外达、润燥生津、清心开窍、开闭固脱为主。①邪在气分型，表现为壮热口渴、小便赤黄、舌红、苔黄、脉数；②邪入营血型，患者身热加重、伴口渴、小便短赤、舌红、苔腻、脉数；③热灼真阴型，患者出现低热不退、肢体发冷、舌红、苔白腻、脉细数。

处方 1　石龙知白汤

【方药与用法】　生石膏 120g，龙胆、知母、甘草各 30g，白茅根、大青叶、玄参、生地黄、金银花、蒲公英各 60g。上药加清水 400ml，煎至 100ml，取药汁 1 次口服，每隔 4h 服药 1 次；小儿酌情减量。

兼有咯血、鼻衄者，宜加水牛角；发生神昏、谵语高热时，可选加紫雪、安宫牛黄丸或至宝丹；发生抽搐时，可加钩藤、全蝎、地龙；呕吐明显者，加藿香、竹茹。

【功能与主治】　清热解毒，清热凉血；主治急性流行性脑脊髓膜炎，症见壮热口渴、头痛、烦躁不安、肌肤发斑、吐血或衄血等。

【简释】　方中龙胆、大青叶、生石膏、知母、金银花、蒲公英具有抑杀脑膜炎双球菌等多种微生物作用，生石膏、知母还具有退热、镇静的治疗作用；玄参、生地黄清营热、滋营阴；白茅根清热凉血、除血分之热。

处方 2　栀子豉汤

【方药与用法】　栀子、淡豆豉各 10g。上药加水 400ml 略泡，先用武火煎沸后，改为文火续煎 30min，每剂水煎 2 次，取药汁 1 次口服，每日 1 剂，连服 6～8 剂为一疗程，2～3 个疗程即愈。

【功能与主治】　解表透邪、清宣郁热；主治邪在气分型流行性脑脊髓膜炎，出现身热、心烦、坐卧不宁、舌苔微黄、脉数等。

处方 3　黄连阿胶汤

【方药与用法】　黄连、黄芩各 6g，白芍、阿胶各 8g，鸡蛋黄 2 个。先取前三味加水 600ml 同煎，用武火煎沸，后用改文火续煎 30min，加入阿胶烊化，再加上鸡蛋黄搅匀，随后取其药汁 1 次服完，每日 1 剂，连用 8～12 剂。

【功能与主治】　育阴清热，润燥生津；主治热灼真阴型流行性脑脊髓膜炎，患者身热不甚、久留不退、心烦不寐、手足心热等。

处方 4　玉女煎加减方

【方药与用法】　生石膏 100g，知母、玄参各 10g，生地黄、麦冬各 18g。上药加水 600ml，用武火煎沸后，改用文火续煎 30min，每剂水煎 2 次，取其药汁 1 次服下，每日 1 剂，连用 6～12 剂。

【功能与主治】　清营解毒，透热外达；主治邪入营血型流行性脑脊髓膜炎，出现壮热口渴、头痛、烦躁不安、肌肤发斑、吐血或衄血等，其疗效甚为满意。

处方 5　参麦散

【方药与用法】　人参 10g，麦冬 9g，五味子 5g。取上药加水 600ml 同煎，先用武火煎沸后，再用文火续煎 30min，每剂水煎 2 次，取其药汁 1 次口服，每日 1 剂，连用 6～8 剂生效。

【功能与主治】　清心开窍，开闭固脱；主治热入心包型流行性脑脊髓膜炎，相伴发热、神昏谵语或昏聩不语、躁动不安、手足厥冷、大便闭等。

第六节　肺　结　核

【概要】　肺结核是由结核分枝杆菌引起的一种发生在呼吸器官的慢

性传染病。本病普遍易感，主要临床表现是长期低热、倦怠、疲劳无力、食欲缺乏、盗汗、月经不调等全身性症状。急性播散型肺结核患者多出现突发性高热不退，可呈弛张热，并伴有畏寒、呼吸急促等。呼吸道症状为咳嗽、咳少量黏痰，一旦空洞形成，患者咳痰量增加或咯血等。中医学称本病为"传尸""痨瘵"等，按下列证型治疗：①阴虚型，患者干咳少痰、咯血或痰中带血、口燥咽干、五心烦热、潮热颧红、虚烦不宁、舌光红、苔少无津、脉沉细数；②气阴两虚型，患者干咳少痰、痰稀白、不易咳出、痰中带血、胸痛气短、口燥咽干、手足灼热、体倦无力、舌淡、舌苔薄白、脉细数。采用中药治疗可以辅助降低耐药性。

处方1　结核灵

【方药与用法】　壁虎粉 500g，百部、白及、百合各 100g，川贝母 50g。先取壁虎焙干，与百部、白及、百合等共研细末，混匀可装入口服胶囊；治疗时，成人每次 3～4 粒，每日 3 次。

【功能与主治】　养肺生津，抗痨杀虫；主治阴虚型活动期肺结核，患者出现干咳、少痰、痰中带血、口燥咽干、五心烦热、潮热颧红、骨蒸盗汗等。

处方2　复方白及散

【方药与用法】　生百部、煅牡蛎、白及，按 1∶2∶3 的比例进行配伍。将三味药物研成细粉，每次 4g 温开水送服，每日 3 次。

【功能与主治】　养阴润肺，杀虫抗痨；主治阴虚型肺结核，如见干咳少痰、咯血或痰内带血、潮热颧红、虚烦不宁等。

处方3　黄蛤丸

【方药与用法】　黄连 19g，蛤蚧 13g，白及 40g，百部 200g，枯矾 8g。上药加水煎液 300ml，分 3 次服下。或取上药共研细末，水泛成丸。治疗时，成人每次 10g 口服，每日 3 次。

【功能与主治】　扶正补虚，抗痨杀虫；主治气阴两虚型肺结核，出现干咳少痰、不易咯出、痰中带血、气短胸闷、口燥舌干、手足心热等。

处方4　葎草合剂

【方药与用法】　葎草 1500g，百部、夏枯草、白及各 500g，食糖 2000g。上药加水 9000ml，经由蒸馏，浓缩至 5000ml；治疗时，成人每次

25ml 口服，每日 2～3 次。

【功能与主治】 抗痨杀虫，养肺生津；主治阴虚型肺结核，见有干咳少痰、咯血、痰中带血、口燥咽干、五心烦热、潮热颧红、骨蒸盗汗等。用此方治疗 24 例患者，6 个月可获得令人满意的疗效。

第七节 流行性乙型脑炎

【概要】 流行性乙型脑炎简称乙脑，系由乙型脑炎病毒引起的中枢神经系统传染病，主要传播途径为蚊虫叮咬，传染源是病猪、病马、病牛和患者，为一种有严格季节性的自然疫源性疾病。以 7～9 月份发病率居高，以 10 岁以下小儿更为常见，潜伏期为 4～21 天。临床表现为发病急骤、高热不退、头痛、呕吐、嗜睡或烦躁不安等，重症患者可迅速出现昏迷、惊厥或呼吸衰竭等，小儿发病时常见凝视、惊厥等。急性期过后患者经常发生不同类型的后遗症。中医认为本病由暑热疫毒侵袭所致，又称为"暑热""暑厥""暑痫"等。主要采用辨证分型治疗：①暑伤卫气型（轻型），表现为发热、微恶风寒、头痛、颈项强直、睡眠易惊醒、口渴、舌质正常或略红、舌苔薄白或微黄、脉浮数或滑数；②气营两燔型（重型），出现高热、烦渴、头痛、剧烈呕吐、神志不清、烦躁不安、抽搐、颈项强直加重、便秘或溏泄、舌红绛、苔黄少津、脉弦数；③热入营血型（极重型），患者有高热、神昏谵语、狂躁，或惊厥、角弓反张、双目斜视、唇焦面紫、喉间痰鸣、舌质紫绛、苔黄干、脉细数或沉伏；④正虚邪恋型（恢复期），患者低热不退、呆滞、失语、神志异常、肢体瘫痪、舌质暗紫、脉细涩等。

处方 1 清瘟败毒饮加减

【方药与用法】 生地黄 30g，黄连、栀子各 10g，黄芩、连翘、玄参各 20g，生石膏 60g，知母、牡丹皮、郁金、石菖蒲各 10g，犀角 2g（水牛角 30g 代，磨水对服），止痉散 5g（对服）。上药加水 400ml 同煎药，先用武火煎沸，再改文火续煎 30min，每剂水煎 2 次；取药汁 1 次口服，每日 1 剂。患者出现神昏时，此药也可经鼻饲注入。

痰涎壅盛者，宜加天竺黄、胆南星、瓜蒌、川贝母，或合用苏合香丸；发生尿闭时，宜加用葱白、生姜、盐各适量，捣烂，敷关元穴，必要时，可同时配合西药对症处理。

【功能与主治】 清营凉血，解毒息风；主治热入营血型乙型脑炎。

【简释】 此方汇集白虎汤、犀角地黄汤、黄连解毒汤三方之优势，为治疗温病邪入营血证的重要方剂，亦适用于治疗流行性乙型脑炎、流行性出血热、钩端螺旋体病等。比单独依赖西医的疗效更好。

处方2 乙脑1号验方

【方药与用法】 大青叶、板蓝根各60g，金银花、紫花地丁、贯众各30g，连翘、生石膏、薏苡仁、粳米各15g，知母10g，黄芩12g。上药加水300ml浸泡10min，先用武火煎沸后，改为文火续煎30min，每剂水煎2次；取2次药汁混匀，1次服完，每日1剂。

患者尚无汗、恶寒时，宜加用薄荷、荆芥；呕吐明显者，宜加竹茹、藿香、芦根；苔腻夹湿者，可加用佩兰、厚朴、滑石或大黄、枳实等。

【功能与主治】 清气解毒，辛凉泄热；主治暑伤卫气型流行性乙型脑炎。

【简释】 方中金银花、连翘辛凉清解；配大青叶、板蓝根、贯众、紫花地丁清解疫毒；石膏、知母、黄芩清气分之热，薏苡仁、粳米化湿和胃，为卫表和气分并治之剂。

第八节 疟 疾

【概要】 本病采用中西药综合治疗效果更好。疟疾是由疟原虫引起的一种传染病，通常是经由按蚊叮咬后感染，患者出现周期性发冷、发热、出汗、贫血和脾肿大等。根据感染的疟原虫类型，可分为间日疟、恶性疟、三日疟和卵形疟等，前两者常见，后两者相对少见。恶性疟易于侵犯内脏器官，故可引起凶险性发作。现代医学治疗常选用氯喹每次4片（基质0.5g/片）口服，在6～8h以后改换成每次2片，至第2、3天改换成每日口服2片（小儿首剂16mg/kg）；另外，还可给予青蒿素1.0g口服，经过6～8h后可改为每次0.5g，于第2、3天每日各服0.5g（小儿总量不超过15mg/kg）。一旦出现耐氯喹的恶性疟发作时，须联合应用奎宁治疗，成人每次0.65g（基质0.54g/片）口服，每日3次，连服7天；此外，也可使用甲氯喹，成人每次0.75g，每日1次口服。中医学认为本病是"疟邪伏于半表半里、横连募原、邪正相争"，致使患者产生寒热往来、定时而作，检查舌淡、苔薄、脉滑。本病治疗宜选用和解表里、除疟杀虫的中药，如常山、青蒿、柴胡等。

处方1　柴胡汤加减

【方药与用法】　柴胡12g，常山、黄芩、半夏、生姜各9g，草果6g；或改用截疟七宝散加减，常山（酒炒）、黄芩、知母各9g，槟榔、草果各6g，柴胡、甘草各5g，穿山甲12g。上药加水浸泡后同煎，每剂水煎2次，分次口服，每日1剂。

【功能与主治】　祛风散寒，渗湿止痛；主治寒热往来型疟疾。与西药伍用疗效更好。

处方2　青蒿鲜汁饮

【方药与用法】　青蒿（鲜叶嫩枝）300～400g。上药加入开水浸泡20min，后经纱布包裹榨汁，代茶频服。

【功能与主治】　和解表里，杀虫止疟；主治寒热往来型疟疾。

处方3　法夏常山丸

【方药与用法】　常山、法半夏、柴胡各3.2g，草果、槟榔各1.6g。上药研末制成蜜丸，每粒重1.6g；成人每次半丸，每日3次口服，连服3天。

【功能与主治】　和解表里，除疟杀虫；主治寒热往来型疟疾。均能获比较满意的效果。

处方4　马鞭草煎剂

【方药与用法】　鲜马鞭草100～200g。上药加水500ml，煎至300ml，于疟疾发作后2h，4h各服1剂，连服5～7天为1疗程。

【功能与主治】　和解表里，除疟杀虫；主治寒热往来型疟疾。

第九节　传染性病毒性肝炎

【概要】　病毒性肝炎是由多种类型的肝炎病毒引起的感染性疾病，通常包括甲、乙、丙、丁、戊五型肝炎病毒（HAV、HBV、HCV、HDV、HEV）。目前认为，HDV不能单独存在，需要依附HBV才能生存。结合患者主要临床表现，病毒性肝炎可分为以下5种类型：①急性病毒性肝炎，包括急性黄疸型、急性无黄疸型；②慢性病毒性肝炎，分轻、中、重度；③重型病毒性肝炎，分急性、重型、亚急性重型和慢性重型；④淤胆型肝炎；⑤肝炎肝硬化，分活动性肝硬化和静止性肝硬化。急性病毒性肝炎起病急，实验室检查肝功能异常，临床表现为乏力、食欲减退、恶心、呕吐、肝肿大等。急性黄疸型肝炎中医学称为阳黄，多因湿热蕴结、肝汁外溢所致。急性无黄疸型肝炎虽无胆汁外溢征象，亦属于湿热蕴结之证。慢性病毒性肝炎中医学称为肝郁、胁痛、癥积等，其病因主要为肝气郁滞、湿热困脾或肝阴亏损。本病主要治法包括清热利湿、芳香化浊、疏肝解郁、健脾和中、活血化瘀、养血柔肝、滋养肝肾、清热解毒等。

处方 1　藿朴夏苓柴陈丹草汤

【方药与用法】　藿香、厚朴、姜半夏、茯苓各 10g，柴胡、茵陈、丹参、车前草、白花蛇舌草各 15g，大黄 6g。先取上药加水 300ml 浸泡 20min，使用武火煎沸，再改用文火续煎 30min，取药汁 1 次服完；每剂水煎 2 次，每日 1 剂，连服 6～8 剂。

【功能与主治】　清热利湿，解毒退黄；主治湿热并重型急性黄疸型肝炎，出现目黄染、小便黄赤、右胁胀痛、脘痞纳呆、肢倦乏力、恶心口苦、大便不爽或干或溏、舌苔黄腻、脉弦滑或濡数。

【简释】　此方源自茵陈蒿汤和藿朴夏苓汤加减。方中茵陈清热、利湿、退黄；大黄清利实热，与茵陈同用，能增强退黄之力；藿香、厚朴、半夏具有芳香化浊、除湿化痰、宽中降逆的功效；柴胡能疏肝，丹参可行血，而利于清除患者血分之热，起到保肝利胆的作用。

处方 2　芳化愈肝汤

【方药与用法】　茵陈 40g，薏苡仁 20g，茯苓 15g，厚朴、半夏、杏仁各 10g，白豆蔻 6g。上药加水 400ml 浸泡 20min 后，先用武火煎沸，再改为文火续煎 30min，每剂水煎 2 次；取其药汁 1 次服完，每日 1 剂，连服 6～8 剂。

热重于湿者，宜加用龙胆、黄连、滑石；湿重于热者，须加用藿香、佩兰、车前子；恶心呕吐明显者，宜加用竹茹、砂仁；胁痛明显者，可加延胡索、丝瓜络、青皮、白术、沙参、麦冬等。

【功能与主治】　清热利湿，行气化浊；主治急性病毒性黄疸型肝炎。

【简释】　此方在三仁汤基础上加减，具有宣通气机、清利湿热的功效，方中茵陈为主药，有保肝、利胆和退黄的功效。

处方 3　三草糖浆

【方药与用法】　白花蛇舌草 312g，夏枯草 312g，甘草 156g。将以上中药煎浓汁 500ml，成人每次口服 25ml，每日 2 次，连服 28 天为 1 疗程；连用 3 个疗程可痊愈。

【功能与主治】　清热利湿，清肝散结；主治急性病毒性黄疸型肝炎。

【简释】　本方具有保肝作用，能抑制四氯化碳引起的丙氨酸氨基转移酶（ALT）升高，增强体液免疫和促进肝组织损伤的恢复；此外，还有明显的利胆作用。方内白花蛇舌草对治疗传染性肝炎的效果较好。

处方 4　青矾散

【方药与用法】　青黛（水飞）1 份，白矾 6 份。上药共研细末为散，装入口服胶囊；治疗时，成人每次 1g 用温开水送服，每日 3 次。

【功能与主治】　泻肝退黄；主治急性黄疸型肝炎。

处方 5　鸡骨草汤

【方药与用法】　鸡骨草 30g，板蓝根、茵陈各 45g，红糖 50g。上药加水 600ml 略泡，先用武火煎沸后，再改文火续煎 30min，取药汁 1 次口服；每剂水煎 2 次，每日 1 剂。

【功能与主治】　清利湿热，解毒退黄；主治急性黄疸型肝炎。

【简释】　鸡骨草是豆科植物广东相思子或毛鸡骨草的带根全草，其味微苦，性凉，归肝、胃经，具有清热利湿的功效，用于治疗急性传染性肝炎，但对慢性肝炎的疗效欠佳。

处方 6　三金清肝汤

【方药与用法】　金钱草、金荞麦各 30g，郁金 12g。取上药加水 500ml 浸泡 20min，先用武火煎沸后，再改文火续煎 30min，取其药汁 1 次口服；每剂水煎 2 次，分早、晚 2 次口服，每日 1 剂；患者病情较重时，可每日煎服 2 剂，以连用 3 个月为宜。

【功能与主治】　清热化湿，疏肝利胆；主治急性病毒性肝炎。

处方 7　茵陈汤

【方药与用法】　茵陈 50g，生大黄粉（后下）50g，栀子 30g。取上药加水 500ml 略泡，先用武火煎沸后，再改文火续煎 30min，取其药汁 1

次口服；每剂水煎 2 次，分早、晚 2 次口服，每日 1～2 剂。

【功能与主治】 通腑泄热，化湿解毒；主治疗急性重症病毒性肝炎。

处方 8　虎杖汤

【方药与用法】 虎杖、板蓝根、茵陈、蒲公英各 30g，陈皮 10g。取上药加水 200ml，先用武火煎沸后，再改文火续煎 10min，取其药汁分早、晚 2 次口服，小儿用量酌减，连服 30 天为 1 疗程。

【功能与主治】 清热利湿，利胆退黄；主治急性病毒性肝炎，如见身热、面目俱黄、坐卧不宁、舌苔黄腻、脉数。

处方 9　益肝散

【方药与用法】 青黛 4g，甜瓜蒂 2g，冰片 1g。先将甜瓜蒂焙干研末，与青黛、冰片混合成散。患者黄疸明显时，宜加茵陈末 0.5g；伴有肝痛时，宜加木香末 0.5g。治疗前，预先准备好口径 3cm、深度 1cm 大小的干净圆形容器、高压消毒备用。把益肝散 1g、黄芥子干粉 2g、陈醋适量调成泥状，放入容器内，倒扣在上臂三角肌末端皮肤上（臂臑穴），以绷带固定；每间隔 2～3 周换药 1 次，但须注意防止局部灼伤。

【功能与主治】 解毒退黄；主治 HbsAg 阳性的慢性乙型肝炎，

【简释】 瓜蒂外用可治黄疸，还可采用吹鼻法治疗，即将瓜蒂散 0.1g 吹入两侧鼻孔，每天 1 次，同样也能获得明显治疗效果。

处方 10　益气活血方

【方药与用法】 黄芪、丹参、赤芍、生山楂各 30g，大黄 15g。上药加水 500ml 略泡，先用武火煎沸后，再改文火续煎 30min，取药汁 1 次口服；每剂水煎 2 次，每日 1 剂，连用 30 天为 1 疗程。

【功能与主治】 益气活血；主治气虚血瘀型慢性病毒性肝炎，患者出现纳差、乏力、腹胀、肝脾肿大、肝区不适等。

【简释】 此方选药严谨，方中黄芪、丹参补气养血、固本扶正，赤芍凉血活血、祛瘀生新，生山楂消食、活血软坚，大黄通腑攻下、活血破瘀，

处方 11　扶正清毒活血汤

【方药与用法】 黄芪 24g，灵芝、丹参各 20g，重楼、贯众、夏枯

草、半边莲、五味子、蜂房各 15g，乌梅 10g。上药加水 1000ml 煎至 300ml，每日早、晚各服 150ml，每日 1 剂，连服 3 个月为 1 疗程。

舌苔厚腻、胁脘胀闷者，宜加用藿香、佩兰；胁痛尤甚者，宜加用川楝子、延胡索、白茅根；黄疸明显者，加郁金、栀子等。

【功能与主治】 补气护肝，清热解毒，活血化瘀；主治慢性病毒性乙型肝炎。

【简释】 实验证明，本方诸药配伍具有调节免疫功能、抑制病毒复制、使转氨酶下降和保护肝细胞的作用。

处方 12 加味一贯煎

【方药与用法】 沙参 15g，枸杞子、白芍各 12g，麦冬、郁金、当归、川楝子、生地黄各 10g。取上药加水 300ml 浸泡 20min，用武火煎沸后，改为文火续煎 30min，每剂水煎 2 次；取药汁 1 次口服，每日 1 剂。

兼有瘀阻者，加用丹参、鳖甲软坚化瘀。病毒性肝炎证属湿热内盛者，禁止服用此方。

【功能与主治】 滋阴柔肝，疏肝达郁；主治肝肾阴虚型慢性肝炎，如见头昏、两胁隐痛、面色黧黑或不泽、口干而渴、大便秘结、睡眠较差、舌赤或暗红、苔薄黄、脉弦细或数。

【简释】 方中川楝子能疏肝行气，但其苦寒、有小毒，用量不宜过大、服药时间不宜过久。

处方 13 疏肝健脾汤

【方药与用法】 党参、茯苓 20g，白芍、郁金各 10g，当归、麦芽各 15g，板蓝根、垂盆草各 30g，柴胡 8g，甘草 6g。上药加水 600ml 缓煎，每剂水煎 2 次，混合后分 2 次口服，每日 1 剂，连服 1 个月为 1 疗程。

脾虚湿困者，宜加用半夏、薏苡仁；伴血瘀者，可加用丹参、泽兰、桃仁、红花、牡丹皮等。

【功能与主治】 健脾和胃，疏肝活血，利湿清热；主治肝郁脾虚型慢性乙型肝炎，如有脘腹痞满、舌苔厚腻等。

【简释】 现代药理研究证明，麦芽具有保肝作用，适用于肝郁脾虚型肝炎的修复。

第十节 细菌性痢疾

【概要】 细菌性痢疾是由痢疾杆菌引起的肠道传染病，主要表现为畏寒发热、腹痛、腹泻、脓血便及里急后重。临床症状轻重不一，可分为急性和慢性两种类型，严重时也可发生低血压和中毒性休克等。本病属于中医学的"痢疾"范畴，多因外感湿热疫毒、内伤饮食生冷所致。①湿热痢，患者湿热并重，治宜清热解毒、化湿导滞；②疫毒痢，由热毒炽盛、蒙闭心包而导致肝风所致；治宜清热解毒、凉营息风；③寒湿痢，多由饮食生冷所致，治宜温化寒湿，行气散结；④虚寒痢，患者久痢、脾肾阳虚、湿从寒化，治宜温补脾肾、收涩固脱；⑤休息痢，患者正虚邪恋、时发时止，治宜清肠化湿，健脾和中。

处方 1 蓼苋地锦汤

【方药与用法】 水蓼 15g，马齿苋 30g，地锦草 20g。上药均取全草、晒干，加水 500ml 同煎，每剂水煎 2 次，每日上、下午分服，每日 1 剂。病情严重者，每日增服 1～2 剂。

【功能与主治】 清热利湿，解毒；主治急性细菌性痢疾。

【简释】 现代医学研究证实，此方具有抑制痢疾杆菌的作用。应注意的是，方中水蓼和马齿苋为草药，它有促进子宫收缩的作用，在妊娠期妇女禁用。

处方 2 加味白头翁汤

【方药与用法】 白头翁 20g，葛根、槟榔各 15g，秦皮、芍药、黄柏、黄芩各 10g，黄连、木香、甘草各 5g。上药加水煎 2 次，混合后，每日上、下午两次分服，每日 1 剂。

里急后重明显者，宜加用大黄、枳壳、厚朴；伴恶寒发热、头痛者，加用荆芥、金银花、连翘等。

【功能与主治】 清热解毒，行气止痛；主治急性细菌性痢疾。

处方 3 柏马汤

【方药与用法】 黄柏 100g，鲜马齿苋 200g，陈皮、大蒜各 50g。上药加水 800ml，煎至 600ml；每次取 100ml 口服，每日 3 次。

【功能与主治】 清热解毒，宽肠止痢；主治湿热型细菌性痢疾。

处方4 香参汤

【方药与用法】 木香、山楂各15g，苦参30g，地榆20g。上药加水600ml同煎，先用武火煎沸后，改文火续煎20min，取药汁分2次口服，以姜汤送服为佳，每日1～2剂。

【功能与主治】 清肠化湿，行气活血；主治湿热内蕴型细菌性痢疾。

处方5 清肠饮

【方药与用法】 葛根、黄芩各10g，黄连、木香各6g，白芍、藿香、焦槟榔各10g，车前草15g，炮姜1.5g，生甘草6g。上药加水600ml煎煮2次，浓缩至150ml，瓶装密封、冷藏备用；每次温服50ml，每日4次，连服7天为1疗程。服药当日若患者体温不降，宜加肌注复方柴胡注射液1次；若患者腹痛加重、热势较盛、舌苔黄厚，须加大黄以通腑泄热；若患者赤痢多血，可加用生地榆、金银花炭等。

【功能与主治】 解肌达表，清热化湿，行气导滞；主治湿热型急性细菌性痢疾，伴有高热，体温在39℃以上。

【简释】 此方是葛根黄芩黄连汤加味。方中葛根、藿香疏表达邪、宣化湿浊；黄连、黄芩清热燥湿；木香、槟榔行气导滞。

处方6 白地诃片

【方药与用法】 白头翁、地榆、诃子、丁香。上药按5∶6∶6∶3的比例配伍，共研细末、压制成片剂，每片净重0.3g；治疗时每次4～8片（含生药1.2～2.4g）口服，每日4次，通常口服3～7天即可。

【功能与主治】 清热解毒，温中止痛；主治急性细菌性痢疾。

【简释】 方中丁香温中止痛，且对痢疾杆菌、大肠杆菌、变形杆菌和霍乱弧菌有抑制、杀灭作用；诃子具有止痢作用，故于本病初期应予忌用，同时也不宜久服。

处方7 香参丸

【方药与用法】 苦参1200g，广木香600g，生甘草150g。取上药共研细末，水泛为丸；治疗时每次6.5g口服，每日3次。

【功能与主治】 清热解毒，燥湿行气；主治急性细菌性痢疾。

【简释】 方中苦参味苦性寒，有清热解毒、燥湿、杀虫之功效；现代医学证明，苦参对痢疾杆菌、大肠杆菌、变形杆菌、乙型溶血性链球菌及金黄色葡萄球菌均有显著抑菌作用；木香能行气止痛，与苦参同用可产生协同作用。

处方8 泻痢合剂

【方药与用法】 地锦草、凤尾草各60g。上药加水煎取汁300ml，分早、晚2次口服，每日2~3次，连用7天。

【功能与主治】 清热利湿，解毒凉血；主治湿热型细菌性痢疾或肠炎。但是，煎服此方应慎用于脾胃虚寒或妊娠期妇女。

【简释】 方中地锦草具有清热解毒、止血的功效；凤尾草具有清热利湿、凉血止血、涩肠止泻的功效。经现代医学研究表明，该合剂在1:8的浓度下即能对大肠杆菌、宋氏痢疾杆菌、福氏痢疾杆菌、铜绿假单胞菌及金黄色葡萄球菌产生不同的抑杀作用。

处方9 二白苦艾汤

【方药与用法】 白头翁、苦参各100g，白芍60g，艾叶30g。上药洗净，先用蒸馏水浸泡一夜，首次用武火煎30min，滤出药汁；随即加入适量冷水，以文火煎40~60min，滤汁后两药混合，续用文火煎至250ml；再加入1%苯甲酸钠0.2ml，放置12h，密封后备用。治疗时，成人每次口服50ml，儿童每次口服2ml/kg，每日2次。此药液也可选择实施高位保留灌肠疗法。连续治疗3~4天生效。

【功能与主治】 清热解毒，缓急止痛；主治急性细菌性痢疾。此方治疗急性菌痢150例，痊愈130例、好转15例、无效5例，其平均治愈天数为3.1天。

【简释】 方中白头翁清热解毒，凉血止痢；苦参清热燥湿，白芍敛阴养血、缓急止痛；艾叶化湿止血。

处方10 附子厚朴汤

【方药与用法】 制附子8g（先煎1h），厚朴、木香30g，黑地榆20g，白术、枳实、藿香各10g，白头翁9g，干姜6g。上药加水煎3次取汁，分2次口服，每日1剂，连服7天为1疗程即可生效。

呕吐明者，宜加用半夏；发热明显者，宜去附子、干姜，另加葛根、黄芩；伴有气虚时，可加用党参、黄芪等。

【功能与主治】 温脾化湿，清热解毒，行气导滞；主治寒热错杂型细菌性痢疾。

处方 11　四君芍药汤

【方药与用法】 党参、炒白术、茯苓各 15g，甘草 9g，炒白芍、秦皮、黄芩、诃子各 12g，黄连、当归、木香各 9g。每剂水煎 2 次，分 2 次口服，每日 1 剂；连用 6～8 天。

【功能与主治】 健脾补气，清热燥湿，和血行气；主治脾虚湿阻型慢性细菌性痢疾。

处方 12　温脾理肠汤

【方药与用法】 椿根皮 12g，制附子 15g（先煎 2h），石榴皮、黄连、干姜各 9g。先煎附子取汁，余药共细末，装入布袋，扎好口，放入锅中，另加水 800ml，以文火水煎 20min，滤其汁混入附子，续煎浓缩至 500ml，加入食醋 15ml，再煎煮 3～5min，放至适合温度后实施灌肠。治疗时，以每分钟 60～80 滴输入，滴后嘱患者卧床休息 1～2h，每日 2～3 次。

【功能与主治】 温阳祛寒，涩肠止泻；主治寒湿型细菌性痢疾。

【注意事项】 湿热痢疾，患者舌黄苔腻、发热口渴者忌用。

处方 13　念君痢疾散

【方药与用法】 当归、硼砂各 12g，水飞朱砂、沉香、甘草各 6g，大黄、广木香各 8g，巴豆霜 1.0g。将上药煅干、不见火，共研细末，瓶装、勿漏气潮湿备用。治疗时每次取 0.3g 口服，温开水送下，每日 3 次。但在年老体弱者慎用或禁用。

【功能与主治】 抑菌杀虫，清热解毒，化积行气，祛腐生肌；主治细菌性痢疾、阿米巴痢疾、肠炎等。

【简释】 方中硼砂、朱砂、巴豆霜、大黄清涤热毒、抑菌杀虫、化积滞、祛腐生肌等；当归配伍可养血，与甘草配伍能和胃，与广木香、沉香配伍，故能调气暖脾而止痛。

第十一节　流行性出血热

【概要】 流行性出血热又称肾综合征出血热，系由汉坦病毒引起的一种自然疫源性疾病，潜伏期为 4～6 天，患者通常出现以发热、脏器出血、低血压、肾功能损害为主的临床症状，鉴于各期病理改变具体表现不同，治疗方法有异。例如，发热期应及时加强对症治疗、卧床休息、摄入易消化食品；高热期应以物理降温为主；中毒症状明显时，可选择氢化可的松每日 100～200mg 静脉滴注；少尿期要以稳定内环境为主，限制补液量，限制钠盐摄入，血压升高明显时，可予适量降压药物。中医学认为本病主因外感温邪疫毒所致，须根据各个病期辨证论治，宜精选清气凉营、活血散瘀、凉血止血、通泄实热的中药治疗：①厥逆证、阴虚气脱者，治宜养阴益气固脱；②阴阳俱脱者，治宜回阳救逆；③热厥证、神昏抽搐者，治宜清心开窍息风。

处方1 猪苓汤

【方药与用法】 猪苓、泽泻、阿胶各 30g，茯苓 15g。上药加水 600ml 浸泡 20min，先用大火煎沸后，改用小火续煎 30min，每剂先后水煎 2 次，分 2 次口服，以连服 6～8 剂为宜。

【功能与主治】 回阳救逆，固脱益阴；主治阴虚气脱型流行性出血热，常见口干、多汗、烦躁不安、四肢厥冷等。

处方2 大金银蒿石汤

【方药与用法】 大青叶、金银花、青蒿、白茅根各 30g，石膏 60g，知母、赤芍各 15g，大黄 10g。取上药先后加水煎 2 次，分 2 次口服，每日 1 剂。患者湿热偏盛，症见脘痞呕恶、便溏、苔黄腻、脉濡数时，宜加用法半夏、藿香、苍术、厚朴、黄连，去大黄、知母等。

【功能与主治】 清热解毒，凉营泄热；主治流行性出血，出现面红目赤、皮肤黏膜斑疹隐隐、舌尖发红等。

处方3 人参甘草汤

【方药与用法】 黄精、百合各 60g，人参 3g，炙甘草 6g。上药加水 600ml，每剂水煎 2 次，分 2 次口服，每日 1 剂。

【功能与主治】 补肾健脾，益气固脱；主治肾阴欲绝型流行性出血热，见有口干食少、腰部酸痛、尿多频数等。

处方4 泻下通瘀汤

【方药与用法】 大黄、芒硝、木通各 10g，生地黄、桃仁各 15g。

上药加水 600ml，先用大火煎沸后，改为文火续煎至 400ml；每次 50ml 口服，每日 3～4 次，连服 6 剂为 1 疗程，生效。

【功能与主治】 通利水道，益肾救阴；主治阴虚气脱型流行性出血热，在少尿期见有腰腹疼痛、恶心呕吐、口渴、鼻衄、便血等。

处方5 清瘟败毒饮加减

【方药与用法】 生石膏（先煎）60g，鲜白茅根、大青叶各 30g，犀角粉（水牛角粉代）20g，牡丹皮、赤芍、知母、玄参各 15g，连翘 12g，黄芩 10g，黄连 6g。上药加水煎 2 次，分次口服，每日 1～2 剂。

合并便秘者，宜加用大黄、玄明粉；若出现神昏谵语，可加服安宫牛黄丸等。

【功能与主治】 清热解毒，泻火，凉血化瘀；主治气血两虚型流行性出血热。

处方6 热厥清宣汤

【方药与用法】 广郁金、柴胡、大黄（后下）各 10g，枳实、知母、鲜石菖蒲各 15g。上药加水 600ml，水煎 2 次，分 2 次口服，每日 1 剂。

热盛者，可加生石膏 60g，黄连、连翘各 5g；如出现内闭时，可加服安宫牛黄丸或至宝丹。

【功能与主治】 清热宣郁，行气开闭；主治厥闭型流行性出血热，或患者处于低血压或休克期。

处方7 益气固脱方

【方药与用法】 西洋参（或生晒参）、麦冬、玉竹、山茱萸、石菖蒲各 10～15g，龙骨 20g，牡蛎 30g，五味子、炙甘草各 5g。上药加水 600ml，水煎 2 次，混合分 2 次口服，每日 1 剂。若伴有阴阳俱脱，须加用制附子（先煎）、干姜各 6～10g。

【功能与主治】 益气、养阴、固脱；主治阴虚气脱型的流行性血热，或患者处在低血压或休克期。

第十二节 阿米巴痢疾

【概要】 阿米巴痢疾是由溶组织阿米巴原虫引起的肠道疾病。以腹痛、腹泻、大便呈暗红色果酱样为主要特征，易于反复发病，镜检可发现阿米巴滋养体或囊包。病情轻重不一，可有发热、腹痛、腹泻，每日大便数次至十余次，粪质较多，有血性黏液、伴腥臭。少数暴发型阿米巴痢疾患者，突发高热，大便在 10 次以上，仍可发生脱水、酸中毒或周围循环衰竭，容易继发肠出血或穿孔。慢性阿米巴痢疾患者长期迁延不愈，可伴贫血、肝肿大。此病属中医学"痢疾"的范畴，主因湿热侵袭肠道，气滞血瘀而产生脓血便，治疗时以清利湿热、解毒杀虫为主。对慢性阿米巴痢疾，兼有气血衰耗、脾肾两虚时，还须选择益气养血、健脾补肾的中药。

处方 1　白头翁汤加味灌肠方

【方药与用法】　白头翁、金银花、紫花地丁各 30g，秦皮、黄柏各 12g，黄连 10g，大黄 6g。首煎宜加水 400ml，煎至取药汁 300ml；二煎再加水 200ml，取浓缩药汁 100ml。须将 2 次药汁混合在一起，实施保留灌肠治疗，每日 2 次；随后 3 天后再改为每日 1 次，连续 5 天为 1 疗程。

【功能与主治】　清热解毒，杀虫；主治急性期阿米巴痢疾或细菌性痢疾等。

【简释】　白头翁汤加味源自张仲景要方，传统上主要经由口服。该方既可治疗细菌性痢疾，又可治疗阿米巴痢疾，前者以重用黄连为主，后者以重用白头翁为主。

处方 2　鸦胆子胶囊

【方药与用法】　鸦胆子仁 12 粒，加糖化素（淀粉酶）1.5g，可装入口服胶囊后备用。每次 1～2 粒口服，每日 2～3 次，连用 10 天为 1 疗程。

【功能与主治】　杀灭原虫；主治阿米巴痢疾。

【简释】　方中鸦胆子味苦、有毒，用来治疗阿米巴痢疾，通常于 2～7 天后能使患者临床症状完全消失，在 4～6 天以内可使大便镜检转阴。但是，此药对胃肠道有明显的刺激作用，对肝、肾功能也有一定损害，故不宜过量或久服。服药期间，一旦出现恶心呕吐、头晕、肢端麻木，应立即停药；妊娠期间禁止使用。

第十三节　轮状病毒肠炎

【概要】　轮状病毒肠炎由轮状病毒引起，儿童更为常见。甲组轮状病毒主要感染幼婴儿，因为发病高峰多在秋季，所以该病又俗称为"秋季腹泻"；乙组轮状病毒可引发成人腹泻，以水样便为主要症状，大便次数极频，每日可达10～20次，同时伴有发热、呕吐，并易导致不同程度的脱水、电解质平衡失调，整个病程5～7天。此外，轮状病毒感染过后，还容易发生病毒性心肌炎等。此病属中医学"泄泻""暴泻"等范畴，多由感受湿热外邪、脾失健运所致，治宜清热解毒、行气利水、健脾利湿、和胃行气。

处方1　银翘清肠饮

【方药与用法】　金银花、板蓝根、白头翁各30g，车前子、连翘各15g，木香、黄连、枳壳各10g。取上药加水煎2次，分2次口服，每日1剂，连用4～6天。

【功能与主治】　清热解毒，行气利水；主治轮状病毒性肠炎。

处方2　胃苓汤

【方药与用法】　猪苓、茯苓、泽泻、苍术、白术、桂枝、半夏、陈皮、甘草各10g。上药加水煎2次，将药液浓缩至60ml。治疗时在6个月以上患儿每次10ml口服，每日3次，每日1剂。

【功能与主治】　健脾利湿，和胃行气；主治轮状病毒肠炎等。

处方3　腹泻验方

【方药与用法】　黄连3g，煨葛根、苍术、厚朴各5g，板蓝根、茯苓、泽泻、藿香、石榴皮、炒神曲各10g。将上药加水煎2次，混合后分次口服；每日1剂，叮嘱患者少量频服。

虚寒明显者，宜去板蓝根、黄连，加用干姜等。

【功能与主治】　清热化湿，行气和胃；主治婴幼儿秋季腹泻。

第十四节　真菌性肠炎

【概要】　本病多因慢性消化道疾病或滥用抗生素过后肠道正常菌群失调所致，以白色念珠菌感染更为常见。患者主要表现为便稀、腹泻、时有黏冻状脓血便、轻度腹痛腹胀、治疗不彻底可反复发作。本病属于中医学"下利""濡泻""痢疾"的范畴。病因以湿热蕴结、脾肾两虚为主，宜选用健脾温肾、清热化湿的中药进行治疗。

处方 1 苦参四君子汤

【方药与用法】 苦参 20g，党参、炒白术各 12g，茯苓 10g，甘草 5g。每剂水煎 2 次，混合后分 3 次口服，每日 1 剂；连用 3～6 剂可生效。

患者出现热象，宜加用白头翁、黄连；出现气虚时，可加黄芪；出现阳虚时，须加附子、肉桂等；合并腹胀时，可加枳壳、厚朴；久泻不止时，可加诃子、罂粟壳等。

【功能与主治】 清热祛湿，健脾行水；主治真菌性肠炎。

处方 2 儿茶

【方药与用法】 选用单药儿茶 50g。捣碎后，放入 500ml 蒸馏水中搅拌，待沉淀后，再经由 2 层纱布过滤，取上清液备用。治疗时，成人每次 20～30ml 口服，儿童每次 5～10ml 口服，每日 3 次，连服 7 天为 1 疗程。

【功能与主治】 清热，收敛，止泻；主治真菌性肠胃炎。

处方 3 附子理中合参苓白术散

【方药与用法】 制附子（先煎 2h）、淡干姜、广木香各 6g，党参 15g，茯苓、焦山楂、焦神曲、苍术、白术各 9g，薏苡仁 20g，砂仁（后下）3g。上药加水煎 2 次，混合后分 2 次口服，每日 1 剂。

腹痛明显者，宜加用白芍、陈皮、防风；恶心欲呕者，可加法半夏、陈皮。湿热内蕴、大便黏液甚多者，可加用黄连；面黄神疲者，可加黄芪、附子。患者恶寒甚重、大便鸭溏时，宜加用乌药、益智仁等。

【功能与主治】 温阳益气，健脾和胃；主治真菌性肠炎。

第十五节 蛲 虫 病

【概要】 蛲虫病是由蛲虫寄生于肠道所致的慢性疾病。临床症状以肛门周围及会阴部瘙痒为主，夜间检查经常能在肛门或会阴部找到一些白色细小的蛲虫。此外，常致患者睡眠不安、食欲下降、恶心呕吐、腹泻，严重时可发生肛周破溃及尿路感染等。

处方 1　百部煎液

【方药与用法】　生百部一味 30g（切碎，适用于小儿口服用量，成人加倍）。上药加水 200ml，武火煎沸后改文火煎 30min，熬至约 30ml，于夜间 11 时左右实施保留灌肠，连用 10～12 天为 1 疗程。大致 2～3 疗程可奏效。

【功能与主治】　驱虫；主治蛲虫病。

处方 2　槟丑君鸡蛋煎

【方药与用法】　槟榔（炒）15g，牵牛子（炒）50g，使君子仁（炒）10g。取上药共为末，用芝麻油煎蛋 1 个，摊成饼状，只煎其一面。乘热将药末适量撒在蛋面上。蒸熟后卷成筒状，于早晨空腹 1 次食毕。用药剂量，6～9 岁每次 4g，10～14 岁每次 6g，15～19 岁每次 8g。每隔 2 天服 1 次，3 次为 1 疗程。若 1 个疗程不愈者，间隔 20 天后实施第 2 疗程治疗。

【功能与主治】　驱虫；主治蛲虫病。

处方 3　玉竹黄精饮

【方药与用法】　黄精、玉竹各 10～15g（切片）。上药加水 400ml 浸泡 60～80min，置于锅内隔水蒸 20～30min，去渣滤液；再接着加水续蒸第 2 次，两次药液混合在一起分次口服，每日 1 剂，连用 3 天为宜。

【功能与主治】　驱虫止痒，益气滋阴；主治蛲虫病，患者瘙痒明显、影响睡眠，并伴有恶心呕吐、腹泻。

第十六节　蛔　虫　病

【概要】　蛔虫病是一种常见的肠道寄生虫病，可影响人体肠道功能和营养吸收。多数患者无自觉症状，有时也可出现上腹部或脐周阵发性疼痛、腹泻或恶心呕吐等，当肠道蛔虫误入邻近脏器或幼虫移行至其他器官时，还可导致胆道感染、胰腺炎、阑尾炎、胆道蛔虫病、机械性肠梗阻等。本病中医学称"虫踞"或"蛔虫病"等。①虫踞肠腑型，患者时有脐周疼痛和轻微压痛，并可触及条索状物；②虫厥型，患者突然出现右上腹剧烈疼痛，呈钻顶样绞痛、大汗淋漓、恶心呕吐、舌淡、苔薄白、后转黄腻、脉弦数或滑数。

处方 1　乌君汤

【方药与用法】　乌梅 20g，使君子 15g，花椒、生姜各 6g，黄连、大黄各 9g，槟榔、川楝子各 12g。每剂水煎 2 次，混匀后分 3 次口服，每日 1 剂。

【功能与主治】　驱蛔，行气，止痛；主治蛔虫感染性急性腹痛。

【简释】　方中使君子有小毒，过量服食易引起呃逆、头晕、精神不振，重者可导致恶心、呕吐；儿童应用剂量斟减。腹痛消失后可维持服用西药驱虫药治疗。

处方 2　安蛔汤加减

【方药与用法】　乌梅 30g，槟榔 15g，川楝子、使君子各 12g，细辛 6g，花椒、生大黄（后下）各 10g，苦楝皮 9g。上药加水煎 2 次，每日 1 剂。

患者发生厥逆时，须重用花椒、细辛，加半夏；伴胸闷腹胀、恶心呕吐、痛连胸背、脉弦或沉实者，应重用槟榔、川楝子，加佛手；伴高热、便秘尿黄、皮肤黄染、口苦而干、舌红苔薄、脉滑数者，应重用大黄、苦楝皮，可加竹茹等；临床疗效较为满意。

【功能与主治】　安蛔、温经止痛；主治胆道蛔虫症、胆囊炎，症见汗出肢冷、呕吐清水、口不渴饮、苔薄白、脉沉弦或紧。

【注意事项】　方中苦楝皮有小毒，不可过量或连用；合并心脏病、活动性肺结核、胃溃疡者应予慎用；妊娠期妇女及肝肾功能不全者禁用。苦楝皮用量过大可致患者头晕、呕吐，须立即停药观察。

处方 3　贯众汤

【方药与用法】　贯众、苦楝皮、土荆芥、紫苏叶各 10g。上药加水略泡，水煎 2 次，混汁后 1 次服完，每日 1 剂，连服 2～3 剂即可。

【功能与主治】　驱蛔杀虫，调理脾胃；主治虫踞肠腑型蛔虫病。

处方 4　米醋承气汤

【方药与用法】　厚朴 15g，枳实 12g，生大黄（后下）25g，茵陈、玄明粉（冲服）各 30g，米醋 5ml（注意小儿宜酌减）。先取厚朴、枳实、茵陈、大黄一起煎汤，注意便溏者，要在煮沸后续煎 5～8min，玄明粉以药汤冲服即可，每日 1 剂；治疗时，应先饮米醋每次 0.5～0.7ml/kg，接下来另服汤药 100ml，每日 3 次，连用 2～3 剂。

【功能与主治】 通下泄热，安蛔；主治胆道蛔虫病。

第十七节　鞭毛虫病

【概要】 鞭毛虫病由鞭毛虫长时间寄生在肠道或胆道内所致，严重感染可表现为腹痛、腹泻、恶心、呕吐等。本病属于中医学"虫痛""泄泻"的范畴，目前，主要采用委陵菜煎汤治疗。

处方　委陵菜煎剂

【方药与用法】 委陵菜（干品）750g。切碎，加水 1500ml 没过药面，下锅煎煮 30～60min，滤取药液，药渣依上法重煎 1 次，合并两次药汁静置，待杂质沉淀后，再予过滤，然后加热浓缩至 1000ml，并加入适量防腐剂，进行分装备用。每 10ml 药液约含生药 7.5g，治疗时每次 30ml 口服，每日 3 次；儿童用量酌减，以每次不超过 10～15ml 为宜。

【功能与主治】 驱虫；用于肠道鞭毛虫病的防治。

【简释】 委陵菜味苦性寒，能清热解毒、凉血止血、祛风湿。除上述用途之外，还可用于治疗热毒泻痢或湿热痢疾、风湿痹痛等。

第十八节　绦　虫　病

【概要】 绦虫病是由猪肉绦虫或牛肉绦虫寄生于小肠内引起的一种难治性寄生虫病。本病早期临床症状比较轻微，患者自感肛门瘙痒，偶可于粪便中发现白色的绦虫节片。少数患者可出现腹部隐痛、腹泻、食欲异常、消化功能下降、恶心、周身乏力、头晕、失眠、体重减轻等。

处方 1　雷丸散

【方药与用法】 雷丸 500g。上药研为细末，过筛后装入褐色瓶内备用。治疗时成人每次 30g 口服，其极量为 50g，宜在空腹时以凉开水调服；另外，也可依据患者的体质强弱和年龄略作增减。疗效观察：于服药后的第 1 次大便开始，常可找到白色虫团或节片。但必须寻找出绦虫头，否则不能说明全虫已被排出。

【功能与主治】 驱虫；适用于牛肉绦虫病、猪肉绦虫病和犬绦虫病的防治。

处方 2　驱绦煎剂

【方药与用法】　槟榔片 50～100g，使君子仁、苦楝皮各 9g，广木香、大黄、雷丸（研末）各 15g。先取前五味水煎 2 次，共取药液 200ml，治疗时以此药汁冲服雷丸粉。必要时可于第 2 天晨起后再服 1 剂。服药2～3h后，绦虫即可随粪便排出。若虫体嵌在肛门口时，可蹲于温水盆上，把虫体置于温水（约 37℃）盆中，则有助于绦虫缓慢泻下；若虫体在未全部排出前已经中断，可利用肥皂水灌肠帮助排泄，以找到绦虫头为止。

【功能与主治】　驱虫；主治绦虫病。

【简释】　方中使君子仁、苦楝皮有小毒，患者在服药后一旦发生头晕、呕吐等，须立即停药并注意进行观察。

处方 3　南瓜仁槟榔煎

【方药与用法】　南瓜子（炒熟后，再去壳）30～120g，槟榔 40～120g。取槟榔加水 500ml，煎至 200ml。服药前 1 天晚上可以进餐，次日晨起空腹嚼服南瓜子，半小时后吞服槟榔煎剂，待 2h 后另服硫酸镁 20g 和饮水 600～800ml，午餐可以照常进食。

【功能与主治】　驱虫；主治绦虫病。

【简释】　驱虫治疗时，通常使用生南瓜子。除上述功能外，此药还能驱蛔虫、血吸虫，以及治疗营养不良和小儿疳积等。南瓜子含有南瓜子氨酸，具有麻痹绦虫的作用，与槟榔酸配伍将发挥协同作用。

第十九节　钩　虫　病

【概要】　钩虫病多由皮肤感染钩蚴引起。钩蚴经由微循环或淋巴管，随血流进入细支气管，再经咽部进入胃腔，定居在小肠中发育成钩虫成虫。因此，患者最初表现为局部皮肤炎症、咽部发痒咳嗽。钩虫成虫时期，患者开始出现胃肠功能紊乱、营养不良、慢性贫血，严重者还会导致贫血性心功能不全等。中医学将本病称为黄肿、黄胖或脱力黄，是由于湿阻内热、蕴湿化热、气滞血瘀所致。

处方　榧子驱虫丸

【方药与用法】　榧子（连壳）21g，大血藤、百部、槟榔子（不泡不切）各21g，苦楝皮（去粗皮）12g，雄黄1.5g，大蒜9g。取前六味研成细末，然后加入大蒜汁，分为27等分，和面成丸。治疗时，每次1丸口服，空腹以稀米汤送服，每日3次，连续口服9次；服此药期间须忌食荤油，以防药效下降。

【功能与主治】　驱虫；主治钩虫病。

第二十节　姜片虫病

【概要】　姜片虫病是因摄食附有姜片虫尾蚴的食物所致。姜片虫成虫主要寄生于十二指肠内，患者症状轻者或仅有消化不良；较重者可伴有腹痛、腹泻、呕吐等，偶尔也可发生机械性肠梗阻。大便化验查到姜片虫成虫或虫卵即可确诊。

处方　驱姜虫汤

【方药与用法】　槟榔30g，榧子、花椒、川楝子各10g，使君子12g，乌梅20g；另加雷丸9g（研末，龙眼肉包服）。取前六味水煎2次，与雷丸一起分2次口服，每日1剂，连服5天为1疗程。

大便秘结者，可加用枳实、沉香；伴有明显腹痛者，宜加用乌药、沉香等。

【功能与主治】　驱虫；主治姜片虫病。

第二章
呼吸系统病症

第一节　急性支气管炎

【概要】　急性支气管炎是因病毒或细菌感染、理化刺激、发生变态反应等引起的气管-支气管黏膜急性炎症。患者起病急，好发于秋冬季节、气候突变或过度劳累之后，初起以上呼吸道症状为主，如出现鼻塞流涕、咽痛、声音嘶哑、咳嗽咳痰等，咳嗽多为刺激性或阵发性，咳少量白色稀痰，随着病情的进展也可咳黄色黏痰，持续数周，可伴有畏寒、发热、头痛、浑身酸痛等。倘若治疗不当，部分患者可转为慢性支气管炎。本病属中医学"外感风寒"的范畴，辨证分型如下：①风寒袭肺型，症见起病急、咳嗽声重、气急咽痛、鼻塞流涕、恶寒发热、浑身酸痛、舌苔薄白、脉浮；②风热犯肺型，症见痰咳不畅、痰黄黏稠、口干咽痛、流黄涕，伴发热、头痛恶寒、汗出，舌苔薄黄、脉浮数；③燥热伤肺型，症见呛咳胁痛、痰少质黏不易咳出、痰带血丝、口干咽燥，舌红、苔薄黄、脉细数。

处方 1　麻杏地鱼汤

【方药与用法】　麻黄 3～10g，苦杏仁、地龙各 6～12g，鱼腥草 12～15g。上药加水 600ml，水煎 2 次，分 2 次口服，每日 1 剂，连服 6 剂为 1 疗程。

【功能与主治】　解表散寒，清热解毒，止咳化痰；主治急性支气管炎或慢性支气管炎急性发作。

处方2 二百汤

【方药与用法】 百部、百合各20g，全瓜蒌、白茅根各30g。上药加水600ml，水煎2次，分2次口服，每日1剂，连服8剂为1疗程。

【功能与主治】 清热利肺，化痰止咳；主治急性支气管炎，出现痰少质黏、不易咳出、痰中带血、舌红、脉细数。

【简释】 方中百部有抗菌、抗病毒以及降低呼吸中枢兴奋性、抑制咳嗽中枢等作用；百合具有镇咳、祛痰的功效。

处方3 参贝散

【方药与用法】 沙参15g，贝母30g；取上药打为细粉，混匀分成6包。治疗时，成人每次1包温水送服，儿童每次1/3或1/2包温水送服；每日2次；连服3天为1疗程。

【功能与主治】 养阴润肺，止咳化痰；主治急性支气管炎，出现低热、咳嗽、舌红而干、少苔或无苔等。

处方4 款冬花膏

【方药与用法】 款冬花、冰糖各9g；上药用热开水冲泡，每日频服即可。

【功能与主治】 散寒止咳；主治风寒袭肺性急性支气管炎，患者咳嗽声重、痰白黏稠，伴有鼻塞流涕、恶寒发热等。

【简释】 现代药理研究证明，款冬花具有明显的止咳化痰作用。

处方5 锄云止咳汤

【方药与用法】 荆芥、白前、杏仁、橘红、桔梗各10g，前胡、贝母、连翘、百部、紫菀各15g，甘草6g。上药加水煎2次取汁，分2次口服，每日1剂，连服6～8剂为1疗程。

【功能与主治】 解表散寒，温肺化痰；主治风热犯肺型急性支气管炎。

处方6 急支验方

【方药与用法】 麻黄9g，款冬花15g，紫苏子、杏仁、半夏各10g。上药加水煎2次，分早、晚2次口服，每日1剂。

【功能与主治】 温肺止咳化痰；主治急性支气管炎，出现咳嗽频频、咳白色稀痰或泡沫痰等。

第二节 慢性支气管炎

【概要】 慢性支气管炎是指气管-支气管黏膜及其周围组织的慢性炎症，主要症状是长期反复的咳嗽、咳痰或喘息等，中老年人比较多见，常于秋季气候寒冷或感冒后起病。患者夏天可以缓解，凡遇寒冷或天气突变则易反复发作、经久难愈，目前尚缺乏特效的根治方法。因反复发病或合并感染，最终可导致肺气肿、肺心病和呼吸衰竭。本病属中医学"痰饮""咳喘"的范畴，与肺、脾、肾三脏密切相关，病理性质属于"本虚标实""其标在肺、其本在肾"，急性发作期以标实为主；慢性迁延期则以虚实夹杂为主。故以分型辨证论治的效果比较好。

处方1 小青龙汤

【方药与用法】 炙麻黄、桂枝、白芍、半夏、五味子、甘草各10g，干姜2.5g，细辛3g。上药加水煎2次，分2次口服，每日1剂，于急性发作期连用7天为1疗程。

痰湿阻肺者，宜加用陈皮15g、厚朴5g；痰热郁肺者，可加桑白皮15g、黄芩15g。

【功能与主治】 解表散寒，温肺化饮；主治慢性支气管炎急性发作。用此方治疗41例患者。服药1个疗程咳喘症状消失、肺部啰音消失者33例；服药2个疗程，咳喘及肺部啰音消失者4例；服药2个疗程咳喘症状明显缓解，但肺部啰音仍未消失者4例。

【简释】 此方源于张仲景《伤寒杂病论》，具有解表散寒、温肺化饮的功效。现代药理研究已证实，此方具有解痉平喘、抗过敏、抗炎及祛痰等诸多方面的治疗效果。无论是慢性支气管炎还是支气管哮喘，凡属于寒饮伏肺或外邪引动者，采用该方治疗均可获得比较满意的疗效。

处方2 归芍地龙汤

【方药与用法】 当归、桃仁、赤芍、地龙各10g，丹参15g，川芎5g。上药加水煎取汁200ml，分早、晚2次服，每日1剂，连用4周为1疗程。

患者若痰热壅盛、咳吐黄痰，宜加用黄芩、桑白皮、浙贝母、杏仁；若有寒痰阻滞、痰多清稀，宜加法半夏、陈皮、紫苏子；有肾不纳气、动则喘甚，须加用补骨脂、紫河车、五味子；有肺阴虚、干咳无痰时，也可加用南北沙参、麦冬等。

【功能与主治】 活血化瘀；主治老年性慢性支气管炎迁延期喘息型，见有咳嗽咳痰、气促、唇甲色黯、舌质暗、舌底静脉淤滞。

【简释】 患者如因外感而出现咳喘加剧，或伴发热似急性发作期表现时，不宜用本方。现代医学研究发现，反复炎症可使肺部血管内皮损伤、胶原组织暴露、刺激血小板聚集，从而激活凝血反应链、促进凝血。据此，本病也可配合活血化瘀、调节机体免疫功能的疗法，从而进一步改善微循环和降低血液黏稠度，尤其适于老年性喘息型慢性支气管炎的治疗。

处方3 慢支灵

【方药与用法】 瓜蒌皮15g，麻黄、杏仁、陈皮、北沙参、板蓝根各10g，茯苓20g，半夏、炙甘草、芥子、紫苏子、莱菔子各6g。上药加水煎2次，分2次口服；每日1剂，连用10天为1疗程。

【功能与主治】 宣肺化痰，止咳平喘，清热降逆；主治慢性支气管炎，出现剧烈咳嗽、咳痰黄稠、胸闷、喘憋、不能平卧、喉中痰鸣、舌红、苔白厚或黄厚、脉滑数或浮滑数。

【简释】 方中麻黄宣肺平喘，杏仁、半夏、紫苏子、芥子、莱菔子、瓜蒌皮能降气化痰止咳；茯苓宜渗湿健脾；北沙参补肺气、清肺气，保养肺胃之阴；板蓝根清热解毒、利咽；炙甘草调和诸药。

处方4 益气清肺化痰活瘀煎

【方药与用法】 石膏30g，人参、麻黄、杏仁、黄芩、贝母、薏苡仁、桃仁、红花各10g，麦冬、地龙各15g，五味子、甘草各6g。上药加水煎2次，分2次口服，每日1剂，连服10剂为1疗程。

午后潮热者，宜加服泻白散；自汗甚者，可合用玉屏风散；喘息不得卧者，宜加用射干、僵蚕同煎。

【功能与主治】 益气清肺，活血化瘀；主治慢性支气管炎。

【简释】 此病是虚损为本、痰阻为标，亦有瘀血内停。故应采取标本兼治，方中生脉饮（人参、麦冬）能益气生津、助血运行；麻杏石甘汤（麻黄、杏仁、石膏、甘草）可清肺化痰，可泻肺消痰、降气平喘。现代医学研究表明，方中地龙能抗过敏反应，有助于解除支气管平滑肌痉挛；桃仁、红花具有活血利肺之功效。

处方5 加味金水六君煎

【方药与用法】 熟地黄20g，茯苓、虎杖各15g，当归、半夏、陈皮、川贝母、党参各10g，甘草6g。上药加水煎2次，混匀后分2～3次口服，每日1剂或隔日1剂。

脾虚明显者，宜加炒山药、炒白术；痰黄难咳者，可酌加黄芩、鱼腥草；胸闷憋气者，宜加瓜蒌、郁金等；喘息甚重者，可加入地龙、炙麻黄同煎。

【功能与主治】 补益肺肾，健脾化痰；主治慢性支气管炎迁延期，证属肺肾两虚、痰浊阻肺。

【简释】 此病是肺、脾、肾三脏素亏，急性期外邪犯肺，正虚无力却之，导致外邪羁留、痰浊内生，而使病情迁延不愈。本方主治肺肾虚寒、水泛为痰，加入川贝母、虎杖更有助于祛痰除实，发挥标本兼治之功效。

处方6 固本止咳胶囊

【方药与用法】 黄芪30g，百部10g，淫羊藿、白术各12g；上药共研细末，装入口服胶囊，每粒约重3.6g；治疗时每次4粒口服，每日3次，连用3个月为1疗程。

【功能与主治】 补肺益肾，健脾化痰；主治慢性支气管炎迁延期，证属肺肾两虚、痰浊阻肺，表现为咳嗽、气短、动则气喘、咳白色泡沫痰、自汗、恶风、纳差、便溏、餐后腹胀、腰酸肢软、遗尿、夜尿增多、舌淡或淡胖、苔薄白、脉滑或脉缓。

第三节　支气管哮喘

【概要】 支气管哮喘是一种呼吸系统过敏性疾病，患者为过敏体质，当受到各种因素的刺激，或与过敏源接触时，可导致气管、支气管平滑肌敏感性增高，引发广泛中、小支气管平滑肌收缩、黏膜水肿和黏液分泌增多，使得气道痉挛、狭窄，出现发作性呼气性呼吸困难，听诊可闻及不同程度的哮鸣音。临床上常将本病分为外源性（吸入型）、内源性（感染型）及混合性支气管哮喘。本病属中医学"哮证""喘证""痰饮"等范畴。痰饮内伏于肺是导致本病发生和复发的根源所在，多因外感风寒、风热之邪、内外合邪、痰随气升、气因痰阻、相互搏结、阻塞气道，导致哮喘发作。

处方 1　玉涎丹

【方药与用法】　蛞蝓 20 条，浙贝母 15g。先将蛞蝓洗净切碎，浙贝母研为粉末，混匀，接着制成绿豆粒大小的药丸；治疗时每次取 1.5～3g 口服，每日 2 次，连用 1～3 个月或更长时间。哮喘急性发作时，宜合用定喘丸、定喘汤等。通常在用定喘汤治疗后，续用玉涎丹控制复发；在哮喘非发作期或发病较轻时，亦可伍用金匮肾气丸、河车大造丸、二苓膏等。

【功能与主治】　清热化痰，定喘；主治支气管哮喘，伴有痰多、口干、舌质红、苔黄腻。上海华山医院报道，以此方治疗 64 例患者，其总有效率约为 81%。方中蛞蝓清理肺经痰热，贝母可化痰止咳，更适合于痰热型支气管哮喘的治疗。《本草汇》云，蛞蝓可治"一切风热火痰"，能与茯苓、麻黄一起配伍，"并须谨慎取之"。

处方 2　劫喘丸

【方药与用法】　椒目 240g，炒紫苏子、炒地龙、五味子各 200g，淫羊藿 160g；取上药共研细末，炼蜜成丸，每丸约重 10g。哮喘发作期每日 3～4 丸分服；缓解期，每日 2 丸分服，连用 20 天为 1 疗程。

【功能与主治】　化痰降气平喘；主治支气管哮喘。

处方 3　小青龙汤

【方药与用法】　麻黄（去节）6g，芍药、炙甘草、桂枝（去皮）各 6g，干姜、五味子、细辛各 3g，半夏（洗净）9g。上药加水煎 2 次取汁，分 2～3 次温服，每日 1 剂，连用 6 剂为 1 疗程。此外，本方也可用上述剂量制成口服液，治疗时每次 1～2 支，每日 3 次口服，连服 1～3 周。

【功能与主治】　温肺化饮，兼解表寒；主治支气管哮喘，出现咳喘、痰多而稀、舌苔白滑或兼有恶寒发热无汗。

处方 4　苏前马甘汤

【方药与用法】　紫苏子、前胡各 10g，苦参 3g，马兜铃、川贝母、地龙、甘草各 6g，葶苈、白鲜皮各 15g。上药加水 600ml 同煎，分为 3 次口服，每日 1 剂；儿童治疗用药应酌情减半。

寒喘甚重者，宜去苦参、马兜铃，加用麻黄、射干各10g；同时伴有热喘者，加用黄芩，或另外加服麻杏石甘散1包；剧咳、痰多不眠者，或加入紫菀12g，或加入天竺黄10g同煎。

【功能与主治】　清热化痰，解痉平喘；主治支气管哮喘等。

处方5　芥子散

【方药与用法】　芥子、延胡索、细辛、甘遂各等分；先将上药共研细粉，用新鲜姜汁调药成饼6枚。治疗时分别将此药饼敷贴于颈百劳穴、肺俞穴、膏肓穴（均为双侧），以胶布固定；每隔60～120min取下1次，每日敷药1次，连用6天为1疗程。

【功能与主治】　温肺散寒，调经通络，化痰平喘；主治支气管哮喘，出现胸闷如窒、咳痰气促、痰清色白或呈泡沫状，冬春两季或遇寒而发，或出现渴喜热饮，舌质淡红、苔白或白腻、脉弦或滑。

【简释】　此方源自《张氏医通》，最初只用于预防支气管哮喘，在冬病夏治时，选择夏季三伏天进行敷药。后来在临床治疗观察发现，于支气管哮喘急性发作时敷药，可立即产生止咳平喘的疗效，能获得与内服药相同的治疗效果。此外，有人还选取心俞、肺俞、膈俞、定喘等穴进行敷贴，一样能够取得满意疗效。

处方6　血府逐瘀汤加减

【方药与用法】　桃仁12g，红花、柴胡、枳壳、当归、牛膝、牛蒡子、生地黄各9g，川芎、赤芍、桔梗、甘草各5g，紫苏子、炙麻黄各12g。上药加水煎2次，混匀后分早、晚2次口服，每日1剂，连服30天为宜。

患者若兼有表寒证，宜去生地黄，用生麻黄取代炙麻黄，加入紫苏叶、桂枝；若兼有寒邪时，可加干姜、细辛；风热犯肺者，宜加用黄芩、鱼腥草、生石膏；肺肾两虚久哮者，以生地黄取代熟地黄，并另加红参、蛤蚧、黄芪、紫河车等。

【功能与主治】　活血化瘀，疏肝解郁，宣肺平喘；主治支气管哮喘缓解期，出现口唇发绀、肢冷、面色青灰、爪甲发绀、指尖不温或有肌肤甲错、颈静脉怒张、舌青或有瘀点、舌下络脉紫或怒张、寸口脉细涩。

【简释】　患者久病反复发作，可因宿痰伏肺、肺气阻塞而导致血瘀等。方中桃仁、红花、赤芍、川芎、当归活血逐瘀，辅以牛膝疏通经脉、引血下行；与柴胡、桔梗、枳壳配伍，还可疏肝解郁、行气宽胸，使气行血畅。

处方 7　麻杏薏甘汤加味

【方药与用法】　麻黄 9g，杏仁 15g，薏苡仁 30g，甘草 6g；用这 4 味药作基础，进行下列加减。1 号方：加茯苓 15g，半夏、陈皮、紫苏子、莱菔子各 20g；2 号方：加陈皮 12g，桔梗、黄芩各 15g，大黄（后下）、芒硝（冲服）、葶苈子各 10g，3 号方：桑白皮、龙胆各 20g，栀子、沉香各 12g，厚朴、白芍、蛤粉各 15g。上药加水煎 2 次，混合后分 2 次口服，每日 1 剂，连用 2 周为 1 疗程。

【功能与主治】　宣肺平喘，化痰止咳，健脾利水；宜主治支气管哮喘。如 1 号方适用于痰浊阻肺型，患者喘咳、痰多而黏、咳出不爽、胸闷、纳呆、舌苔白腻、脉滑；又如 2 号方适用于痰热壅肺型，患者发热、咳喘气粗、痰稠色黄、胸闷、大便干、舌质红、苔薄黄或黄腻、脉滑数。3 号方适用于肝火犯肺型，患者忧思气结，有精神刺激时突发气急、胸痛，伴心悸、失眠等，舌苔薄、脉弦。

【简释】　方内麻黄辛温、入肺经而平喘，杏仁柔润，佐以薏苡仁，即可健脾清肺，实为治肺之要药。1 号方是由麻杏薏甘汤加二陈汤、三子养亲汤所组成，可增强化痰下气、平喘的功效；2 号方是由麻杏薏甘汤加调胃承气汤所组成，能釜底抽薪、泄表安里，使肺气清肃，腑气通降；3 号方是以麻杏薏甘汤加桑白皮、沉香、厚朴、栀子、龙胆、白芍、蛤粉而成，有泻肝开郁、降气平喘之功效。

第四节　支气管扩张

【概要】　支气管扩张是一种具有特征性的支气管化脓性疾病，大多数病例继发于反复呼吸道感染和支气管阻塞，从而致使支气管弹性纤维、肌层、软骨组织破坏。一旦发生支气管化脓性炎症即可突然出现咳大量脓痰和咯血。患者反复发作，极易导致心肺功能下降。中医学认为本病属于"咯血""肺痈""咳嗽"等范畴，病因为痰浊阻肺、郁久化热、热盛血瘀、蓄结痈脓。由于外感邪热、纵酒、愤怒、忧郁、疾呼，使血行加速、血热妄行而致咯血。疾病初期为实证，后因病情迁延、反复发作、邪热伤阴、余邪羁留，可转为虚实夹杂之证。

处方 1 化痰止咳方

【方药与用法】 三七、蒲黄炭、甜杏仁、款冬花、川贝母、橘白、橘络、阿胶（烊）、党参各 15g，蛤粉、南天竺、百合、白术、牡蛎各 30g，糯米 60g，白及 120g。上药共研细粉，制成散剂或片剂。临床治疗时，散剂每次 7.5g 口服，每日 2 次。同样，也可应用片剂，咯血者每次 15 片（约生药 5g）口服，每日 3 次；不咯血者每次 10～15 片口服，每日 1～2 次，连用 1 个月为 1 疗程。

【功能与主治】 化痰止咳，止血；主治支气管扩张，有大量脓痰或咯血时。

处方 2 凉膈散

【方药与用法】 大黄、芒硝、甘草、薄荷、淡竹叶各 6g，连翘、栀子、黄芩各 9g，蜂蜜 18g（对入）。上药加水煎 2 次，分 2 次温服，每日 1 剂，连用 10～15 剂为 1 疗程，用药时间一般不可超过 2 个疗程。患者体虚及妊娠时，此方须忌用或慎用；大便通利后应及时停药。

【功能与主治】 清泄积热；主治支气管扩张，出现烦躁口渴、面热唇焦、大便秘结、小便热赤、舌红苔黄、脉滑数。

处方 3 清金止血汤

【方药与用法】 白及 30g，桑白皮、仙鹤草、侧柏叶各 15g，黄芩、川牛膝各 12g，栀子 10g，三七粉 6g。上药加水煎 2 次，混匀后分早、晚 2 次口服，每日 1 剂。

肺热壅盛型，宜加金银花 10g、连翘 30g、鱼腥草 30g、芦根 15g；肝火犯肺型，宜加赭石 15g、青黛 6g、龙胆 6g、蛤壳 15g；阴虚肺热型，可加百合 30g、麦冬 15g、生地黄 15g、墨旱莲 15g、阿胶（烊）12g。

【功能与主治】 清热止血；主治支气管扩张，咳大量脓痰或咯血。

【简释】 方中桑白皮、黄芩、栀子清泻肺经之火，仙鹤草、侧柏叶、白及凉血止血，三七散瘀止血，使血止而不留瘀；川牛膝既能活血又可以引血下行。

【注意事项】 患者一旦发生重度咯血，需要配合输液，必要时可少量输血，酌情选用血管收缩药如垂体后叶素予以止血。

处方 4 五白汤

【方药与用法】 白毛夏枯草 20g，白及 15g，白芍 12g，白蔹、白薇各 9g。上药加水 550ml 略泡，水煎 2 次取汁，于饱腹时分 2 次口服，每日 1 剂。

【功能与主治】 清热止咳，凉血止血；主要用于肝火犯肺者，更适于治疗支气管扩张咯血，症见咯血量较大、咳嗽咳痰明显、舌红苔薄黄、脉弦数者。

【简释】 方中白毛夏枯草清热解毒、祛痰止咳、凉血止血为君，白芍养血敛阴、平抑肝阳，白及收敛止血、消肿生肌，白蔹、白薇清热凉血、解毒敛疮。上药同用，效专力宏、使肝火灭、热毒清、肺络肃，则使咯血、咳痰自消。

处方 5　镇冲止血汤

【方药与用法】 赭石（先煎）60g，生地黄、太子参各 30g，桑白皮（吴茱萸汁炒）12g，百合、白及各 15g，阿胶（烊化）、侧柏炭各 10g，藕节 7 枚。上药加水煎汤，每日早、晚各服 1 次，每日 1 剂，连用 1 个月为 1 疗程，重者须连服 3 个疗程。

【功能与主治】 降逆止咳，泻热止血；主治支气管扩张，咯血明显者。

第五节　感染性肺炎

【概要】 感染性肺炎是多种原因引起的肺部炎症的总称。通常分为大叶性肺炎、小叶性肺炎、间质性肺炎，或按病原分为细菌性肺炎、病毒性肺炎、立克次体肺炎、肺炎支原体肺炎、真菌性肺炎及放射性肺炎等。临床实践中以细菌性肺炎更为常见。本病被中医学认为是由温热之邪袭肺所致，故常见恶寒高热、呼吸困难、胸痛、胸闷、咳嗽咳痰等。中药治疗应以清热为主，并辅以化痰止咳等对症治疗。

处方 1　加味泻白散

【方药与用法】 桑白皮 25g，地骨皮、前胡、黄芩各 15g，知母、薏苡仁、枇杷叶各 10g，浙贝母、杏仁各 12g，甘草 6g；取上药加水煎 2 次，取汁混匀，每天上午、下午各服 1 次，每日煎服 1 剂。

兼有恶寒发热、全身疼痛、苔薄黄、脉浮数等表证者，宜加用金银花、连翘、竹叶、荆芥、薄荷；兼有高热口渴、鼻煽气粗者，可加用麻黄、石膏；痰中带血者，可加用侧柏叶、白茅根；便秘者，宜加大黄或火麻仁等；神昏谵语者，可加用安宫牛黄丸1枚，须在研碎后冲服；伴心悸者，可加用当归、黄芪、瓜蒌；重症肺炎、高热脱水者，可配合清开灵或双黄连肌注或静滴。

【功能与主治】 清泻肺热，止咳平喘；主治老年性感染性肺炎。

【注意事项】 服药期须忌食蟹、虾等易于引起过敏的食物；同时还应增加营养性饮食，以增强机体抵抗力。

处方2 肺热宁

【方药与用法】 石膏20g，麻黄8g，杏仁、大黄、桑白皮各10g，黄芩6g，甘草5g。上药加水600ml煎服，每日1剂，分为2次服；病情较重者每日可增服1剂，小儿剂量酌减。

痰多者，宜加瓜蒌皮10g；口唇青紫者，宜去杏仁，加赤芍8g、红花6g；大便秘结者，可重用大黄至20g；气虚者，宜减大黄，加黄芪10g；阴虚者，宜加沙参和麦冬各10g。

【功能与主治】 清泻肺热，止咳平喘；主治肺炎，如出现咳嗽、喘促气急、鼻翼煽动、痰稠而黄、口渴汗出、小便黄、大便不畅或秘结、舌质红、苔黄或黄腻、脉浮数或滑数等，肺部听诊闻及湿性啰音、血常规可见白细胞和中性粒细胞升高，胸部X线检查可显示炎性病变阴影。

【简释】 麻杏石甘汤能清宣肺热、止咳平喘，与黄芩、桑白皮配伍，可加强清肺化痰之功效。方中加入大黄，更有助于泄热导滞，适用于痰热阻盛、肺失宣降、腑气上逆、大便秘结时的治疗。

处方3 凉膈散加减

【方药与用法】 连翘20g，大黄（后下）、芒硝（冲服）、黄芩各15g，栀子10g，薄荷、甘草各6g。上药加水煎300ml，每日服2次，每6h服150ml。

【功能与主治】 清泻肺热；可作为休克型肺炎的辅助治疗，患者呼吸急促、面色晦暗、四肢厥冷、胸腹灼热、尿短赤或无尿、大便秘结、舌质红、苔干黄燥、脉微细欲绝等。必要时也应进行输液，以补充血容量和维持电解质及酸碱平衡。

【简释】 休克型肺炎起病急骤，患者表现里热炽盛、四肢厥冷、意识恍惚，属于热厥证的范畴。"厥者，必发热，前热者后必厥，厥深者热亦深，厥微者热亦微，厥应下之……"，因此，选用凉膈散以清泻肺热，为治疗热深厥深证休克型肺炎的要方。

处方4 清肺饮

【方药与用法】 连翘 15g，金银花、金荞麦各 30g，杏仁、柴胡、桔梗、桃仁、大黄（后下）各 10g。上药加水煎 2 次，分早、晚两次口服，每日 1 剂；患者高热不退时，每日增服 1 剂，分成 4～6 次服药。

【功能与主治】 清热解毒，祛痰排脓；适用于肺炎实变期的治疗。

【简释】 清肺饮能清热、解毒和通腑兼治。治疗中早用大黄，能够通便降浊，使肺中实热下行、邪有出路，发挥通腑护脏的功效；还有清热解毒、活血的功效，与其他清热解毒药有协同作用。现代医学研究证实，大黄对肺炎双球菌、链球菌、金黄色葡萄球菌均产生比较强的抗菌作用。肺炎实变期，依据甲床微循环的变化，认为可能出现微循环功能障碍，故宜选择清热药与活血化瘀药同用，如方中用桃仁活血祛瘀，以降低毛细血管通透性、减少炎性渗出、提高血流速度、改善局部微循环，进而有助于加快局部炎症的吸收。

处方5 升降散加减

【方药与用法】 僵蚕、蝉蜕、栀子、杏仁、佩兰、淡豆豉、鱼腥草、枇杷叶、半夏、浙贝母各 10g，姜黄 6g。上药加水煎 2 次，分 3 次口服，每日 1 剂，连用 6 天为 1 疗程。

高热不退者，宜加石膏 30～50g；兼有表证者，可加用香薷 10g、薄荷 8g；大便秘结者，宜加用大黄（后下）10g；伴有胃肠湿热者，可加入黄连 10g、茵陈 15g。

【功能与主治】 宣肺开郁，清热化湿；主治湿热郁肺型细菌性肺炎，患者低热不退、咳嗽痰多、胸痛且闷、心烦、汗出不畅、疲乏纳差、舌红、苔黄白而厚腻、脉滑数。

【简释】 湿热郁肺型细菌性肺炎具有湿热郁遏上焦、病证缠绵难治的特点。对此，宜用升降散加减以宣达肺气、清化湿热。方中僵蚕、蝉蜕辛凉宣透，解郁开闭，能助热透越；姜黄可行气散郁；杏仁、枇杷叶能开宣肺气，舒畅气机；浙贝母、半夏化痰止咳；加入栀子、淡豆豉可清解郁热；加入佩兰、鱼腥草能产生芳化湿热之功效。

处方 6　清肺汤

【方药与用法】　苇茎、薏苡仁各 25g，冬瓜子 30g，鱼腥草、丹参各 15g，黄芩、桃仁、川贝母各 10g，甘草 5g。上药加水煎 2 次，每日早、晚 2 次分服，每日 1 剂。

肺热壅盛者，宜加栀子、桑白皮、葶苈子；痰热盛者，可加瓜蒌仁、天竺黄、海浮石、竹沥；血瘀甚者可加红花、赤芍、三七；病久耗气、伤阴者，则须加用生脉散或沙参及麦冬等。

【功能与主治】　清肺化痰，活血祛瘀；主治老年性肺炎，如咳嗽咳痰、胸闷、喘促、痰白或黄、发热或低热、口唇青紫、舌红或暗、有淤斑、苔黄、脉数或涩。

【简释】　老年性肺炎在痰热阻肺时，时常兼夹着血瘀。方 6 中苇茎、黄芩、鱼腥草、冬瓜子、川贝母、薏苡仁等，能清热化痰，配伍丹参、桃仁则能产生活血祛瘀的功效。

处方 7　加味仙方活命饮

【方药与用法】　金银花 30g，穿山甲、皂角刺各 20g，天花粉 15g，白芷、桑白皮、桔梗各 12g，当归、防风、陈皮、贝母、黄芩各 10g，甘草 5g。上药加水煎 2 次，分 2 次口服，每日 1 剂，连用 7 天为 1 疗程。患者咳脓痰或铁锈色痰时，宜加用鱼腥草 30g；患者胸痛甚重时，须加用瓜蒌 15g。

【功能与主治】　清热解毒，活血祛痰；主治支气管肺炎，出现寒战、发热、咳嗽咳痰、肺实变体征或湿性啰音。

【简释】　仙方活命饮具有清热解毒、消肿排脓、活血止痛的功效，曾是专治外科炎症的要方。此方加味主治细菌性肺炎，仍能获得比较满意的效果。

第六节　肺　脓　肿

【概要】　肺脓肿是由各种病原菌所导致的一种肺组织化脓性疾病，病初以急性炎症性肺实变为主，治疗不当，病情加重，可发生坏死、液化甚或空洞等。患者主要表现畏寒、发热、周身酸痛，以及伴有咳嗽、胸痛、咳痰等。检查白细胞计数增加，胸部 X 线检查显示片状模糊阴影、圆形透明区、内有液平等。中医称之为肺痈。①初期：患者恶寒发热、胸痛、咳嗽、咳白色或黄色黏痰、苔薄白或黄、脉数；②成痈期：患者高热、胸痛、烦躁、胸胁胀满、咳大量腥臭脓痰或痰中带血、舌红、苔黄、脉滑数；③恢复期：患者干咳少痰或无痰、潮热盗汗、低热乏力、舌红、苔薄、脉细数。

处方1　加减苇茎汤

【方药与用法】　苇茎 30～60g，冬瓜子、蒲公英、金银花、紫花地丁各 30g，薏苡仁 15～30g，连翘 15g，桃仁、黄连、栀子各 9g，甘草 3g。上药加水煎 2 次，每日 1 剂。患者口渴显著，宜加石膏、天花粉；患者吐血不止时，可加入白及、仙鹤草同煎。

【功能与主治】　清肺化痰，逐瘀排脓；主治肺脓肿，咳腥臭或黄色脓血痰，胸中隐隐作痛、以呼吸或咳嗽时尤甚，伴口干咽燥、舌红苔黄、脉滑数。

【简释】　此方在苇茎、薏苡仁、桃仁、冬瓜子基础上，外加蒲公英、金银花、紫花地丁、黄连、连翘、栀子等，能使清热解毒功效进一步增强。

处方2　二花三黄葶苈汤

【方药与用法】　金银花、月季花、葶苈子各 30g，黄芩、大黄（后下）各 15g，黄连 10g；每剂水煎 2 次，分为 2 次温服，每日 1 剂，连用 8～10 天。

【功能与主治】　清热泻肺，活血排毒；主治肺脓肿。

处方3　黄芪汤

【方药与用法】　生黄芪 15g，鱼腥草 30g，赤芍、牡丹皮、桔梗各 6g，瓜蒌、生大黄（后下）9g。上药加水煎 2 次，混匀后分 2 次温服，每日 1 剂。若患者大便不通畅，宜在第 1 剂第 2 煎时加入生大黄 9～12g。

【功能与主治】　益气活血，清热排毒；主治肺脓肿。

处方4　五味消毒饮

【方药与用法】　金银花、野菊花各 20g，蒲公英、紫花地丁、紫背天葵各 10g。上药加水煎 2 次，分 2 次温服，每日 1 剂，连用 6 天为 1 疗程。

脓成排出不畅时，可加桔梗、冬瓜子、薏苡仁、败酱草、鱼腥草；咳嗽痰多时，可加陈皮、浙贝母、桔梗、前胡；阴津缺乏时，须加沙参、麦冬根；伴有肺热炽盛时，可加黄连、黄芩；胸痛明显时，可加入丝瓜络、延胡索、三七、瓜蒌同煎。

【功能与主治】 清热解毒；主治肺脓肿。

【简释】 五味消毒饮具有清热解毒的功效，肺痈多因热毒盛极、痰热血瘀、壅阻肺络所致病，从而导致局部肉腐成脓。因此，本方适用于此病初期、成痈期、溃脓期等各个不同阶段的中药治疗。

处方5 干芦根汤

【方药与用法】 干芦根300g。上药加水1000ml，用文火煎至600ml，分3次温服，每日1剂，连用7天为1疗程。

【功能与主治】 清透肺热，祛痰排毒；主治肺脓肿，伴有发热、咳吐大量腥臭脓痰。

处方6 金荞麦汤

【方药与用法】 金荞麦块根250g。首先将本品除去须根、切成薄片，加水至1250ml；置于瓦罐内，封口后隔水文火蒸煮3h，约得药汁1000ml；治疗时每次取40ml口服，每日3次，连服1～3周为宜。

【功能与主治】 清热解毒，祛痰消痈；主治肺脓肿。

第七节 阻塞性肺气肿

【概要】 肺气肿是指终末细支气管远端的气道弹性减退、过度膨胀、充气和肺容积增大，抑或与此同时伴有气道壁破坏的病理状态。过度肺泡膨胀、失去弹性，还易于产生大小不等肺大泡，一旦破裂即可出现气胸。本病换气功能障碍最终将发生呼吸功能衰竭。中医理论称其为"喘症"，多由于外邪侵袭、痰浊壅盛、肺肾虚弱引起，以咳嗽、痰多、喘息为主要症状，通常分为风寒束肺、风热犯肺、肺肾虚弱的证型。

处方1 祛痰化瘀平喘汤

【方药与用法】 当归、丹参、石膏各15g，半夏、红花各12g，桃仁、杏仁、地龙、麦冬各10g，麻黄8g，细辛6g。上药加水600ml煎后滤汁，分成早、晚2次温服，每日1剂；连用6～10剂为1疗程。西医可结合抗生素和解痉平喘的支持性疗法。

处方 2　宜肺活血补肾汤

【方药与用法】　丹参、川芎各 12g，杏仁、白芍药、半夏、桑白皮、黄芩、苏子、地龙各 10g，甘草 3g。取上药加水煎，滤汁分 2 次口服，每日 1 剂，每服 6 剂为 1 疗程。对肾阳虚者，宜加肉苁蓉 10g、淡附片 6g、干姜 3g；对肾阴虚者，可加用沙参、熟地黄、枸杞子各 10g。

处方 3　祛瘀散痰散

【方药与用法】　黄芪 30g，川芎、降香各 15g，丹参、苏子、葶苈子、桑白皮各 12g，水蛭 8g，五味子 10g，甘草 6g。上药加水 600ml 煎服，分早晚 2 次温服，每日 1 剂。患者如咳重痰多时，宜加用百部 10g、川贝母末 3g，用以上药汁冲服；如有轻咳、明显气短时，需去方内葶苈子、桑白皮，加入肉桂 2g、沉香 6g、蛤蚧 1 只同煎。

【简释】　本病多源于慢性支气管炎、支气管哮喘等病史，每年冬季或感冒、感染后不断加重，抑或加重的呼吸困难，晚期出现反复的合并呼吸道感染、肺源性心脏病、呼吸功能衰竭而死亡。为降低本病的死亡率，应强调在急性期采取抗生素控制感染和加强通气治疗。

第八节　慢性肺源性心脏病

【概要】　慢性肺源性心脏病（简称肺心病）或阻塞性肺气肿性心脏病，是由肺血管疾病、支气管疾病、胸廓运动障碍性疾病导致的肺循环阻力增高，进而引起右心室肥大、右心衰竭的继发性心脏病。主要表现有桶状胸、心悸、咳嗽、喘息、发绀、肝肿大、水肿、少尿等。本病属于中医学"咳嗽""痰饮""喘息""心悸""水肿"等范畴，多由外邪或痰饮久留于肺、肺气受损、气滞血瘀，进而伤及脾肾、水气泛溢所致；中医治疗之法，宜标本兼治。治标以肃肺化痰、降气平喘、温化寒痰、活血化瘀、行气利水；治本以益气补肺、温补脾肾、养阴、纳气等。

处方 1　强心益气汤

【方药与用法】　万年青根 15～30g，麦冬 15～20g，五味子 5～10g，人参 10～20g，制附子 3～20g（先煎 60min），将上药加水煎 2 次，煎前用水浸泡 30min。文火煎煮 30min，混匀后分早、晚 2 次口服，每日 1 剂。

水肿明显者，可伍用葶苈大枣泻肺汤；脾虚者，可伍用五皮饮；肾虚者，可伍用真武汤；合并心悸、怔忡者，可伍用桂枝甘草汤或桂枝去芍药或加用龙骨牡蛎救逆汤等。

【功能与主治】 强心益气，回阳敛阴；主治Ⅰ～Ⅱ度充血性心力衰竭，表现心悸、胸闷、气喘、下肢水肿、脉细数无力等。有以下重要治疗指征：①出现喘、肿、悸3大主症；②患者发生长时间的脉数；③服药3天后仍有多尿，而每日持续大于2000ml者。

【简释】 方中万年青根苦寒、有毒。现代医学研究证明，万年青根有洋地黄样的强心作用，要严格掌控用量，注意密切观察，以治疗3～5天为宜，如心率低于60次/分，须立即停药。此外，万年青根还能抑制心脏房室传导系统，故需禁用于心动过缓、房室传导阻滞者。本品有蓄积作用，获效后改用维持剂量。万年青根不良反应主要表现恶心呕吐、胸闷、眩晕、腹泻、四肢发冷、心率减慢等。

处方2 肺心饮片

【方药与用法】 太子参、赤芍各10g，黄芪、玉竹、淫羊藿、丹参、虎杖各15g，制附子3g，补骨脂、红花各6g；取上药共研细末，粗制成糖衣片或口服胶囊，每片或每粒为0.3g；治疗时，每次6片或6粒口服，每日3次，连用3个月为1疗程，以用足2个疗程为宜。

【功能与主治】 益气温阳，活血化瘀；主治慢性肺源性心脏病。此外，本方还有助于改善心肺功能，并提高血氧含量和降低血二氧化碳，以及进一步改善肾上腺皮质功能。

处方3 调气活血方

【方药与用法】 黄芪、葶苈子、车前子（包）、茯苓各15g，紫苏子12g，桔梗5g，杏仁、桃仁、陈胆星（包）各9g，赤芍1.2g，三七粉（分2次吞服）3g；取上药加水同煎，分2次口服，每日1剂。同时，宜配合静脉滴注复方丹参注射液。

若患者舌质红绛、口渴汗多，宜加用麦冬、五味子等；伴齿鼻出血者，可加入适量牡丹皮、怀牛膝、生蒲黄、炙甘草同煎。

【功能与主治】 调气，益气，活血，强心；主治慢性肺源性心脏病和高脂血症。

【简释】 配合活血化瘀类药治疗，将有助于改善微循环、降低血液黏稠度、纠正组织缺氧、促进能量代谢，此方更适用于治疗有出血倾向的患者。

处方 4 水蛭粉

【方药与用法】 水蛭 1g（一次用量）；上药，研成细末，每次 1g，口服，每日 2～3 次；连服 2 周为 1 疗程。

【功能与主治】 活血化瘀；适用于慢性肺源性心脏病病急性发作期。

【简释】 水蛭治疗 10 天，部分服药者可出现口干、大便干燥、乏力、气短等，个别痔疮患者易于发生局部出血，对此需及时停药，待其自行缓解即可。

第三章
循环系统病症

第一节　充血性心力衰竭

【概要】　充血性心力衰竭又称为心功能不全，是由不同原因所导致的心功能下降，逐渐发展到心排出量不能满足机体代谢的需要，进而导致血流动力异常和神经-激素系统激活的特征及相应的临床表现。由于心脏排血功能减退的程度、速度和持续时间以及代偿功能的不同，在临床上可表现昏厥、休克、急性肺水肿和心脏骤停等不同的症状。本病属中医学"怔忡""喘证""浮肿""心痹"等范畴，初起为心肺气虚、血瘀痰凝，晚期发生五脏衰微、阴阳俱虚，可致喘脱、厥脱，甚至出现阴竭阳亡、生命危殆。对气虚血滞型，治宜益气活血；对气阴两虚型，治宜益气养阴、化瘀祛痰；对阳虚水泛型，治宜温阳利水；对阳衰欲脱型，需要选用回阳救逆、益气固脱的中药。

处方 1　强心汤

【方药与用法】　黄芪 50g，丹参 30g，山茱萸 15g，红参、葶苈子各 9g，甘草 5g；取上药加水煎 2 次混匀，每日早、晚 2 次分服；每日 1 剂；6～8天为 1 疗程。

【功能与主治】　益气扶阳，化瘀通饮；主治充血性心力衰竭，尤适用于老年患者的临床治疗，如出现心悸、口唇青紫、水肿、气急喘息不得卧。

【简释】 方1中红参大补元气，以救亡阳脱阴；黄芪助红参振脾阳，以滋肺气而充百脉，二药配伍使气旺血生，俱为主药。山茱萸敛元气、固心阳，可产生强心、抗休克作用；葶苈子泄肺平喘、利水消肿，也有强心作用。丹参、甘草可有活血养心、益气复脉之功效。

处方2　心衰合剂

【方药与用法】 葶苈子、桑白皮、丹参、车前子、生黄芪、太子参各30g，麦冬、泽泻各15g，五味子、当归各10g。上药加水煎2次，分2次口服，每日1剂。一般能在服药1～3天后奏效。重者须每日增服1剂，分为4次口服。通常，为巩固临床疗效，即使在本病症状有所缓解后，仍宜定期服药治疗。

【功能与主治】 益气养阴，活血利水；主治充血性心力衰竭。

【简释】 此方集泻肺利水、益气养心、活血通脉于一方，能够标本兼治，方2中葶苈子有较显著的强心利尿作用，配伍使用30g时，也不会出现不良反应。

处方3　心竭康

【方药与用法】 黄芪30g，党参、茯苓各15g，白术12g，葶苈子、汉防己各10g，制附子、苏木各9g，椒目5g，桂枝、陈皮各6g。上药加水煎2次，分2次口服，每日1剂，连服28天为宜。

【功能与主治】 益气温阳，活血利水；主治心阳虚衰、血脉瘀滞、水饮内停型充血性心力衰竭。

【简释】 此方为己椒苈黄丸加减，方内黄芪、党参、白术、茯苓能益气利水；附子、桂枝、椒目能温阳化水；葶苈子可强心利尿；苏木、汉防己能活血行水；陈皮能理气。

处方4　北五加皮汤

【方药与用法】 香加皮5～10g（维持用药量约为3g），党参、茯苓、车前子、猪苓各15g，太子参、泽泻各12g。上药加水煎2次取汁，分为2次口服，每日1剂；连用6～10剂。

【功能与主治】 益气强心，利水；主治慢性充血性心力衰竭等。

【简释】 香加皮又叫杠柳皮或北五加皮，其味苦辛、气芳香、有小毒，故用药不可过量或久服。有人认为香加皮的强心作用优于附子，对因冠心病、风心病、肺心病等引起的心力衰竭，均可推荐使用本品治疗。

【注意事项】 用药期间，应当严密观察，若早期使用过量，患者可出现恶心呕吐、胃脘不适、腹泻等消化道症状，需要及时停用此药。

第二节　常见心律失常

【概要】 心律失常是指心律起源部位、心搏频率和节律及其冲动传导的异常，大多病例是因自主神经功能紊乱、内分泌失调、电解质失衡、大量失血所致。快速型心律失常包括窦性心动过速、阵发性室上性心动过速、期前收缩、心房扑动、心房颤动、室性心动过速等；慢速型心律失常包括窦性心动过缓、窦性停搏、窦房传导阻滞、房室传导阻滞等。病情严重时心输出量下降，导致心功能不全和心源性休克。本病属中医学"心悸""怔忡"等范畴。多因情志所伤、痰湿、风热、寒邪、气滞血瘀、气血虚弱等，皆可引起心气虚衰、心血不足，发生心悸或怔忡。临床治疗大法：①心气不足者，治宜益气养心；②心血瘀阻者，须活血化瘀；③心脾两虚者，治宜补益心脾；④气阴两虚者，须选择补益养阴的中药治疗。

处方 1　宁心饮

【方药与用法】 太子参 15～30g，淮小麦、磁石、龙骨（先煎）、牡蛎（先煎）各 30g，麦冬、丹参、百合各 15g，五味子、甘草各 6g，大枣（先煎）7 枚；取上药加水浸泡 30min，将先煎药物煎 20min；然后，再入其他中药续煎 30min；每剂水煎 2 次，混匀后，每日分早、晚 2 次口服。

患者心悸明显时，宜加生铁落、天王补心丹（吞服）等；出现梦多心烦时，宜加用三七、柏子仁、莲子；发生大便秘结时，可加生大黄 3～4.5g；痰火上扰者，可加入酒制大黄 4.5g 同煎。

【功能与主治】 益气养阴，生脉宁心；主治心动过速、期前收缩或心脏神经官能症，此方更适合于治疗阴虚型心动过速，如有烦热、口干、入夜烦躁、舌质红、苔少、脉细数等。

【简释】 此方为自生脉散合甘麦大枣汤加味，适用于治疗心动过速而气阴不足者。方中太子参、麦冬、百合、淮小麦、五味子、甘草、大枣，能益气养阴、养心安神；配以龙骨、牡蛎、磁石，能重镇安神而标本兼治。

处方 2　整律合剂

【方药与用法】　党参、丹参、苦参各 30g，柏子仁、常山、炙甘草各 15g；每剂水煎 2 次，混匀后分 2 次口服，每日 1 剂，连用 30 天为 1 疗程。

【功能与主治】　益气活血，养心复脉；主治各种期前收缩或心动过速。

【简释】　现代医学研究发现，中药常山与西药奎尼丁有某些类似的作用，既可用来治疗疟疾，也适用于各类期前收缩。本品有小毒，注意不可用量过大，以防出现呕吐，严重者发生急性中毒。

处方 3　期前收缩验方

【方药与用法】　葛根 60g，全瓜蒌、磁石（先煎）、珍珠母（后下）各 30g、泽兰、郁金各 15g，当归、刘寄奴、炙甘草各 9g。每剂水煎 2 次，分次口服，每日 1 剂。

【功能与主治】　活血宁心；主治各种类型的期前收缩。

处方 4　稳脉汤

【方药与用法】　麦冬、生地黄、黄芪、白芍各 15g，人参、当归、阿胶、炙甘草各 12g，五味子 8g，炙龟甲 18g。上药加水文火同煎，分 3 次口服，每日 1 剂，连服 10 天为 1 疗程，以治疗 2～8 个疗程为宜。

【功能与主治】　益气养阴，生津补血；主治气阴两虚的快速型心律失常。

处方 5　苦地汤

【方药与用法】　苦参 40g，生地黄 50g。每剂水煎 2 次，混汁分 2 次口服，每日 1 剂，连服 7 天为 1 疗程。

【功能与主治】　清热定志；主治房性和室性期前收缩。但是，在脾胃虚寒、腹痛腹泻或心率迟缓者应禁用。

【简释】　苦参对各种原因引发的心律失常都有一定疗效，对病程较短的频发性室性期前收缩的疗效更好；而且，对窦性心动过速、心房颤动等也有疗效；相反，用于治疗房室传导阻滞、房室交界性逸搏、房室交界性心律等缓慢性心律失常则不易奏效。

处方 6　滋阴和阳汤

【方药与用法】　阿胶、火麻仁、炙甘草各 12g，生地黄、茯神、麦冬各 15g，人参、炒山楂、砂仁、大枣各 10g。上药加水煎 2 次混汁，每日早、晚分 2 次口服，每日 1 剂。

患者遇事易惊、心悸不安时，宜加龙骨、牡蛎、珍珠母、柏子仁、炙远志；若出现胸闷痞窒、呼吸不畅时，可加郁金、瓜蒌皮等；若有胸部刺痛、舌质紫暗，可加用三七、丹参、赤芍、制乳香、制没药等，以便活血散瘀、通络止痛。

【功能与主治】　滋阴和阳，益气养血；主治因心肌病、冠心病、自主神经功能紊乱所引起的房性或室性期前收缩、心动过速、心房颤动等，出现心悸、气短、自汗、少寐、舌质淡、苔薄黄、脉细数或结代。

【简释】　此方源自炙甘草汤加减，为治疗脉结代、心动悸的验方，能益气复脉、养血益心、滋阴和阳。

处方 7　黄连甘草汤

【方药与用法】　黄连、炙甘草各 10g。上药加水煎 2 次，少量多次频服，每日 1 剂，连用 7 天为 1 疗程。

【功能与主治】　清心泻火；主治各种原因引起的阵发性心动过速。

【简释】　此方始载于《症因脉治》，称为"泻心汤"，能"治心火乘金、内伤胸痛、左寸洪数"等。现代医学临床和实验研究证明，黄连有效成分小檗碱具有显著抗心律失常的作用；而且，小檗碱对氯化钙和乌头碱诱发的小鼠室性期前收缩、室性心动过速、心房颤动、心室颤动均有对抗作用。黄连的这种作用机制，可能与本品能降低心肌自律性、延长心肌细胞动作电位时程和有效不应期有关。

处方 8　黄连温胆汤

【方药与用法】　茯苓 18g，半夏 12g，陈皮 10g，黄连 9g，枳实、胆南星、甘草各 6g。上药加水煎 2 次，分 2 次口服，每日 1 剂，连用 2 周为 1 疗程。

【功能与主治】　化痰泻火，行气消滞；主治室性期前收缩，及痰郁火扰所致的怔忡、心悸患者。

处方 9　黄连生脉饮

【方药与用法】　黄连 5～10g；苦参 15～20g，黄芪 20g，麦冬、当归各 10g，五味子 6g，党参、丹参、酸枣仁各 15g。上药加水煎 2 次，每日分早、中、晚 3 次口服，每日 1 剂，连用 7 天为 1 疗程，以服药 2～4 个疗程为宜。

患者气虚明显时，须将党参换为人参 5g，并加入炙甘草 6g 同煎；患者出现胸闷憋气时，宜加用瓜蒌皮、郁金；心绞痛明显时，须加用延胡索、水蛭各 5g，其疗效更明显。

【功能与主治】　益气养阴，清心活血；主治期前收缩。

【简释】　此方源于生脉饮加黄芪，从而增强了补气作用；辅以苦参、黄连等尚能清心复脉，佐以丹参、当归，即可养血活血，共奏益气滋阴、清心活血和复脉之功效。

处方 10　半夏菖蒲屑

【方药与用法】　生半夏、石菖蒲各等分。取上药共研细末，置密封贮瓶内备用。使用时取末少许，吹入患者鼻腔，获嚏 3～8 次。

【功能与主治】　开心气，调心律；主治阵发性心动过速。

【简释】　早在《金匮要略》就有用菖蒲屑吹鼻孔中治"小儿猝死"记载。《备急千金要方》和《肘后备急方》都有用半夏末吹鼻治"猝死"方。通常认为二药不仅能够苏醒神志，还可能具有激发经气而起到调控心律的作用。

处方 11　疏郁宁心汤

【方药与用法】　郁金、法半夏、丹参、酸枣仁各 10g，黄连 5g，炙甘草 15g。上药加水 600ml 浸泡 20min，每剂水煎 2 次，分 2 次口服；每日 1 剂，连服 30 天为 1 疗程。

【功能与主治】　行气活血，清化痰热，安神定悸；主治痰热型心律失常。

【简释】　方中丹参能养血活血，酸枣仁能养心安神，郁金可行气解郁、活血清心，黄连能清心泻火、宁神平悸，半夏可以燥湿化痰，炙甘草能养心清热并调和诸药。

处方 12　升心率汤

【方药与用法】　黄芪、丹参 20g，补骨脂、附子（先煎）各 10g，降香 5g，肉桂 3g。附子先煎 2h，与余药共煎 20min，滤出药液 150ml；次煎 20min，滤出药液 150ml，混匀后分 2 次口服；每日 1 剂，连服 12 天为 1

疗程。

【功能与主治】 温阳益气，化瘀通脉；主治缓慢型心律失常。

【简释】 方12中附子能温心肾之阳气，补骨脂可助附子温阳，肉桂能温经散寒，黄芪可补益心气，丹参能活血化瘀，降香可散瘀止痛。诸药伍用能振奋阳气、补益心气，故能改善患者的窦房结自律性和传导功能。

处方13 益气活血通阳方

【方药与用法】 桂枝18g，丹参20g，红参6g，白术12g，茯苓15g，炙甘草8g。上药加水煎2次并混合，分2次口服，每日1剂。患者肢冷汗出明显时，宜加用制附片；若伴胸闷、心悸失眠时，尚可加用炒酸枣仁、合欢皮和瓜蒌皮等。

【功能与主治】 益气活血，温通心阳；主治心脾阳虚型房室传导阻滞。

第三节　病态窦房结综合征

【概要】 病态窦房结综合征简称病窦或"3S"征，它是由窦房结起搏功能或窦房结传导功能减退所产生的一种缓慢型心律失常，究其病因可能与冠心病、心肌炎、风湿性心脏病、充血性心肌病和全身胶原性疾病有关。临床上以心动过缓为主要特征，个别病例也可出现心动过速-过缓综合征。患者主要临床表现包括眩晕、心悸、胸闷、肢冷甚或晕厥等。本病在中医学中属于"心悸""结代""眩晕"范畴，均因气虚血亏、寒凝血瘀所致。临床中对阳虚寒凝型，治宜温阳散寒；对气虚血瘀、气阴两虚型，治宜益气敛阴。

处方1 温益复脉汤

【方药与用法】 人参15g，黄芪20g，丹参18g，细辛6～15g，麦冬、五味子各12g，制附片（先煎）10g，炙麻黄6g，桂枝、甘草各10g。上药加水煎2次混汁，分早、晚2次口服，每日1剂。

患者若发生心绞痛，可加延胡索、生蒲黄、檀香，以活血行气为宜；若伴有胸憋时，可加用瓜蒌、石菖蒲、郁金、薤白，以宣痹通阳或理气解郁为宜；体虚气喘者，还可加重人参的用量，以补元固脱为重。

【功能与主治】 温阳益气，和络复脉；主治病态窦房结综合征证属心肾阳虚、心阳不运患者，症见心悸怔忡、胸痹气短、脉迟缓或结代。

【简释】 方中人参、黄芪、附子益气温阳为君；细辛、麻黄、桂枝通阳散寒为臣；此外，丹参能活血通脉、兼以养心，甘草尚能益气、兼和诸药，麦冬、五味子可以滋阴敛气、辅阳气之生、制阳药之燥。

处方2 增脉煎

【方药与用法】 党参、制附子（先煎2h）、炙黄芪各75g，丹参50g，麦冬40g，麻黄25g，淫羊藿、炙甘草各30g；先将细辛和麻黄蒸馏并取汁50ml，再把余药水煎浓缩至450ml。二液混匀，每次取40～50ml口服，每日4次。

【功能与主治】 温阳益气，养阴补肾；主治病窦。

处方3 麻附细甘汤

【方药与用法】 麻黄3～4.5g，制附子（先煎2h）6～9g，细辛3g，甘草4.5～6g；每剂水煎2次，分2次口服，每日1剂。

【功能与主治】 温经助阳；主治病窦。

【简释】 此方源自麻黄附子细辛汤和麻黄附子甘草汤，原方均是治疗伤寒太少两感证，因其能够温经助阳，故可治病窦综合征。现代药理研究表明，麻黄具有拟肾上腺素作用，所以，适当选用本品，可以增加患者心率和升高动脉血压。附子能助心阳以通脉，改善窦房结自律性和房室传导功能，从而使得心率增加和异位性心律失常转复。

处方4 加味生脉散

【方药与用法】 人参（或党参）20g，附子（先煎2h）、五味子、桃仁、炙甘草各10g，丹参、麦冬各15g。上药加水煎2次，早晚分2次温服；每日1剂，连服15剂为1疗程，以治疗4～6个疗程为宜。

阳虚较重者，可加肉桂、淫羊藿；气虚者，宜加炙黄芪、白术；血虚者，可加用熟地黄、龙眼肉、阿胶；伴血瘀者，须加用赤芍、红花、当归尾；伴胸闷者，可加全瓜蒌、薤白、蒲黄、乳香、石菖蒲等。

【功能与主治】 益气敛阴，温阳活血；主治气阴两虚型病窦。

处方5 复脉膏

【方药与用法】 人参、阿胶、炙甘草、桂枝、生姜、麦冬、火麻仁、大枣、地黄，疗程剂量按1∶1∶2∶2∶2∶3∶3∶3∶6比例进行配方，随后加入适量白糖，制成口服用中药膏。治疗时成人每次取 15g 口服，每日 2 次；连服 15 天为 1 个疗程。

【功能与主治】　益气养阴，复脉；主治病窦。

第四节　冠　心　病

【概要】　冠心病全称是冠状动脉粥样硬化性心脏病，主因冠状动脉及其分支粥样硬化导致管腔狭窄或阻塞，从而造成血管相关的心肌供血不足，使患者出现心绞痛和心肌坏死。此病在临床上可分成心绞痛、急性冠状动脉功能不全、急性心肌梗死、充血性心力衰竭、隐性冠心病或心律失常几种类型。中医学将本病称为胸痹、真心痛、厥心痛等，多因气血不足、阴阳失调、血瘀痰湿、气滞寒凝所致。①气滞血瘀型，治宜理气活血、宣痹止痛；②气阴两虚型，治宜益气养阴、通脉宣痹；③阴虚阳亢型，治宜养阴潜阳、平肝化瘀；④阳虚型，治宜益补心气、温肾阳；⑤痰瘀型，可选用通阳化痰、宽胸开痹的中药治疗。

处方 1　冠心病验方

【方药与用法】　丹参 30g，川芎、红花、赤芍、降香各 15g。上药加水煎 2 次，分 3 次口服，每日 1 剂；此外，也可将上药制成颗粒型冲剂或片剂。如为片剂（冠心片），每片约 0.5g，含生药 1.6g，每次 6～8 片口服，每日 3 次。但是，此方禁用于妊娠期及月经期的妇女，患者肾虚气弱明显时，须与益气养心丸合用。

【功能与主治】　活血化瘀，行气止痛；主治气滞血瘀型冠心病、心绞痛等。

【简释】　现代研究已经证明，本方具有增加冠脉血流量、降低心肌耗氧量、保护心肌的作用。临床中若能及时伍用此方，则有助于进一步缩小心肌缺血或梗死的范围。

处方 2　葛红汤

【方药与用法】　丹参 30g，赤芍 15g，葛根、当归、红花、川芎、菊花、羌活、党参、麦冬、五味子各 10g。上药加水煎 2 次，取汁约 300ml，分成 2 次温服，每日 1 剂。

患者伴有心前区疼痛时，宜加用石菖蒲、郁金等；胸闷明显时，可加用薤白、桔梗、枳壳；出现肢体冷麻时，可加入黄芪、鸡血藤、桂枝、钩藤同煎。

【功能与主治】 补益心气，活血化瘀，通脉止痛；主治冠心病心绞痛、心律失常等，证属心气不足或心血瘀阻者。

【简释】 此方能改善冠脉血流，缓和胸闷胸痛。方2中葛根配丹参，可以通络活血、化瘀养心；红花配川芎、当归、赤芍，能活血养血、化瘀通络；羌活配菊花，还可平肝、通脉和止痛；党参配麦冬、五味子，尚能益气养阴。

处方3 强心饮

【方药与用法】 附子9～15g（先煎2h），益母草30g，淫羊藿、黄精各12g，黄芪、麦冬、党参、丹参各15g，茶树根30g，甘草6g。上药加水煎2次，分2次口服，每日1剂。

【功能与主治】 温阳益气，活血强心；主治冠心病、心功能下降等。

【简释】 此方治疗阳虚型冠心病的效果较好，能抑制血小板聚集、提高心肌耐缺氧能力、改善心功能和心电图。方3中茶树根须选用10年以上的老根，配用茶树根能够减少主动脉斑块面积和降低甘油三酯和胆固醇；还可以发挥强心利尿和防治心律失常的作用。

处方4 益气化瘀方

【方药与用法】 丹参、黄芪各15g，决明子30g，葛根、太子参、茯神各9g，炙远志6g，降香2.4g，石菖蒲4.5～6g，琥珀末（冲）1.5g；每剂水煎2次取汁，分2次口服，每日1剂。

【功能与主治】 益气活血，养心安神；主治冠心病，如心绞痛反复发作，胸闷、心悸、血压轻度升高；以及治疗兼有肝火上扰、气阴不足证候者。

处方5 加味瓜蒌汤

【方药与用法】 瓜蒌30g，薤白、丹参、赤芍、川芎、红花、降香各15g。上药加水煎2次，分2次口服，每日1剂。

痰浊明显者，宜加半夏、陈皮、陈胆南星、枳实；若伴心悸、失眠，须加磁石、酸枣仁、天王补心丹（吞服）、景天三七、首乌藤、柏子仁等；合并各种心律失常时，可加用生脉散，伍用甘麦大枣汤或龙骨、牡蛎、桑寄生、苦参、延胡索等。

【功能与主治】 宣痹通阳，活血化瘀；主治冠心病、心绞痛证属心阳痹阻者。

处方 6　温阳通脉汤

【方药与用法】 桂枝 6～9g，熟附块（先煎 2h）9～12g，丹参、瓜蒌皮、益母草各 15g，当归 12g，红花 4.5g，川芎、枳壳、广木香各 6g，降香 3g。上药加水浸泡 30min，以文火煎煮 30min，分 2 次口服，每日 1 剂。

患者发生心阳欲脱，出现明显气短、脉细数时，宜加人参 15g（另行水煎）；胸痛加剧时，宜加用失笑散；发生怔忡不寐时，宜加用紫石英、琥珀粉、黄连、生何首乌等。

【功能与主治】 温阳活血，行气止痛；主治冠心病、心绞痛、心肌梗死、心力衰竭等，如患者时常出现自汗、气短、脉细数，表现为心阳欲脱。

【简释】 方内熟附块、桂枝能温通心阳；方内丹参、当归、红花、川芎、益母草可以活血化瘀；方中瓜蒌皮、枳壳、广木香、降香能发挥行气宽胸、阳复瘀化、气血畅行的功效。但熟附子有小毒，用药量一般不可超过 15g，旨在严防发生中毒。

处方 7　加味四妙勇安汤

【方药与用法】 当归、玄参、丹参、金银花、甘草各 30g。上药加水煎 2 次，分 2 次口服，每日 1 剂。

兼有气虚者，可加用黄芪、生脉散；为防治冠心病，还可加入毛冬青、回心草（大叶醉）同煎。

【功能与主治】 活血化瘀，解痉止痛；主治冠心病，出现胸痞短气、脉结代和肾绞痛等。临床中大多数病例煎服此方后，可顿觉胸中豁然、疼痛全无。

【简释】 此方源自四妙勇安汤加丹参而成。方中当归能养血活血；丹参可养血散瘀；玄参可养阴凉血、化瘀，其提取物具有明显增加冠脉血流量的作用。此外，若加毛冬青和回心草，还可抑制血小板聚集，从而产生抗血栓作用；如回心草自身即能降低血液黏稠度。

处方 8　补阳还五汤

【方药与用法】　生黄芪 30g，桃仁 12g，当归、地龙、赤芍各 9g，川芎、红花各 6g；上药可做成片剂，治疗时每次 8 片口服，每日 3 次；或制成冲剂，每次 1 袋，每日 2～3 次。

【功能与主治】　益气活血；主治冠心病、心绞痛，证属气虚血瘀或血瘀者。

【简释】　补阳还五汤源自《医林改错》，起初主要用来治疗中风后遗症者。最近以此方加减治疗冠心病心绞痛也已获得较为显著的疗效，临床总有效率可达 84%～95%。实验证明，补阳还五汤还具有明显抗凝、溶栓及抗动脉粥样硬化的作用。

第五节　心 肌 梗 死

【概要】　冠状动脉狭窄超过 75% 以上或完全闭塞时，即可发生急性冠状动脉综合征或心肌梗死，从而导致部分心肌发生严重而持久的缺血，以至于产生不可逆的局部坏死。患者主要表现为剧烈的胸骨后疼痛，经由休息和紧急含服硝酸甘油不能奏效；出现典型的心电图改变，并伴有发热、白细胞增多、红细胞沉降加快，血清心肌酶谱改变等。病情严重时，尚可合并心律失常、心力衰竭、心源性休克或心源性猝死。本病在中医学归属于"胸痹""真心痛""厥心痛"等范畴，多因年迈气衰、久病失养、气血运行不畅、心气不足，产生痰浊或瘀血，从而导致患心脉痹阻、气结寒凝的病证。本虚多为气虚、阴虚或肾虚；标实多为瘀血、痰浊、气滞、寒凝。①气虚血瘀型，治宜补益心气、活血止痛；②气阴两虚型，治宜益气养阴；③气滞痰凝型，治宜通阳化痰、宽胸定痛；④肾虚气弱型，宜选用温肾益气、活血通络的中药治疗。条件许可须尽快实施冠脉再通治疗。

处方 1　健心汤加减

【方药与用法】　黄芪 24g，丹参 20g，黄精、麦冬、葛根各 15g，党参、川芎、赤芍、郁金各 12g，淫羊藿 9g。上药加水煎 2 次取汁，分 2 次口服；每日 1 剂，连用 2 周为 1 疗程，间隔休息 2 天为宜。

患者伴有休克症状，须去党参、加用附子（先煎 2h）、五味子各 12g、人参 5g；合并心律失常时，宜加用苦参、阿胶、炙甘草；胸痛不宁时，宜加入瓜蒌、薤白、远志、半夏、竹茹。

【功能与主治】 益气养心，温肾活血；宜作为急性心肌梗死的辅助治疗。因目前冠脉支架治疗收效明显。

处方2 回阳救逆汤

【方药与用法】 煅龙骨、煅牡蛎各30g，熟附片（先煎）、红参（先煎代茶）各15g，山茱萸、当归各18g，全瓜蒌12g，薤白、降香、红花各6g。上药加水浸泡30min，以文火水煎30min，分2次口服，每日1剂。

【功能与主治】 回阳救逆，理气活血；主治心肌梗死、心源性休克等，出现突发心前区疼痛、头晕、昏厥、神志不清、面色苍白、冷汗、四肢厥冷、舌淡苔薄白、脉细欲绝等。然而，对此也不应忽视冠状动脉再通的介入性治疗。

【简释】 方中红参、附子、龙骨、牡蛎、山茱萸能回阳固脱，配以瓜蒌、薤白、降香、当归、红花，可以行气宽胸、活血化瘀。现代医学研究已证明，人参生药对高血压、心肌营养不良、心绞痛等均有一定治疗作用，也有助于减轻心脑血管病的临床症状。

处方3 生脉散加减

【方药与用法】 党参10~15g（或人参6~10g），麦冬、五味子、延胡索各10g，丹参30g，赤芍10~15g。上药加水煎2次取汁后混合，分2次口服，每日1剂；服药越早越好，连用4~6周为1疗程。

若兼有痰湿、舌苔白腻时，宜加瓜蒌、薤白、半夏；若有痰热、舌苔黄腻时，宜加瓜蒌、黄连、半夏；舌红、少苔或无苔者，可加生地黄、玄参、玉竹等。

【功能与主治】 益气养阴，活血止痛；可作为急性心肌梗死的辅助治疗。

【简释】 现代医学研究表明，应用生脉散，可以改善心肌的泵血功能、降低体循环阻力，从而帮助提高患者的心输出量，增加人体重要组织器官的血流灌注。

第六节 风湿性心脏病

【概要】 风湿性心脏病是一种风湿热活动急性发作或反复发作遗留

的慢性心脏瓣膜病。主要的心瓣膜损伤依次为二尖瓣、主动脉瓣、肺动脉瓣、三尖瓣，包括瓣膜狭窄或（和）关闭不全。随着瓣膜破坏加重和病情不断发展，患者可出现心悸、胸闷、气短、气促、劳力性呼吸困难，甚至不能平卧或咳痰带血等；部分患者也可伴下肢或全身水肿、腹水、胸腔积液等。此病属中医学"喘证""心悸""浮肿"等的范畴，临床中须按以下分型选药治疗：①阳虚水泛型，患者有胸闷、气短、心悸，动则加剧，畏寒肢冷、下肢水肿，舌淡白、苔薄、脉沉细无力；②瘀血内阻型，患者有出现胸闷刺痛、双颧紫赤、口唇黏膜发紫、关节疼痛、舌质紫暗、脉弦涩；③阳虚气陷型，患者短气不足以息、胸满怔忡、舌淡白、苔薄、脉沉迟。

处方 1　苓桂术甘汤

【方药与用法】　茯苓 15g，白术 10g，桂枝 6g，生甘草 10g。上药加水 400ml 同煎，先用武火煎沸后，改为文火续煎 20min，每剂水煎 2 次，滤药汁一次口服，每日 1 剂。

【功能与主治】　温阳利水；主治慢性心瓣膜病合并心力衰竭属阳虚水泛者，如有胸闷气短、心悸、畏寒肢冷、双下肢水肿，舌苔淡白、脉沉细无力。

处方 2　葶苈大枣汤

【方药与用法】　葶苈子 10～20g，大枣 10～15 枚。上药加水 500ml 同煎，先用武火煎沸，改为文火续煎 30min，每剂水煎 2 次，滤其药汁一次口服，每日 1 剂。

【功能与主治】　温阳利水；主治慢性心瓣膜病合并心力衰竭证属阳虚水泛者，出现胸闷气短、心悸、动则加剧、双下肢水肿、舌淡苔白、脉沉无力。

处方 3　桃花饮

【方药与用法】　桃仁、当归尾、红花、川芎、威灵仙各 9g；上药除桃仁外共研细末，随后加入水 250ml 和酒 75ml 一起煮沸，煎至 200ml 时，去渣，于餐前温服；每日 1 剂，连服 6 剂为 1 疗程。

【功能与主治】　化瘀通痹；主治瘀血内阻型风湿性心脏病，出现胸闷刺痛、两颧紫赤、黏膜发绀、关节酸痛、舌质紫暗、脉弦涩等。

处方 4　升陷汤

【方药与用法】　生地黄 18g，知母 9g，柴胡、桔梗、升麻各 4.5g。

上药加水 500ml 同煎，先用武火煎沸，改文火续煎 20min，每剂水煎 2 次，滤其药汁一次服下，每日 1 剂；连服 6～10 剂。

【功能与主治】 益气升阳；主治阳虚气陷型风湿性心脏病，患者短气不足以息、胸闷怔忡，脉沉迟微弱、关前尤著，甚者三五不调等。

第七节　高血压病

【概要】 高血压病特指原发性高血压，并不包括继发性高血压。本病是由于小动脉病变逐渐发展成动脉硬化的病变。随着患者疾病的不断加剧，进一步导致全身小动脉硬化、外周阻力增加、血压升高等。本病可包括临界高血压（血压为 141～159/91～94mmHg）和临床高血压（血压超过 160/95mmHg）（1mmHg≈0.133kPa）。早期部分患者可出现头痛、头晕、颈部发硬、心悸、耳鸣、易怒；随着疾病不断进展，可产生心脏、大脑和肾脏等重要靶器官的损害，合并心力衰竭、心律失常、脑血管病、肾功能衰竭、高血压危象等，从而出现各自不同的临床表现。中医学认为此病属于"肝阳""肝风""眩晕"等范畴，多因肝阳上亢、心火上炎、阴虚火旺所致，并逐步引起肝肾阴阳失调，转为阴虚阳亢、肝肾阴虚甚或阴阳两虚。治宜选用清热平肝、滋养肝肾、宁心安神、活血化瘀、镇肝潜阳、育阴补阳的中药方剂。

处方 1　钩藤煎

【方药与用法】 钩藤 30g。上药加水 1000ml，以文火煎煮 20min 取汁，每日分早、晚 2 次口服，每日 1 剂。

【功能与主治】 清热平肝，息风止痉；用于防治原发性高血压。

处方 2　莱菔子浸膏

【方药与用法】 莱菔子适量；取莱菔子水蒸后过滤，浓缩成浸膏，晾干研粉过筛，加入 50% 乙醇，搓制成中药颗粒；再与 0.5% 硬脂酸镁混制成药片，每片重 0.3g（约含生药 6g）。治疗时每次 5 片口服，每日 3 次，连用 1 个月为 1 疗程。

【功能与主治】 降压、泻火；用于防治原发性高血压。

处方 3　复方槐花降压汤

【方药与用法】 槐花、桑寄生各 25g，川芎、地龙各 15g。上药加水煎 2 次，分次口服；每日 1 剂，连用 15 剂为 1 疗程。

【功能与主治】　清肝活血，养阴潜阳；主治肝阳上亢、肝肾阴虚型原发性高血压。

【简释】　方中槐花味苦、性微寒，归肝经，可以清理肝火；单用槐花 15g，煎后代茶频饮，也能治疗高血压病和及预防脑出血；现代药理研究已证明，槐花具有降压和降血脂作用。桑寄生味甘苦、性平，归肝、肾两经，能补益肝肾、养血祛风，可用于肾阴不足、风阳上亢所致的头痛、眩晕。川芎味辛、性温，归肝、心两经，能活血散瘀、行气开郁，故可治疗各种不明原因的头痛。地龙咸寒，亦归肝经，具有清热平肝、息风的功效。

处方 4　罗布麻煎

【方药与用法】　罗布麻叶 4～6g；上药先用开水冲泡，当茶频饮；每日 1 剂，以持续用药 2～6 个月为宜。

【功能与主治】　降血压；用于防治原发性高血压。

处方 5　清降汤

【方药与用法】　桑白皮、地骨皮各 30g；上药先浸泡 30min，水煎 30min 左右，每剂水煎 3 次，取汁混匀后，每日分早、中、晚 3 次口服；每日 1 剂，连服 20 天为 1 疗程。

对阴虚口干者，宜加用生地黄、玄参；头昏头痛明显者，宜加用天麻、钩藤；伴有手指发麻，可加川芎、牡丹皮；血脂增高者，宜加入生山楂、泽泻、竹沥、半夏同煎。

【功能与主治】　清肝降火，滋阴凉血；主治原发性高血压，证属肝阳上亢或痰火上扰者，经常出现头痛、眩晕、烦躁易怒、舌质红、苔黄腻、脉弦等。

【简释】　此方以治疗肝阳上亢和痰火上扰的效果更好。方 5 中桑白皮有清肝润降之功效；地骨皮治"客热头痛"，二药伍用能发挥明显的降压效果。

处方 6　镇肝熄风汤加减

【方药与用法】　怀牛膝、生赭石各 30g，生龙骨（捣碎）、生牡蛎（捣碎）、生白芍、玄参、天冬、夏枯草、何首乌、首乌藤各 15g，钩藤（后下）15～30g，川楝子 6g；取上药加水煎 2 次，混匀后分 3 次口服，每日 1 剂。

【功能与主治】 清肝息风、镇静降压；主治肝风内动型原发性高血压。

【简释】 此方源自《医学衷中参西录》镇肝熄风汤，原方以及原方加减均可产生明显的降压作用，以原方加减后降压作用更强。方 6 中怀牛膝、钩藤、玄参、何首乌都有一定的降压作用；首乌藤、夏枯草、钩藤、白芍、何首乌、玄参还有一定的镇静安神作用。然而，临床观察发现，有部分服药者也可出现恶心、胃脘胀痛、便溏等不良反应。

处方 7　益心健脑汤

【方药与用法】 黄芪 30～60g，葛根、桑寄生各 15～30g，丹参 20～40g，川芎 6～12g，生山楂 9～7.5g。上药加水煎 2 次；事先用冷水浸泡 30min，煎后取药汁 300～400ml，分为 2～3 次温服，每日 1 剂。

当患者出现畏寒肢冷时，宜加桂枝 6g，炮附子（先煎 2h）9g；出现口干、大便干结、舌红苔少等阴虚表现，可加用麦冬、生首乌；出现神疲乏力、气短等气虚表现时，须加用党参、五味子、香附等。

【功能与主治】 补气活血，益心健脑；主治高血压病、冠心病、脑动脉硬化、脑栓塞、脑血栓形成和各种心律失常等。

【简释】 该方中黄芪补心肺之气为主；丹参、川芎活血养心、行肝血为辅。葛根尚能提升脾胃之气、活血通络；生山楂能活血化瘀、健脾消积。现代药理研究证明，桑寄生有降压改善冠脉血循环、抑制血小板聚集、改善微循环等作用。综合诸药，共奏益气活血、益心健脑之功效。

处方 8　益肾降压汤

【方药与用法】 生黄芪 30～45g，黄精、女贞子、淫羊藿、杜仲、泽泻、桑寄生各 15～30g，怀牛膝 12～20g。上药加水煎 2 次，混合后分服，每日 1 剂。可以酌情调整药量，以连服 7～8 周为宜。

【功能与主治】 补益肾气，调整阴阳；主治老年性高血压病。

处方 9　二仙汤

【方药与用法】 仙茅、淫羊藿、巴戟天、当归、知母、黄柏各 9g。上药加水煎 2 次，分 2 次口服；每日 1 剂，连用 4 周为 1 疗程。治疗阴虚阳亢证时，须加用地黄以及酌情加大知母和黄柏的用量。

【功能与主治】 温肾阳，补肾精，泻肾火；主治冲任不调型及阴虚阳亢型原发性高血压和女性更年期综合征等。

第八节 成人病毒性心肌炎

【概要】 病毒性心肌炎系心肌急性、亚急性或慢性炎性病变,多因感染病毒所致。近年来发现,病毒性心肌炎还存在细胞介导免疫的致病作用,加重了对心肌的损害,病变常涉及心肌起搏及传导系统。本病早期临床上往往缺乏典型的自觉症状,一般除原发疾病症状外,可有与原发性疾病不相适应的水肿、气急、咳嗽、胸闷、发绀等。轻者可无症状,重者可猝死。青年及少儿发病率较高。本病中医学属"心痹""心悸""怔忡"等,危重者亦可归于"厥脱""心水"等,多由心肺气虚,感受邪毒所致。①外邪扰心时,治宜清热解毒、和络宁心;②气阴两虚时,治宜益气养阴、宁心安神;③发生心阳虚损时,治宜温阳益气、活血利水;④若为阴虚生内热,应当选取清心养阴的中药治疗。

处方1 心肌饮

【方药与用法】 金银花、板蓝根各20g,丹参15g,人参、五味子各6g,当归、麦冬各12g。上药加水煎2次,早、晚分2次服药;每日1剂,连用30剂为1疗程,以治疗2~3个疗程为宜。

【功能与主治】 补气养阴,清热解毒,活血宁心;主治气阴两虚型病毒性心肌炎。

处方2 二黄温胆汤

【方药与用法】 黄芪60g,黄连、姜半夏、茯苓、茯神、姜竹茹、炒枳壳、生甘草各10g,陈皮5g,大枣5枚,生姜3片。上药加水煎2次取汁,混合后分2次口服,每日1剂;同时叮嘱患者卧床休息。

患者初起1~2个月时,应当加用苦参、板蓝根、蒲公英,以增强患者的抗病毒能力;若心悸甚重,可加用龙齿、磁石、酸枣仁等;若胸闷甚,宜加川芎、郁金、丹参、沙参、麦冬等。

【功能与主治】 益气扶正,清热解毒,化痰宁心;主治急性病毒性心肌炎。

处方3 养阴清心汤

【方药与用法】 玄参、生地黄各15~30g,蒲公英、沙参、麦冬各

9～12g，黄芩、大青叶、炙甘草各9g。上药加水煎2次，分2次口服，每日1剂；患者临床症状缓解后，可改成每2～3天煎服1剂。

【功能与主治】 养阴清热，解毒；主治阴虚内热型急性病毒性心肌炎。

处方4 抗心肌炎汤

【方药与用法】 板蓝根30g，金银花20g，黄芪18g，黄柏、党参、丹参、虎杖各15g，柏子仁、远志、麦冬各12g。上药加水煎2次，分2次口服，每日1剂。

发热时，须加柴胡10g；若伴有期前收缩、心动过速，可加万年青10g；若合并心力衰竭，宜加用红参、附子；合并心肌缺血时，可加川芎、赤芍、玄参、生地黄等。

【功能与主治】 清热解毒，益气养心；主治急性病毒性心肌炎。

处方5 健心汤

【方药与用法】 生地黄、紫石英20～30g，麦冬15g，桂枝6～9g，丹参、炙甘草、党参各15～30g，板蓝根12～15g。上药加水煎2次，分2次口服；每日1剂，连服3个月为1疗程。

阴虚火旺者，宜加玄参、去桂枝；期前收缩频发者，须加茶树根、常山、生姜；若伴发心动过速，可加用琥珀粉；胸闷胸痛者，宜加失笑散、郁金、檀香、黄芩、黄芪等。

【功能与主治】 益气养心，清热解毒；主治病毒性心肌炎。

第九节　特发性心肌病

【概要】 特发性心肌病的发病原因迄今不明，推测可能与病毒感染、自身免疫、遗传和代谢障碍等因素有关，临床通常按照本病病理特点及其症状分为以下3型：①扩张型心肌病（充血型），患者起病起病隐匿，以逐渐发展成普遍的心脏增大和明显的左室腔扩张，时此即可很快导致充血性心力衰竭，表现有心悸、胸闷、气短、呼吸困难、肝大、水肿等；②肥厚型心肌病，常分为梗阻性和非梗阻性，前者的病变和临床症状十分严重，时常发生昏厥、头晕、摔倒、心悸、呼吸困难、心前区疼痛、疲乏无力等；③限制型心肌病，较为少见，主要是因心内膜纤维化所致，由于心脏缩小和机械性舒张功能受限，则不容易与缩窄性心包炎相鉴别。本病在中医学上尚未发现相对应的病证，宜选择治疗心肾阳虚的中药。

处方 1　补心肾阳虚汤

【方药与用法】　车前子、茯苓、丹参各 15g，桂枝、白术、桑白皮、半夏、薤白、桃仁、红花、赤芍、泽泻、甘草各 10g；取上药，先用武火煎沸，改换文火续煎 30min，待温后一次口服。每剂水煎 2 次，每日 1 剂。有需要时，此方也应随证加减。

【功能与主治】　补益心肾；主治各种类型的特发性心肌病。

处方 2　缩心验方一

【方药与用法】　黄芪、茯苓、丹参各 15g，五味子、党参、麦冬各 10g。上药加水 600ml 略泡后同煎，开始用武火煎沸，后改文火续煎 30min，每剂水煎 2 次取汁，温后分作 2 次口服，每日 1 剂。必要时应予随证加减。

【功能与主治】　补益心肾；主治扩张型心肌病合并慢性心力衰竭。

处方 3　缩心验方二

【方药与用法】　太子参、龙骨、牡蛎各 30g，麦冬、生地黄、丹参、首乌藤、磁石各 15g，五味子、当归、酸枣仁、炙甘草各 10g。上药加水 800ml 同煎，先用武火煎沸后，改换文火续煎 30min，待温后一次口服，每日 1 剂。另外，此方也可随证加减。

【功能与主治】　补益心肾；主治各种类型的特发性心肌病。

第十节　低血压症

【概要】　测量成人血压低于 90/60mmHg 柱，并出现一些相应的临床症状，被称为低血压症，多见于女性，尤其是体质比较弱时，常无自觉症状，多数病例会出现头痛、头晕、疲倦、心悸或心前区不适等。特发性直立性低血压症以中年男性多见，在站立起一刻发生虚弱感、头晕、眼花、眩晕乃至晕厥、倒地等；数年后可以有部分患者出现锥体外系和小脑系的症状，如肢体强硬、震颤、共济失调等。本病原因不甚明确，可能与神经内分泌、心血管、服用镇静或/和降压药品有关。中医学理论将此病归属于

"眩晕""心悸"的内容，表现以头晕目眩、神疲乏力为主，被分为气血亏虚、肾精不足之证型。

处方 1　参芪精草汤

【方药与用法】　党参、黄芪、黄精各 30g，当归、生甘草各 15g，白芍药 12g，升麻、柴胡各 9g，大枣 5 枚。上药加水 600ml 煎煮，滤药汁分早、晚 2 次口服，每日 1 剂；连用 6～10 剂为 1 疗程。患者低血压，有心烦失眠、多梦健忘时，可加酸枣仁 30g，远志 15g，夜交藤 15g；有腰膝酸软时，宜加川断和炒杜仲各 18g；阳虚时，可加用桂枝 9g、制附子 6g；阴虚火旺者加用知母 12g、黄柏 10g 同煎口服。

处方 2　补中益气汤

【方药与用法】　黄芪 30g，人参、白术、陈皮、炙甘草各 15g，当归、柴胡、升麻各 10g。上药加水煎、滤汁分早、晚 2 次温服，每日 1 剂。患者低血压，兼有血虚时，宜酌加川芎、熟地黄；伴有失眠时，宜酌加麦冬、五味子等。上药煎服 2 周为 1 疗程。

处方 3　四君升陷汤加减

【方药与用法】　党参 30g，生地黄 20g，白术、茯苓、知母、桔梗、升麻、柴胡各 10g，甘草 6g。取上药煎服，分早、晚 2 次温服，每日 1 剂。患者阳虚时，加黄精肉桂、仙灵脾、炙熟附子；若为阴虚，宜加生地黄、五味子、白芍药；若为气虚应去党参加人参同煎。伴有头痛眩晕，酌须加菊花、钩藤；伴有失眠时，宜酌加酸枣仁、夜交藤；伴有心悸时，可酌加珍珠母、柏子仁等；精神委靡时，可酌加远志、石菖蒲。服药 15 天为 1 疗程，连用 2～4 个疗程。

【简释】　临床上注意监控扩血管降压药和镇静剂的应用，则有益于减少低血压症和体位性低血压的发生。体质较弱的患者，除中西药治疗外，还需要加强患者自身的运动耐力锻炼。

第四章
消化系统病症

第一节　上消化道出血

【概要】　上消化道出血最常见于胃及十二指肠球部溃疡，其次见于肝硬化并发食管或胃底静脉曲张、急性胃黏膜病变、胃癌、胆道疾患等。主要临床表现是呕血和黑便，出血量可大可小，失血量大或紧急时，极容易引起周围循环衰竭，导致出血性休克而死亡。本病属中医学的"吐血""便血"范畴，疾病主因可归于"火热熏灼、迫血妄行"和"气虚不摄、血溢于外"两大类。因为中医认为出血是离经之血，离经之血则为瘀血，出血之后瘀阻脉络，瘀血不去则出血难止，所以止血与消瘀为治疗上消化道出血的两大原则。

处方 1　三七合剂

【方药与用法】　三七粉 6g，阿胶口服液 20ml，卡巴克洛（安络血）4ml，酚磺乙胺（止血敏）8ml；取上药，用冷开水 100ml 于空腹下送服，每日 3～4 次。等大便隐血转阴后，将三七粉用量减至 3g，再持续服药 5～7 天为宜。

【功能与主治】　止血消瘀；主治各种原因引起的上消化道出血。

处方 2　大黄白及方

【方药与用法】　生大黄粉 1 份、白及粉 3 份；取上药分别研粉，按

照 1∶3 比例混匀，装入胶囊口服或冷开水调服，维持用药直到大便隐血 3
次转阴。一般认为，用药时间以 1～3 天为宜，最长不可超过 1 周。

【功能与主治】 清热，化瘀，止血；主治各类上消化道出血。

【简释】 方 2 中大黄与白及都是治疗消化道出血的常用药。二药配
伍既能促进血小板聚集、缩短凝血时间；又能使白及内所含的胶质吸附在
消化道黏膜表面，形成一层有效的保护膜，以便促进出血灶血栓形成。

处方 3 血宁冲剂

【方药与用法】 大黄 1000g，黄连 330g，黄芩 500g；上药做成颗粒
状冲剂，分装成 100 包，每包约含生药 18g。治疗时，每次 1 包口服，每日
3～4 次。

【功能与主治】 泻火解毒，止血；主治上消化道出血证属邪火内
炽、迫血妄行者，主要表现为呕血、吐血、便秘、尿赤等。

【简释】 本方对胃热、肝火、脾虚不摄所致的出血均可奏效，即可
产生清热凉血止血、祛瘀止血、降气止血的功效。此外，也可采用泻心汤
加味治疗：生大黄 30g、黄连 6g、黄芩 9g、赭石 18g、花蕊石 12g，每剂水
煎 2 次，分 2 次口服，每日 1 剂。

处方 4 五倍子煎

【方药与用法】 五倍子 6g。上药加水 400ml 煎汁，以浓缩至 100ml
为宜，每日分 3 次服完。检测患者血红蛋白低于 70g/L 时，须及时予以输
血。此外，还可口服五白止血散，即取五倍子、白及各等份，烘干后共研
末，每袋约装 20g；治疗时，每日取 1 袋，加冷水 150ml 煎沸，待凉后分 4
次口服。

【功能与主治】 收敛止血；宜作为上消化道出血的辅助治疗。

【注意事项】 少数患者口服本方可出现恶心或不同程度的便秘，个
别病例便秘可以长达 1 周，有必要时可增加缓泻药物对症处理。但此方对
肝、肾功能并无不良影响。

处方 5 赭石五芡汤

【方药与用法】 赭石 25g，五倍子、芡实各 15g。上药加水煎，取
汁频服。

【功能与主治】 收涩止血；主治各类上消化道出血。以此方治疗

254 例患者，服药后呕吐或呕血停止、便血终止者 241 例，呕血减少或大便隐血降至一个（＋）者 12 例。

处方 6　黄芪建中汤加减

【方药与用法】　炙黄芪 12g，白芍、煅瓦楞子各 30g，桂枝、炙甘草各 5g，炮姜 6g，怀山药、海螵蛸各 15g，白及 10g，大枣 7 枚，饴糖（冲服）30g。上药加水煎 2 次，分 2 次口服，每日 1 剂，连用 7 剂为 1 疗程；患者 7 日后出血未止时，试加用奥美拉唑治疗。

患者气虚甚重，可加用党参；若湿滞明显，宜加焦白术、半夏；若气滞甚重，可加用陈皮、砂仁、熟附片等。

【功能与主治】　温中健脾，补气摄血；主治上消化道出血，患者出现呕血、便血、面部无华、头晕心悸、乏力肢软、汗出怕冷、胃脘隐痛、舌淡苔薄、脉濡细等。

【简释】　此病因中阳虚弱、寒气内生、络脉受损、气不摄血，造成血自离经而外溢。因此，治宜补气健脾、温中止血。

第二节　慢性胃炎

【概要】　慢性胃炎是由多种因素所致的慢性胃黏膜炎性病变，常被分成浅表性胃炎、萎缩性胃炎、肥厚性胃炎，以浅表性胃炎最为常见，萎缩性胃炎多因浅表性胃炎治疗不愈迁延所致，肥厚性胃炎比较少见，浅表萎缩性胃炎则是疾病发展的一个初始过渡类型。近来发现，幽门螺杆菌感染与慢性胃炎的发生发展有密切联系。长期的萎缩性胃炎，可以导致胃酸缺乏和胃部肿瘤。本病属于中医学"胃脘痛""痞证"的范畴，患者时常发生胃部胀满、疼痛，并可伴嗳气、食欲下降、餐后痛重、恶心、胃内嘈杂不适。此病与肝脾关系甚密，初病在气、久病入络，初病多实、久病转虚或转虚中夹实。

处方 1　半夏泻心汤

【方药与用法】　半夏 9～15g，黄芩、党参各 6～20g，黄连、干姜、炙甘草各 3～10g，大枣 3～10 枚。上药加水煎 2 次，分 2 次口服，每日 1 剂。

胃脘痛重时，宜加炒白芍、延胡索；胃脘痞闷重时，可加木香、川芎；

嗳气甚重时，须加柴胡、陈皮；纳差甚重时，可加用炒白术、焦山楂、焦神曲、焦麦芽；大便秘结时，可加全瓜蒌、丹参、当归等。

【功能与主治】 辛开苦降，和胃消痞；主治萎缩性胃炎，如有胃脘痞满、疼痛、食欲减少、干呕或呕吐、肠鸣下利、苔薄黄而腻等。

【简释】 体外抑菌试验已经证明，方中黄连、黄芩、干姜、党参、甘草等均具有不同程度地对幽门螺杆菌的杀灭作用；方1中伍用半夏能泻心肝之火，对幽门螺杆菌感染也有较好的治疗作用。

处方2 玉液汤

【方药与用法】 生山药30g，生黄芪15g，知母18g，生鸡内金、葛根各5g，五味子、天花粉各10g。上药加水煎2次，分2次口服，每日1剂。

患者胃脘疼痛甚重，宜加白芍30g、甘草6g；患者痞胀时，可加生山楂20g、枳壳12g；嘈杂善饥时，可加蒲公英（炒炭）、煅瓦楞子（先煎）各30g，或加入麦冬、太子参各10g同煎。

【功能与主治】 益气养阴；主治胃阴不足型慢性胃炎，如有口干唇燥、纳差、食后腹胀、舌红少津、苔少或无、脉细无力。

【简释】 玉液汤源自《医学衷中参西录》的消渴治疗药方。方2中山药、知母、葛根、五味子、天花粉能养阴生津，其中知母和天花粉还具有清热之功效；生黄芪可以补气升清，加入鸡内金同煎以助运化。因此，本方更适用于治疗胃之阴津不足、运化失健的患者。

处方3 柴芍六君子汤加减

【方药与用法】 柴胡5g，党参20g，赤芍、山药各12～20g，茯苓10～15g，百合、川楝子各10g，三七粉、陈皮、炙甘草各6g。上药加水煎2次，分2次口服，每日1剂，连用14天为1疗程，服药4个疗程后予以复查。

患者脾胃虚寒时，宜加黄芪20～30g、白术10g；伴有胁胀时，可加牡丹皮10g、蒲公英5g、黄芩8～10g；患者脾胃阴虚时，宜加麦冬12g、生地黄12g；伴有瘀血阻络时，可加入生蒲黄10g、延胡索8g、郁金10g同煎。

【功能与主治】 健脾化湿，疏肝理气止痛；主治脾虚不运、肝气横逆型慢性胃炎，症见胃脘胀痛、纳差，胁肋疼痛，每当情绪紧张时加重、抑或出现大便干稀交替。

处方4　加味二陈汤

【方药与用法】　陈皮、云茯苓、白芍、紫苏各12g，半夏、枳壳各10g，甘草3g，焦白术15g，焦山楂、焦神曲、焦麦芽各10g。上药加水煎2次，分2次口服，每日1剂。

【功能与主治】　燥湿化痰，理气和中；主治慢性胃炎，患者时常出现头晕心悸、胸腹胀满、胃脘疼痛、食不知味、恶心呕吐、大便溏稀、舌苔白腻、脉滑。

【简释】　方中紫苏、枳壳、白术、焦三仙能增加健脾化湿、理气和中的功效；白芍配甘草有助于缓急止痛。

处方5　黄川甘草饮

【方药与用法】　黄芪、丹参各30g，肉桂、吴茱萸、三棱、莪术、枳壳、片姜黄、川芎、红花、桃仁各10g，甘草6g。上药加水煎2次取汁，混合后分2次口服，每日1剂。通常，萎缩性胃炎伴有轻度肠上皮化生，宜口服50～60剂；中度萎缩性胃炎伴肠上皮化生，宜口服60～90剂；重度萎缩性胃炎伴肠上皮化生或有非典型腺体增生，应口服90～120剂。

【功能与主治】　温中补气，活血化瘀；主治萎缩性胃炎，出现胃脘胀痛不适、疼痛固定、遇寒加重、舌淡或紫斑、脉细弱而涩。近期已报道，用此方治疗910例患者，总有效率可达96％以上。

【简释】　此方要在温中补气、活血化瘀，适用于中焦虚寒、血络瘀阻证的治疗，比如胃炎并伴有肠上皮化生、或非典型腺体增生等。

处方6　海黄散比

【方药与用法】　海螵蛸、橘红、熟大黄（后下）各12g，蒲公英30g，黄芩、广木香、石菖蒲、甘草各10g；每剂水煎2次，分2次口服，每日1剂。

【功能与主治】　清热解毒，制酸理气止痛；主治慢性胃炎，出现胃脘疼痛、口苦、吞酸嘈杂、舌红苔黄等。

处方7　黄连食醋山楂饮

【方药与用法】　山楂片1000g，黄连、白糖各500g，食醋500ml；上药混合后，加入开水4000ml浸泡7天，滤出药汁装瓶备用。治疗时，每次 50ml，饭后服药，每日 3 次，连服 3～5 个月。

【功能与主治】 清热健胃，酸甘化阴；主治阴伤郁热型的萎缩性胃炎，如见食欲不振、口燥咽干、上腹钝痛、食后饱胀、舌红少津、喜食酸甜。

处方 8 复萎汤

【方药与用法】 麦冬、蒲公英各 15g，石斛 12g，玉竹、山楂各 10g。上药加水煎 3 次，取汁约 300ml；每次 100ml 口服，每日 3 次，每日 1 剂；同时多饮糖水，以便提高胃的 pH 值；连服 3 个月为 1 疗程。

患者有肝胃不和，宜加枳壳、青皮；出现气滞血瘀，可加用苍术、延胡索；发生脾虚血亏，宜加黄芪、当归、龙眼肉；伴痰湿交阻，须加陈皮、茯苓、半夏、党参等。

【功能与主治】 养阴清热，健脾和胃；主治萎缩性胃炎。

处方 9 脘痛舒煎

【方药与用法】 蒲公英、炒白芍各 12g，制香附、酒延胡索、川楝子、炒白术、郁金各 9g，广木香、炒枳壳、炙甘草各 6g。上药加水煎 2 次，分 2 次口服，每日 1 剂。

【功能与主治】 理气止痛；主治慢性胃炎肝胃气滞，出现见胃脘疼痛，每因恼怒而发，胃痛引及两胁，伴善太息、纳差、脉弦脉细。

【简释】 方内香附、延胡索、川楝子、木香、郁金、枳壳均有理气止痛之功效；方中芍药、甘草等具有缓急止痛之功效；并且辅以蒲公英清热解毒、协助杀灭合并感染的幽门螺杆菌。

处方 10 黄蒲胃炎汤

【方药与用法】 黄芪 30g，蒲公英、丹参、白芍、百合各 20g，乌药、甘草、炒神曲、炒山楂、炒麦芽各 10g。上药加水煎 2 次，分 2 次口服，每日 1 剂。

【功能与主治】 益气健脾，解毒生肌，活血通络，缓急止痛；主治慢性浅表性胃炎。

【简释】 方 10 内百合补已伤之胃阴，乌药辛香可行气以止痛，丹参则能活血通络、同治气血。因此，此方具有虚实兼顾、寒热并调之功效。

第三节　消化性溃疡

【概要】　消化性溃疡是一种常见的慢性消化系统疾病。正常情况下，各种针对胃黏膜的攻击因子和防御因子都处于动态平衡状态，不会发生溃疡。倘若攻击因子的作用超过了防御因子，就可发生黏膜损害而容易形成溃疡。攻击因子包括胃酸、精神神经因素、幽门功能失调、饮食、吸烟、药物及幽门螺杆菌感染，防御因子包括黏液与黏膜屏障、细胞再生、黏膜血液供应、前列腺素及胃肠激素等。患者可发生上腹部慢性、周期性、节律性疼痛，有时还会伴有反酸、恶心等胃肠道症状。本病如治疗不当，易出现出血、穿孔、癌变、幽门梗阻等并发症。中医学称本病为"胃脘痛""吞酸""嘈杂"等，病位虽在胃，但与肝、脾的关系甚密。健脾温中、制酸、活血化瘀、敛疮生肌是本病中医治疗主要原则；此外，针对幽门螺杆菌还注意选用清热解毒的中药治疗。

处方1　溃疡散Ⅰ号

【方药与用法】　三七粉1g，海螵蛸粉1.5g，枯矾粉0.5g。三粉混匀后，制成口服胶囊；治疗时每次6粒口服，每日4次，连服1个月为1疗程。如发生大便隐血强阳性时，宜加服止血散胶囊（白及粉1.5g、大黄粉1g、枯矾粉0.5g），每次4粒口服，每日4次，直至复查大便隐血连续3次阴性为止；如患者胃痛甚为明显时，宜加服止痛散胶囊（沉香粉1g、肉桂粉1g），每次3～4粒口服，每日2次。

【功能与主治】　化瘀护膜；主治不同类型的消化性溃疡。

处方2　溃疡散

【方药与用法】　海螵蛸、蒲公英、煅瓦楞子各200g，白芍120g，陈皮、白及、甘草各100g；取上药共研细粉，每次6g口服，每日3次，饭前1h服用。十二指肠溃疡患者，每日晚间加服1次；连服30天为1疗程，以观察治疗2个疗程为宜。

【功能与主治】　制酸护膜；主治消化性溃疡。

【简释】　方内海螵蛸主含碳酸钙和角质，大致为80%，黏液质含量大致为15%；因此，处方配入海螵蛸，能中和胃酸、降低胃蛋白酶活性、增加胃黏膜cAMP量和促进胃黏膜细胞合成前列腺素E，从而保护胃黏膜细胞并促进溃疡愈合。

处方 3　大黄提取液

【方药与用法】　生大黄适量；经现代提取技术加工，制成约含有 1g 生药的大黄溶液。治疗时，每次 10ml 口服，每日 3 次，连服 4 周为 1 个疗程。

【功能与主治】　止血化瘀；主治各类消化性溃疡。

处方 4　仙方活命饮

【方药与用法】　当归尾、川贝母、天花粉、金银花、赤芍各 15g，防风、白芷、陈皮、皂角刺各 10g，穿山甲片、甘草、乳香、没药各 6g。上药加水煎 2 次，混匀后分 2 次口服；每日 1 剂，连用 30 天为 1 个疗程。

【功能与主治】　清热解毒，活血消肿；主治消化性溃疡。

【简释】　本方初为治疗疮疡肿毒、赤肿作痛，现可用来治疗消化性溃疡，已获得了令人满意的疗效。此外，此方也可与金银花、连翘、白芷、浙贝母、防风、白芍、甘草、白及、当归、党参、茯苓、黄芪诸药配合使用。

处方 5　胃疡安

【方药与用法】　黄连、沉香、白及、川贝母、三七。取上药，按照 2:2:6:1:1 比例配伍，共研细末，制成口服胶囊，每粒约为 0.5g；治疗时，每次 3～6 粒口服，每日 3 次。

【功能与主治】　主要用于消化性溃疡的防治。

【简释】　现代研究表明，口服胃疡安及西咪替丁对大白鼠胃溃疡的抑制率分别为 49% 和 49%。二组数据对比分析，其差异性甚小，说明胃疡安对大白鼠的实验性溃疡有一定的治疗作用。

处方 6　金不换冲剂

【方药与用法】　金不换（土大黄）适量；上药制成可溶性颗粒性冲剂，每次 10g 口服，每日 4 次。治疗十二指肠球部溃疡，连服 4 周为 1 个疗程；治疗胃溃疡及复合性溃疡，连服 6 周为 1 个疗程。

【功能与主治】　杀菌护膜；主治各类消化性溃疡。

【简释】　金不换为蓼科植物，又名土大黄，味苦、性寒。据《本草纲目拾遗》记载，此药具有清热解毒、破瘀生新、消肿止痛、止血等功效。

现代实验室研究结果表明，它能够抑制胃酸和胃蛋白酶分泌，有效抑制幽门螺杆菌生长和繁殖，改善胃黏膜的血液循环，从而保护消化道局部黏膜免受患者的自体消化，促进溃疡病灶尽早愈合。

第四节　胃　下　垂

【概要】　胃下垂是指人在站立时胃小弯切迹低于髂嵴连线。本病由胃韧带和腹肌松弛无力所致，因而常见于瘦长体型者、多生育妇女老年人及体质虚弱者，与此同时，患者还可伴有肝、肾、子宫等器官下垂。本病属于中医学"胃缓"或"胃痛"的范畴，主要表现为脘腹痞满、食后坠痛，卧时则减轻或消失，站立或活动时加剧，腹部外形欠满。本病证属本虚而标实，本虚以脾气虚为主，标实则为气滞、血瘀、水饮内停和肠中糟粕停滞；在病变发展过程中的某一阶段也可能以实证为主。中药治疗应在补气举陷同时照应祛除实邪之法。

处方 1　胃升液

【方药与用法】　黄芪 30g，升麻 5g；水煎服。也可将上药做成注射液，选取足三里、胃俞或脾穴，交替进行穴位注射，每穴 3ml 左右，每日 1 次；每治疗 6 次，休息 1 天，连用 1 个月为 1 个疗程，其疗效更好。此外，结合实施穴位针刺治疗，出现恶心、呕吐、反酸可加刺内关穴；上腹部疼痛明显时，可加刺中脘穴；下腹部疼痛明显时，宜加刺三阴交穴；合并有便秘时，宜加刺支沟穴等。

【功能与主治】　升举中气；主治胃下垂。

【简释】　胃下垂起因于中气亏虚、脾气下陷。根据"虚者补之""陷者举之"的治法，故当首选补气升阳之黄芪，密切配合升麻的升提之功，并结合特定的穴位药物注射，治疗胃下垂更好。

处方 2　升胃汤

【方药与用法】　黄芪、太子参各 10～30g，白术、砂仁各 10g，陈皮 10～15g，升麻 6～9g，枳壳、柴胡各 9～12g，甘草、大黄（后下）各 6g，制马钱子 0.2～0.4g。上药加水煎 2 次，分 2 次口服，每日 1 剂。

【功能与主治】　益气升阳，健胃；主治胃下垂。

【注意事项】　方中马钱子有大毒，应注意炮制和限制用量，切不可过量或久服。此方尚禁用于肝肾功能不全、高血压病、心脏病、妊娠或年老体虚者。

处方3 樟枳汤

【方药与用法】 鲜樟树叶 50～80g，枳实、黄芪各 40～60g，炒蒲黄、桂枝、沉香各 6g。上药加水煎 2 次分服，每日 2 剂。通常在煎服 2～4 剂后病情缓解，随后即可减少主药用量，待病愈后续用丸药调理。

患者虚寒甚重时，宜加荜芰或吴茱萸及山柰；若为血虚可加当归、鸡血藤，若为阴虚可加白茅根、玉竹、石斛；患者气虚甚重时，宜加党参、白术；若阳虚加用升麻、柴胡，瘀甚加用桃仁、红花；患者痛甚时，宜加用延胡索、郁金；伴食积时，可加用山楂、鸡内金、谷芽等。

【功能与主治】 益气升提；主治胃下垂。

处方4 蓖麻五倍膏

【方药与用法】 蓖麻子仁 98%，五倍子末 20%；将两药共研细末过筛；随后将药末混匀、打成烂糊，制成直径 1.5cm、厚 1cm 的药饼备用。此剂量是成人的一次用量。治疗前，将百会穴周围的头发剃光，接着将药饼紧紧贴在百会穴上，用纱布绷带固定；贴后每日早、中、晚用盛有温开水的搪瓷杯熨热药饼，每次 10～15min 即可，连续 5 天不予更换；如患者不见好转，可休息 1 天后进行第 2 次药饼敷贴治疗。

【功能与主治】 升阳举陷；主治胃下垂。

【注意事项】 治疗期间要适当休息，减少饮水量，少食含水量多的食品，限制房事。吐血、妊娠及头部皮肤病患者忌用。此外，本方还适用于治疗老年人脱肛。

处方5 化饮调气方

【方药与用法】 半夏、大腹皮各 9g，陈皮 6g，枳实、茯苓、党参各 12。上药加水煎 2 次取汁，分 2 次口服，每日 1 剂。患者临床症状有所改善之后，也可改为煮散或研末备药吞服。

【功能与主治】 益气化饮；主治水停中焦型胃下垂，症见脘腹胀满、胃内振水音、苔白滑等。

处方6 乌梅磨盘汤

【方药与用法】 乌梅、磨盘草、黄精各 30g，赤芍、醋生地黄、醋白芍、醋枳壳各 40g，醋熟地黄、沙参、炙甘草各 15g。上药加水煎 2 次取汁，混合后分 3 次口服；每日 1 剂，连用 10 剂为 1 个疗程。

【功能与主治】 滋阴益气；主治胃下垂，表现症状有左下腹下坠、食后加重、脘腹隐痛或灼痛、口干唇燥、饥不思食、呃逆嗳气、口渴不喜饮、五心烦热、失眠多梦、腰膝酸软、消瘦颧红、面色萎黄、肌肤干燥，查体上腹部、左下腹可触及或闻及腹主动脉搏动，上消化道 X 线钡透或平片，能发现胃下极下降至髂嵴连线以下 2～3cm。

处方 7　调气益胃汤

【方药与用法】 柴胡 6g，白术、白芍、茯苓各 12g，枳实、党参各 15g，山药、黄芪各 30g，生麦芽 20g，炒葛根 18g，桂枝、炙甘草各 6g。上药加水煎 2 次，分为 2 次口服，每日 1 剂。

【功能与主治】 补中益气，健脾利湿；主治胃下垂。

第五节　急性胰腺炎

【概要】 急性胰腺炎是胰液及其消化酶激活，从而作用于胰腺及其周围组织产生的急性炎症。主要病因可能与胆道结石、炎症、蛔虫病、暴饮暴食、大量酗酒有关，次要病因还包括感染、创伤、高脂血症、动脉粥样硬化等。患者有突然发作的上腹部剧痛，常伴有发热、黄疸、恶心、呕吐，早期即可出现血清和尿淀粉酶升高；部分患者还可出现血糖和黄疸指数升高。本病属中医学"脾心痛""胃脘痛""厥心痛""胁痛""膈痛"等范畴，起因于热毒阻滞、腑气不通，与肝、胆、脾、胃、大肠密切相关。临床中应当在西医紧急基础上，选用疏肝健脾、理气止痛、清热逐水、通腑攻下、清热化湿的中药治疗。

处方 1　加味大承气汤

【方药与用法】 大黄、枳实各 10g，厚朴 6～8g，芒硝、黄芩、黄柏各 9～10g，柴胡 12～16g。上药加水煎 2 次，每次 500ml，每日 2～3 剂。待患者大便通畅后，宜去芒硝、黄芩，改为每次 500ml 饮服，每日 1 剂；连用 3～6 剂。

【功能与主治】 泻火泄浊，疏肝行气；主治急性胰腺炎，症见腹满胀痛、痛如刀割、拒按、发热口苦、口渴欲饮、大便燥结或黏滞不爽、小便短赤、舌红、苔黄厚腻、脉弦滑。

【简释】 "六腑以通为顺，痛则不通。"《金匮要略》认为："病者腹满、按之不痛为虚；拒按疼痛为实，可以下之"；"按之心下满痛，亦为实也，也当下之"。采取通腑泄热、推陈致新之法，即能达到清热解毒的功效。

处方 2 大柴胡汤

【方药与用法】 柴胡、生姜（切）15g，枳实、黄芩、芍药、半夏（洗）各9g，大黄6g，大枣12枚。上药加水煎2次取汁，混合后分2次口服，每日1~2剂，以连服3~4剂为宜。

患者兼有发热，可加金银花30g；伴有黄疸，可加茵陈15g、金钱草30g。患者出现大便秘结不通、腹痛腹胀，宜加玄明粉（冲服）9g、川楝子15g；若有呕吐不止，须加竹茹9g、陈皮6g。患者腹痛持续不减时，还可配合针刺阳陵泉、足三里等穴。

【功能与主治】 疏理肝胆，通腑泄热；主治急性胰腺炎，如胁腹胀痛、恶心、呕吐、大便秘结或便溏，舌质淡红、苔薄白或薄黄、脉弦细等。

【简释】《伤寒论》指出："伤寒发热，汗出不解，心中痞硬，呕吐而下利者，大柴胡汤主之"，"呕不止，心下急，与大柴胡汤下之则愈"。上述临床症状和体征与急性胰腺炎极为吻合，大柴胡汤为对证之方。方中柴胡能和解行气，兼有良好的退热作用；大黄能攻积、泻热、除湿；黄芩清热燥湿；枳实行气燥湿；半夏燥湿和胃、降逆止呕。

处方 3 清胰汤

【方药与用法】 柴胡、白芍、生大黄（后下）各15g，黄芩、胡黄连、木香、延胡索、芒硝（冲服）各9g。上药加水煎2次，分2次口服，每日1剂。

【功能与主治】 疏肝理气，清热泄浊；主治急性单纯性胰腺炎。

处方 4 胰腺消炎汤

【方药与用法】 柴胡、延胡索、厚朴、枳实、广木香各15g，杭白芍、黄芩各12g，生大黄（后下）20g；水肿型治疗，每剂水煎2次，分2次口服，每日1剂；出血坏死型治疗，每剂水煎2次，分4次口服，每日2剂。

患者热重时，宜加蒲公英30g、栀子15g；患者湿热重时，宜加佩兰、藿香各 10g；若有剧痛难耐，可加川楝子、婆罗子各 12g；如果伴有结石，宜加金钱草 30g、海金沙 15g。在此方治疗无效或服药后加重时，应当及时实施外科手术治疗。

【功能与主治】 行气开郁，化瘀止痛；主治水肿型和出血坏死型急性胰腺炎。

处方 5　加味芍甘汤

【方药与用法】 芍药 30g，川楝子 20g，延胡索、柴胡各 15g，木香、甘草各 10g。上药加水煎 2 次，分 2 次口服，每日 1 剂。

腹痛甚重者，白芍可增加至 50g；呕吐甚重者，可加法半夏、紫苏梗、竹茹各 15g；热象甚重者，可加黄芩、金银花各 20g；大便秘结者，可加入大黄 15g、番泻叶 10g 同煎。

【功能与主治】 疏肝止痛；主治急性水肿型胰腺炎。

处方 6　通胰汤

【方药与用法】 蒲公英 30g，柴胡、郁金、厚朴各 15g，黄连、半夏、枳实、木香、芒硝（冲服）各 10g，大黄（后下）20g；水煎服药，轻者每日 1 剂，分 2 次口服；重者每日 2～3 剂，分 4～6 次口服。

【功能与主治】 此为验方，应作为急性胰腺炎的辅助治疗。

第六节　慢性病毒性肝炎

【概要】 本病可由乙型、丙型、丁型、戊型肝炎病毒引起，肝细胞炎症或坏死治疗结果不好已持续超过 6 个月以上。中医学常称之为“胁痛”“黄疸”等，多因患者饮食不洁、心理压力过大，进而导致机体免疫力下降，主要临床症状是胁痛、纳差、口苦等。中医辨证分型有肝气郁结型、瘀血停滞型、肝胆湿热型、肝阴虚型。

处方 1　茵陈郁兰汤

【方药与用法】 茵陈 40g，板蓝根 60g，佩兰、郁金各 20g，大枣 4 枚。上药加水 800～1000ml 煎煮，滤药汁频服，每日 1 剂；儿童剂量减半。

处方 2　丹参贯众汤

【方药与用法】 丹参 30g，贯众、黄芪、虎杖、桑寄生各 18g，茯苓、山楂各 15g，郁金、柴胡、当归各 10g，甘草 5g。上药加水煎取汁400ml，分 2 次口服，每日 1 剂；连用 10 剂为 1 疗程。

　　患者热重时加白花蛇舌草、蒲公英；湿重者宜加用苍术、厚朴；肝区疼痛时可加川楝子、延胡索；肝脾肿大时宜加鳖甲、三七末（冲服）；黄疸久不退去者可加用炙穿山甲、路路通；谷丙转氨酶明显增高时须加五味子、垂盆草等；白蛋白/球蛋白比例倒置时可加黄芪、鸡血藤；有消化不良时可加鸡内金、焦三仙；有出血倾向时可加仙鹤草；患者肝肾阴虚时加枸杞子、山茱萸，肾虚时可加入淫羊藿。

处方 3　血府逐瘀汤加味

　　【方药与用法】　丹参、牛膝、菟丝子各 15g，桃仁、当归、枳壳、川芎、赤芍、柴胡各 10g。上药加水煎，滤汁分早、晚 2 次温服，每日 1剂；连用 6～10 天为 1 疗程。气滞时加郁金 10g，肝肾阴虚时加女贞子、枸杞子各 15g，肝胆湿热时加白花蛇舌草 30g、炒栀子 10g，肝郁脾虚时加白术。

处方 4　健脾活血方

　　【方药与用法】　丹参、赤芍、珍珠草各 20g，太子参、五爪龙各15g，茯苓、白术、红花、三七、楮实子各 10g。取上药加水煎，滤汁约400ml，分早、晚 2 次温服，每天 1 剂；连用 6～10 剂为 1 疗程。此方主治肝区疼痛、乏力、纳差、黄疸、肝大、转氨酶较高的慢性迁延性肝炎，其疗效优于干扰素的对照组。

处方 5　清肝解毒汤

　　【方药与用法】　丹参、白茅根、虎杖、土茯苓、赤芍各 30g，山豆根 24g，生牡蛎 60g（先煎），当归、垂盆草各 15g，黄芩、川楝子、郁金各12g，柴胡、栀子各 10g，川黄连 6g。上药加水煎，滤药汁分早、晚 2 次温服，每日 1 剂；儿童用量减半，依病情选择疗程。

　　【简释】　本病单用西药保肝治疗有一些困难，选择中医汤药治尚好，故能减轻晚期并发症。

第七节　肝　硬　化

　　【概要】　肝硬化是一种缓慢发展的全身性疾病，临床上出现以肝功能损害、脾脏肿大、门静脉血流受阻、侧支循环形成及腹水等为主的一系列复杂生理病理改变，晚期治疗颇为棘手，随着病情的不断恶化可导致肝性脑病或肝癌。本病属中医学"积聚""臌胀"的病变范畴。通常是湿邪为患、脾失健运，由脾及肝，自气分而入血分，湿邪伤脾，脾虚则肝旺，肝旺则乘脾。此外，随着病情的发展，病变还可进一步影响心、肺、肾等脏器。鉴于脏腑功能失调，还可相继产生若干病理性产物，如痰饮、水气、瘀血等，形成本虚标实、虚实夹杂的证候。

处方 1　软肝汤

【方药与用法】　生大黄 6～9g，黄芪、地鳖虫各 3～9g，桃仁、丹参、鳖甲、炮山甲各 9g，白术 15～60g，党参 9～15g。上药加水煎 2 次取汁，混合后分 2 次口服，每日 1 剂。

湿热内蕴者，可加茵陈、栀子、茯苓、黄柏、垂盆草、平地木等；若有脾虚气滞，可选加砂仁、陈皮、枳壳、苏梗等；肝气郁滞者，可选加柴胡、郁金、青皮、广木香等；肝络血瘀者，宜加乳香、五灵脂、赤芍、红花、九香虫等；伴发肝经郁热时，可选加栀子、牡丹皮、龙胆草等；患者大便溏薄、次数频增，须减量应用大黄。

【功能与主治】　活血化瘀，软肝散结，益气健脾；主治早期的肝硬化伴轻度腹水，此时患者多有胁痛、积聚、臌胀等。

【简释】　此方为《金匮要略》下瘀血汤加味而成，方中大黄能荡涤瘀血，桃仁可活血化瘀，地鳖虫能逐瘀破血，三味相合，破血之力颇猛。然而，妊娠期妇女应当忌用。方 1 中丹参以活血凉血、消肿、促进肝功能好转；穿山甲能软坚，鳖甲可滋阴，两药结合能对肝脾肿大产生散结消肿之功效。

处方 2　巴轻饼

【方药与用法】　巴豆 10 枚，轻粉、硫黄各 6g；上药共研细末，辅用大麦面调制成药饼，用纱布包好，外敷脐部 12h，腹水即可消失；无效者隔日续敷。必要时，还须适当静脉输注血浆、氨基酸和维生素 C 等，进行保肝护肝治疗；如果出现较明显的黄疸或肝功能损害加重，也在液体内加用甘利欣（甘草酸二铵）、门冬氨酸钾镁等。如患者发生肝性脑病，增加静脉输注支链氨基酸、谷氨酸钠或谷氨酸钾等。

【功能与主治】　行气散结；用于各期肝硬化腹水的辅助治疗，主要是进行对症处理。

【简释】 方2中巴豆辛热、轻粉辛寒、硫黄酸温，三药合用可发挥走窜之功效。脐为任脉要穴，其下为大量腹壁下血管和肋间神经末梢，内部腹腔脏器为小肠，向外可通四肢皮毛、向内可接经脉脏腑，故能发挥和胃理肠、培元固本、回阳救逆之功效。把此药饼敷于脐部，能使药性循经直达病所，从而产生攻下逐水通便的治疗作用。

【注意事项】 因巴豆有剧毒，故巴轻饼绝不可以口服，即使外敷也应同时禁用泻下利尿之品。

处方3 解毒活血方

【方药与用法】 赤芍、丹参各30g，枸杞子、黄芪各15g，八月札、藤梨根、红花、灵芝各10g，连翘9g。上药加水煎2次，分2次口服；每日1剂，连服30剂为1疗程。

患者黄疸明显时，宜加茵陈10g；胁痛明显时，可加郁金10g；若出现腹胀腹水时，可加用大腹皮10g；出现脾肿大、发硬时，可加适量穿山甲或鳖甲。

【功能与主治】 行气活血，益气解毒；主治肝硬化、慢性肝炎等。

【简释】 方中黄芪、枸杞子、灵芝能培补气阴，连翘、藤梨根可清热解毒，红花、丹参、赤芍能活血化瘀、兼清里热，八月札又称木通子，可以行气解郁、活血。

处方4 健化利汤

【方药与用法】 北黄芪、猪苓各30g，白术、茯苓、枳实、丹参、赤芍、大腹皮各15g，泽泻、莪术、当归各12g，甘草6g。上药加水煎2次，分2次口服，每日1剂。在患者腹水期，有必要给予白蛋白10g静滴，隔日1次，以及给予氢氯噻嗪25mg口服，每日3次或（和）螺内酯每次20mg口服，每日3次。

若出现消化道出血，宜去丹参、莪术、赤芍，加茜草、蒲黄、白及；若伴黄疸，可加茵陈、溪黄草各15g；腹水日久，肾阳亏虚者，可加巴戟天、菟丝子、制附子各15g；阴虚火旺者，可加女贞子、墨旱莲各15g。

【功能与主治】 益气健脾，活血化瘀，软坚散结；主治肝硬化腹水。

【简释】 方4中北芪、白术能益气健脾利水，枳实、白术善消脾虚气滞，茯苓既可利水渗湿又能健脾补中，利水又不伤气，与猪苓、泽泻、大腹皮同用，能增强利水渗湿的作用。莪术有行气破瘀、消积活血、软坚散结之功效，丹参、赤芍、当归能养血柔肝、活血化瘀、补不留邪，甘草调和诸药。

第八节　胆　囊　炎

【概要】　胆囊炎主要是由胆道系统受到细菌、结石、理化因子侵袭所产生的炎症，同时也可引起许多全身和局部的临床表现，如右季肋部下方疼痛和压痛，伴有发热、畏寒、嗳气、胃脘灼热、食欲下降等。本病属中医学"胁痛""结胸""肝气痛"等范畴。"胆为中清之腑，以通为用"，急性胆囊炎多因湿热之邪侵袭肝胆，肝胆失疏、气血阻滞、腑气不通，患者出现发热、右胁下剧烈绞痛、呕吐，治宜清利、疏泄、通滞；慢性胆囊炎主要起因于肝胆疏泄失常，并且影响到脾胃的运化功能，多属虚实夹杂之证，此时突出表现为右胁下隐痛和脘腹胀满等胃肠道症状，治疗时应当选用疏肝利胆、健脾和胃的中药。

处方1　大柴胡汤加减

【方药与用法】　柴胡12～18g，大黄9～18g，白芍10～30g，延胡索、黄芩、生姜各12g，枳实、半夏、郁金、木香各10g。上药加水煎2次，分2次口服；每日1剂，连服7天为1个疗程。患者湿热甚重，宜加茵陈、龙胆；若热毒明显时，可加金银花、蒲公英；若兼有瘀血时，也可加入川芎、赤芍同煎。

【功能与主治】　疏肝利胆，通腑泄热；主治急性胆囊炎、慢性胆囊炎急性期发作等。

【简释】　方中大黄泻下通腑，清除湿热毒邪，具有止痛和尽早恢复消化道功能的功效；柴胡、枳实、木香、郁金可产生显著的利胆作用；黄芩能清热，半夏、生姜能降逆，白芍、延胡索可以止痛。对急性化脓性胆囊炎，还当配合西药治疗，及时调整抗生素的用量。

处方2　丹栀逍遥散加减

【方药与用法】　白芍、当归各20g，栀子、茯苓各15g，延胡索12g，柴胡、牡丹皮、白术、川楝子各10g，甘草5g。上药加水煎2次取汁，混合后分 2 次口服，每日 1 剂。

患者大便秘结、口苦、心烦时，宜加用大黄、枳实、玄明粉；若出现明显黄疸时，可加入茵陈、金钱草、大枣同煎。

【功能与主治】 疏肝理气，清热利胆；主治胆囊炎、胆石症，患者以疼痛为主，并且已经排除了存在严重梗阻、胆道感染等病变。

处方 3　利胆排石饮

【方药与用法】 金钱草 45g，大血藤 30g，柴胡、生大黄、枳壳、川楝子、黄芩、广郁金各 9g；上药除大黄之外，加水适量煎煮 2 次，取汁混合后，再加入生大黄浓煎，稍作静置，过滤；接着于滤液内加入适量 0.2％苯甲酸钠、1％甜叶菊苷浸膏，加水调整至全量，分装在 500ml 盐水消毒瓶内，置于 100℃下灭菌 30min 即可。临床使用前，用灭菌棉花或纱布过滤，分装于 20ml 塑料安瓿内；每次 1 支口服。每日 3 次。

【功能与主治】 疏肝行气，利胆化石；主治慢性胆囊炎、胆石症等。

【简释】 研究表明，此方具有显著抗炎抗感染、促进大鼠胆汁分泌、加速小鼠胆囊排空的功效。

处方 4　消炎利胆汤

【方药与用法】 茵陈、金钱草各 30g，金银花、延胡索粉、厚朴各 15g，香附、柴胡、生大黄、白芍、黄柏各 12g，栀子、郁金各 10g，甘草 6g。上药加水煎 2 次，分 2 次口服，每日 1 剂。在急性期，可加茯苓 12g、车前子 24g；在慢性期，宜去厚朴，加川楝子 12g、青皮 12g；急性发作期可加入车前子 12g、茯苓 12g 同煎。

【功能与主治】 清热利胆，泻火解毒；主治胆囊炎、胆石症等。

处方 5　胆黄散

【方药与用法】 鲜绿豆 500g，健猪胆 20 个，大黄 50g，甘草 20g；先将猪胆颈部切开，把绿豆装入猪胆中，用线缝紧，悬吊在干燥通风处，待胆汁浸透绿豆后，除去胆外污物，连同大黄、甘草一起放入温箱内烘干，然后共研细末，过筛后约为 450g。治疗时于每天早、中、晚各取 10g 口服，连服 15 日为 1 疗程。

【功能与主治】 利胆清热；主治慢性胆囊炎。

处方 6　胆囊消炎方

【方药与用法】　金钱草、炒薏苡仁各 40g，炒白芍、槟榔、大黄、郁金各 15g，川楝子、延胡索各 12g，黄芩、青皮、陈皮、枳壳、木香、紫苏梗各 10g，川芎、罂粟壳各 6g，炙甘草 8g。上药加水煎 2 次取汁，混合后分早晚 2 次口服，每日 1 剂。

【功能与主治】　清热利湿，行气活血；主治急、慢性胆囊炎。

第九节　胆　石　症

【概要】　胆石症是指发生于胆道系统，包括胆囊和胆管内的结石病，病因能与胆汁淤积、胆道细菌或寄生虫感染、胆固醇代谢失衡等因素有关。患者合并急性胆囊炎，极易导致发热、胆绞痛、胆汁淤积、胆囊穿孔等，有时疼痛可放射至右胸或右肩胛，绞痛可相伴恶心呕吐、大汗淋漓、面色苍白等。本病属中医学"胁痛""胆胀"等范畴。胆为"中精之腑"，内藏胆汁，"胆附于肝"，胆汁即是"肝之余气、溢入于胆、聚积而成"；胆石症主要源于肝气郁滞、湿热蕴阻，以致肝失疏泄、胆失通降、胆汁郁积，久积为石。本病宜选择疏肝利胆、清热利湿、化石排石的中药治疗。

处方 1　四金化石汤

【方药与用法】　金钱草 30g，海金沙、鸡内金、郁金各 20g，香附、广木香、延胡索、大黄各 15g，茵陈、黄芩、枳壳各 10g，柴胡 6g。上药加水煎 2 次，分 2 次口服；每日 1 剂，连服 30 天为 1 疗程。服药时，宜用药汁加冲琥珀细末 3g 服下。

患者有口干、舌红少津时，宜加乌梅、石斛；若合并黄疸，可加栀子、重用茵陈；若合并胆囊炎、胰腺炎时，宜加用金银花、蒲公英；气虚明显时，须加黄芪、白术；阴虚火旺时，应加知母、黄柏、川楝子等。

【功能与主治】　清热利湿，行气消石，破结化石；主治胆石症、胆囊炎，如阵发或持续性右上腹和（或）剑突下痛，呈现绞痛或隐痛，甚或放射至右胸或肩背部，少数患者还伴有脘闷、嗳气、恶心呕吐、腹胀、口苦咽干、渴不欲饮、大便异常等。

【简释】　方中金钱草、海金沙、鸡内金、郁金能疏肝解郁、清热利湿、排石、消石破结；香附、木香、延胡索、枳壳、柴胡，能疏肝理气、化瘀止痛、调理气机、利胆排石；若同时加用茵陈、黄芩、大黄，还具有清热利胆、通腑化石的功效；琥珀为天然硫氢化合物能镇惊安神、活血散瘀等。

处方 2 茵陈胆道汤

【方药与用法】 金钱草、茵陈各 30g，栀子、黄芩、柴胡、枳壳、广木香、大黄各 16g。上药加水煎 2 次，分早、晚 2 次口服，每日 1 剂。

【功能与主治】 清热，利胆，排石；主治胆管结石、胆道感染。

【简释】 方中金钱草、茵陈能利胆排石清利湿热，栀子能清热利胆；柴胡、黄芩可疏肝解郁、解表清热；木香、枳壳能行气解痉、止痛；大黄还可以泄浊泻火。临床药学研究已证明，此方能够显著增加胆汁分泌量、缓解肝胰壶腹括约肌痉挛，从而起到消炎、抗感染和排石作用。

处方 3 益气消石汤

【方药与用法】 党参、生白术各 15g，磁石（醋煅先煎）30g，金钱草 20g，枳实、制香附、郁金、生鸡内金、青皮各 10g，生大黄（后下）3g，生甘草 9g。上药加水文火煎煮 2 次，每次 200ml 口服，每日上、下午各温服 1 次；每日 1 剂，连用 2 个月为 1 个疗程。舌苔厚腻者，宜加炒莱菔子、姜半夏各 10g；舌质淡红时，宜加用川石斛（先煎）30g、知母 10g。

【功能与主治】 疏肝健脾，行气清热，利胆排石；主治气滞郁热型老年胆石症，如见右上腹胀痛，并向右胸或右肩部放射；患者多无发热，但有口干咽燥、纳差、疲乏无力、小便赤黄、大便秘结、舌质偏红、苔薄黄糙、脉弦细。

【简释】 老年人脾胃功能下降，肝胆生理功能减弱。方 3 中加党参、生白术，可益气健脾；加入青皮、制香附、郁金、枳实，可疏肝解郁，能使肝气得以条达。方内磁石一药，味辛咸、性平，辛可散结泄毒，咸能润下软坚，加配小剂量大黄，具有行气活血、除湿利胆、清热通便、散结之功效。

处方 4 胆石消汤

【方药与用法】 太子参、黄芪、炙鳖甲（先煎）、金钱草各 30g，何首乌、熟地黄各 20g，枸杞子、山茱萸、石斛、山药各 15g，生地黄 12g，姜黄 10g，炙甘草 3g，芒硝（分开对服）6g；上药先取鳖甲煎约 20min，余药除芒硝外另加清水 1000ml 略泡，然后与炙鳖甲煎汁混合，再以文火浓缩至 260ml，每次温服对入芒硝 3g。治疗时，每剂分为早、晚饭前 2 次口服；每日 1 剂，连 30 天为 1 个疗程。

若患者湿邪甚重，宜加茯苓 10g；腹痛明显时，可加郁金 20g、杭白芍 15g；腹胀明显时，可加佛手 10g、香附 10g。患者若有热象，则可加入黄芩 10g、栀子 10g 同煎。

【功能与主治】 滋阴益气，柔肝化石；主治中、老年胆石症，出现右胁隐痛、头晕眼花、口干欲饮、腰酸不适、舌质干红、舌中裂纹、少苔、脉弦细。

【简释】 此方治疗期间，宜停用任何治疗胆石症的西药，采取低脂、低胆固醇饮食，禁食辛辣食物和烟酒，叮嘱患者多做上肢运动和右胁部热敷和按摩。实验研究已证明，使用养阴柔肝药，可通过调节肝细胞膜 ATP 酶活性、改善肝细胞代谢、稳定肝细胞内环境，从而切断结石形成时胆汁分泌及淤积的病变环节。

处方5 化痛排石汤

【方药与用法】 鸡内金 30g，金钱草 30～60g，延胡索、郁金、枳实、柴胡各 12～15g，皂角刺、三棱、三七各 10g。上药加水煎 2 次，分早、晚 2 次空腹服；每日 1 剂，连用 7 剂为 1 个疗程，间隔休息 5～7 天。

对气滞血瘀证，宜加川楝子、姜黄、木香各 10g；对肝胆湿热证，宜加茵陈 20g、连翘 20g、金银花 30g、黄柏 15g；对肝郁脾虚证，可加茯苓 15g、焦三仙各 15g、炒白术和砂仁各 10g。

于上方治疗休息间隔期，有必要续服扶正排石汤：党参、黄芪、茯苓各 15g，炒白术、砂仁、延胡索、甘草各 10g，鸡内金、金钱草各 30g，予以煎服，每日 1 剂。

【功能与主治】 疏肝利胆，化瘀排石，宜用于治疗胆石症、胆囊炎。

【简释】 方 5 中延胡索、皂角刺、三棱能活血化瘀、发挥排石作用；三七可化瘀散结、清热消炎，消除胆道炎症，协助化石排石。

第十节　慢性结肠炎

【概要】 慢性结肠炎以反复腹泻、黏液便和里急后重为主要临床表现。引起慢性结肠炎的病因十分复杂，多由于胃肠道分泌、消化吸收和运动功能障碍所致，最常见病因是非特异性结肠炎、肠易激综合征、小肠吸收不良等。患者出现大便次数增加、大便稀薄、消瘦，及伴菌群失调等，病程长久不愈、反复发作。本病属中医学"泄泻"范畴，临床证型复杂，可分为食滞肠胃型、肝郁脾虚型、脾胃虚弱型、肾阳方虚型等，治疗时要选用健脾祛湿、补肾涩肠的中药。

处方 1　健脾理肠片

【方药与用法】　米炒黄芪、土炒白芍各 15g，米炒党参、醋延胡索、水飞赤石脂、升麻各 10g，土炒当归、炮姜、土炒白术各 6g；乌梅、茅莓各 9g，儿茶、肉桂、蜜炙甘草各 3g；上药先将延胡索、赤石脂、儿茶、肉桂、白术、党参共研细末，其余药加水煎煮 3 次，把药液浓缩制膏，再加入上述细末，制成口服药片，每片重 0.4g。治疗时，每次 8 片口服，每日 3 次；轻症每次 4 片，饭后以温开水送服；临床症状缓解后，再减至2～4 片，连用 20 天为 1 疗程，以用药 1～3 个疗程为宜。

【功能与主治】　益气健脾，温中涩肠；主治慢性结肠炎、溃疡性结肠炎等。

【简释】　实验研究证实，本方能明显改善大黄所致的脾虚症状，减轻大黄、蓖麻油所致小鼠的腹泻程度，并有强壮、抗炎、镇痛及止血作用，另外，还有抗溃疡及显著吸附蛋白酶、抑制胃液消化蛋白质的作用。

处方 2　固本益肠片

【方药与用法】　黄芪 18g，党参 15g，白术、山药、白芍、延胡索各 12g；赤石脂、地榆、炮姜、补骨脂、当归各 9g，木香、儿茶、炙甘草各 6g；上药制成药片，每片重约 0.5g。治疗时每次取 10 片口服，每日 3次，连服 20 天为 1 疗程；服药 2～3 疗程后，可行结肠纤维镜检查评估。

【功能与主治】　健脾温肾，和中涩肠；主治慢性结肠炎，尚见脾气虚、脾阳虚、脾肾阳虚等证。

【简释】　现代实验研究证明，此方能健脾止泻，尤对脾虚型慢性结肠炎的疗效显著；另外，还具有缓急止痛、消肿、补益强壮、增加抗病能力的功效。

处方 3　连姜汤

【方药与用法】　川黄连 3g，炮姜炭 5g，薏苡仁 30g；苍术、白术、川厚朴、煨木香、延胡索、炒鸡内金、车前子各 10g。上药加水煎 2 次取汁，混合后分为 2 次口服，连服 30 天为 1 疗程。

【功能与主治】　清热燥湿，温中理脾；主治慢性结肠炎，尤适于治疗寒热夹杂型慢性泄泻。

处方4　加减参苓术汤

【方药与用法】　党参 15～20g，茯苓、桔梗、炒白术各 10～15g，炒白扁豆 20～30g，莲子肉 8～10g，炒山药、薏苡仁各 15～30g，砂仁 6～10g，炙甘草 3～6g，大枣 3～5 枚。上药加水煎 2 次，每日分早、晚 2 次口服，每日 1 剂。

【功能与主治】　健脾益气，和中渗湿；主治过敏性结肠炎。

处方5　温中实脾汤

【方药与用法】　熟附块（先煎）、白术炭、煨木香各 10g，茯苓、山楂炭各 15g，肉桂（后下）、黄连、炒枳壳、炮姜各 5g。上药加水煎 2 次取汁，混合后分上、下午 2 次口服；每日 1 剂，连用 7 天为 1 疗程。在泻水样便者，宜加用煨肉豆蔻 10g；泻黏冻样便者，可加入马齿苋 30g 同煎。

【功能与主治】　温中散寒，清热燥湿；主治寒热夹杂型慢性结肠炎。

【简释】　此证为寒热夹杂，治宜寒温并用。方内苦寒之药黄连，能清热燥湿，加之炮姜能温中散寒、止痢，配合白术等可健脾化湿。

处方6　苍芷合剂

【方药与用法】　苍术 30g，白芷 10g，生黄芪、白及、木香各 15g，三七 6g，黄连、干姜各 3g。上药加水 500ml，两次煎为 200ml，混匀后，每日早、晚分别保留灌肠 1 次，每日 1 剂。

偏于寒湿时，可加用黄连 3g，干姜 6g；偏于湿热时，宜加用黄连 3g，干姜 3g，苦参 15g；偏于湿热、带脓血便时，可加白头翁 30g，地榆 30g，槐花 10g。

【功能与主治】　燥湿行气，益气调中，化瘀生肌；主治慢性结肠炎。

【简释】　此方用治慢性结肠炎局部黏膜炎症，如以脾虚湿阻、寒热错杂证为主，方 6 中苍术、生黄芪、木香等药，均能燥湿健脾、理气；黄连、干姜均可寒温并用、辛开苦降；白芷、白及、三七等均具有化瘀、祛腐生肌的功效。

处方7　加味补中益气汤

【方药与用法】　黄芪30g，党参20g，当归、白术、陈皮、白头翁、蒲黄、五灵脂、地榆、甘草各15g，升麻、柴胡、枳壳、黄连各10g。上药加水煎2次，每日早、晚分2次口服；每日1剂，连服1个月后，再改服补中益气丸，每次1丸，每日2次。

【功能与主治】　益气升阳，清热利湿；主治慢性结肠炎。

【简释】　方中地榆、黄连、白头翁等能够清热利湿，可明显增强本方止泻止痢作用。现代药理研究已表明，黄连具有抗炎、抗腹泻、抗溃疡、保护胃肠黏膜的作用，白头翁具有抗菌、抗病毒、消炎、止痢的作用，地榆有抗菌、抗炎、止泻和预防肠道溃疡的作用。

处方8　补脾益肾汤

【方药与用法】　炒山药30g，茯苓、菟丝子、补骨脂各15g，焦陈皮、白术、焦山楂各10g，肉桂6g。上药加水煎2次，分2次口服；每日1剂，连用12剂为1疗程。

【功能与主治】　健脾温肾，消食止泻；主治慢性结肠炎、过敏性肠炎。

处方9　青黛Ⅱ号

【方药与用法】　青黛2g，黄柏1.5g，儿茶1g，枯矾0.5g；上药共研细粉，加水50ml混匀，进行保留灌肠，每晚1次。也可结合内服汤剂，实施内外合治，连用2周为1疗程。

【功能与主治】　清肠护膜，涩肠止泻；主治慢性结肠炎。

处方10　真人养脏汤加减

【方药与用法】　党参12～30g，赤石脂（包）15～30g，黄芪、土炒白术各12～15g，当归、煨肉豆蔻各9～12g，白芍、延胡索、乌梅各9～15g，木香6～12g，肉桂（研末）3g，炙甘草6～9g。上药加水煎2次，每日早、晚分2次口服；每日1剂，连用30剂为1疗程。服药期间须忌食油腻、厚味。

【功能与主治】　益气补脾，温中涩肠；主治慢性结肠炎。

处方 11　秦艽苍术汤

【方药与用法】　秦艽、防风、陈皮、苍术各 9g，泽泻、黄柏、当归、升麻、槟榔各 12g。上药加水煎 2 次取汁，混合后每日早、晚分 2 次口服；每日 1 剂，连用 10 剂为 1 疗程。

患者每日腹泻超过 4 次、兼有脓血便时，宜加用马齿苋 30g、白头翁 15g；若大便秘结、难排、肛门下坠时，宜加用党参 12g、麦冬 9g、当归 21g。与此同时，还可加入白菊花 45g、蒲黄 45g，水煎浓缩至 200ml，实施保留灌肠，每晚睡前 1 次。

【功能与主治】　祛风燥湿，和中调气；主治慢性结肠炎。

第十一节　慢性腹泻

【概要】　慢性腹泻是指病程已超过 2 个月的大便性状、次数及便意失控的变化，其病因复杂、病种繁多，包括慢性结肠炎、溃疡性结肠炎、肠易激综合征、功能性腹泻、过敏性肠炎、药物性肠炎、菌群失调综合征等。本病中医学"泄泻""痢疾"等范畴，主要起因于患者情志失和、脏腑虚弱，脾肾功能障碍而引起脾不运化、肾不固摄；治疗时应选用健脾抑肝、祛邪扶正、调气行血的中药。

处方 1　参苓白术散

【方药与用法】　人参（去芦）90g，炙甘草、茯苓、白术、山药各 120g，白扁豆 90g，莲子肉（去皮）、薏苡仁、砂仁、桔梗各 60g；将上药共研细末，每次取 9g 口服，每日早、晚餐后用大枣汤或温开水送服，连服 30 天为 1 疗程。此外，本方也可水煎 350ml 内服。

若患者肾阳不足，可加熟附片、补骨脂各 10g；出现肝气郁结时，宜加柴胡 10g、白芍 15g；兼有湿热内蕴时，须加黄芩 10g、黄连 5g；伴有食欲下降时，可加入神曲 10g、谷芽、麦芽各 30g 同煎。

【功能与主治】　健脾益气，和胃渗湿；主治脾虚型慢性腹泻、慢性结肠炎、过敏性肠炎以及肠易激综合征，如有大便溏稀、伴黏液或脓血、腹部胀痛、肠鸣音亢进等。

【简释】　实验研究表明，此方能够增加肠管对水和氯化物的吸收。小剂量用药可使肠管收缩，并能解除肾上腺素对部分肠管的抑制；大剂量用药还可以缓解由氯化钡或毛果芸香碱引起的肠管痉挛，发挥以抑制为主、兴奋为辅的胃肠整体调节效应。

处方2　调理气血汤

【方药与用法】　乌梅、葛根、炒白芍、茯苓、太子参各15g，木香、当归、炒枳实、炒白术各10g，炙甘草6g。上药加水文火煎煮20min，每剂水煎2次取汁，混合后分2次温服；每日1剂，连用5天为1疗程。

【功能与主治】　调气行血，涩肠止泻；主治顽固性腹泻，出现脘腹痞闷、纳少乏力、面色㿠白、舌淡暗、苔腻、脉弦缓而滑。

【简释】　方中重用乌梅，以酸涩止泻。木香、枳实、芍药、当归能调气行血，葛根、太子参、茯苓、炒白术、炙甘草能健脾升清、止泻，诸药相配，共奏抑肝健脾、祛邪扶正之功效。

处方3　升阳除湿汤加减

【方药与用法】　苍术、柴胡、羌活、防风、升麻、黄芩、陈皮各10g，神曲、山药、炙黄芪各20g，炙甘草4g。上药加水煎2次取液，早、晚各服1次；每日1剂，20天为1疗程。1个疗程结束后，停药5天，若未愈，再服第2疗程，以服药3个疗程为宜。

患者腹胀时，宜加郁金、煨木香各10g；腹部隐痛时，可加炒白芍15g、延胡索10g；纳差、乏力者，可加炙鸡内金12g、炒薏苡仁20g；肠鸣音亢进者，宜加姜半夏、益智、大枣各10g；合并脱肛者，宜加用太子参20g；大便黏液增多者，可加入黄柏10g、蒲公英20g同煎。

【功能与主治】　益气升阳，和中除湿；主治慢性腹泻，伴有纳差、腹胀、四肢乏力、舌质淡红、苔薄白、脉沉细。

【简释】　此方源自升阳除湿汤，方中苍术、猪苓、陈皮、泽泻、神曲，能健脾渗湿，柴胡、羌活、防风、升麻能升阳除湿，本方用茯苓替代猪苓，去泽泻加黄芪、山药，加强健脾升提之功效。

处方4　温肾止泻汤

【方药与用法】　制附片、淫羊藿、苍术、白术、石榴皮、木香各10g，党参、山药、茯苓、神曲各15g，炮姜、黄连、五味子各6g。上药加水煎2次，分早、晚2次温服，每日1剂。

有水样便，可加车前草；有黏液便，可加重白术、肉豆蔻；腹痛甚时，宜加白芍、延胡索；肛门灼热时，可加白头翁。

【功能与主治】 温肾健脾，涩肠止泻；主治老年慢性腹泻。患者年龄超过 60 岁，大便次数明显增加，每日多于 3～4 次，为黏液便或水样便；多伴有腹胀、腹部隐痛、消化不良、消瘦等；大便细菌培养多为阴性，但病程超过 1 个月以上。

【简释】 老年人常肾气亏虚，命门火衰，发生脾失温煦、泄泻不止。方中制附片、淫羊藿、炮姜能益火扶阳、温中散寒；党参、苍白术、山药、茯苓能健脾燥湿、补中益气。方 4 中诸药共奏温肾健脾、清肠止泻的功效。

处方5 复方四神汤

【方药与用法】 补骨脂 20g，防风、炒白术 15g，五味子、肉豆蔻、吴茱萸、炒白芍各 10g，炒陈皮 6g，大枣 15g，生姜 3 片。上药加水煎 2 次，分为 2 次口服，每日 1 剂。

【功能与主治】 温肾抑肝，健脾止泻；主治"五更泄"，如患者早晨腹泻、不适，进而导致长期吸收不良、营养缺乏、消瘦等。

第十二节 便 秘

【概要】 便秘常指患者大便排出困难、或超过 3～4 天以上未能大便。此病多因肠道分泌功能不足、过度吸收水分、结肠平滑肌运动无力、肠蠕动减弱、肛门和直肠动态下降、局部黏膜神经功能障碍等引起，患者表现为排便困难、大便干结，并伴有腹胀、腹痛、肛门胀痛、便血或黏液，甚至脱肛等。中医学认为便秘多起因于胃肠燥热、心情郁闷、气血不足，导致大肠功能失调。单纯性便秘有以下两种情况：①"一时性便秘"，即急性便秘，多属阳实；②"习惯性便秘"，即慢性便秘，或虚或实，甚至发生虚实夹杂之证。

处方1 加味理胃承气汤

【方药与用法】 党参 60g，杏仁、芒硝（后溶）各 15g，大黄、甘草各 7g。上药加水 600ml，煎至 200～300ml，分 2 次口服。通常煎服 2～3 剂，可使大便松软；若有必要，宜用党参 60g，杏仁 10g，芒硝（后溶）7g，大黄、甘草各 5g，续服 3～5 剂，以巩固疗效。

【功能与主治】 益气通便；主治老年性便秘。

【简释】 方中大黄为刺激性泻药，可增强肠道动力和其排空速度，从而促进排便动作；芒硝为软化性泻药，与大黄相伍，更能发挥通便作用；杏仁可以肃肺降气、润肠通便，党参、甘草补中益气，以防止泻药损伤正气。

处方 2　芍草枳实汤

【方药与用法】　生白芍 30g，生甘草 20g，枳实 15g。上药加水 1500ml，文火煎至 400ml，分 2 次口服，每日 1 剂；1～2 剂生效。

【功能与主治】　敛阴生津，行气和中；主治各种类型的便秘。

【简释】　便秘多因燥热内结、津伤肠燥所致。应用大剂量生白芍，可以敛阴生津，加用甘草能够"生凉而泻火、除胃积热"；白芍和甘草伍用，具有凉补清泻、养阴益血的独特功效；方中枳实能行气、推粪下行，白芍、甘草和枳实伍用，共奏清热生津、润下行便之功效。

处方 3　白术煎

【方药与用法】　生白术 60g，生地黄 30g，升麻 3g。上药加水煎 2 次分服，每日 1 剂；煎服 1～2 剂奏效。

【功能与主治】　补气益阴，润肠通便；主治各种类型的便秘。

处方 4　三仁通便煎加减

【方药与用法】　黄芪 15g，桃仁、瓜蒌仁、火麻仁、肉苁蓉、苍术、当归、白芍各 12g，生地黄、槟榔、炒莱菔子各 1g，炙甘草 6g；每剂水煎 2 次，每日早、晚 2 次分服，每日 1 剂。

【功能与主治】　宣降肺气，润肠通便；主治习惯性便秘。

处方 5　滋补润肠膏

【方药与用法】　黄芪、白术各 30g，当归、肉苁蓉、桑椹各 15g，黑芝麻、火麻仁各 12g；先将上药制成膏药，每次 25ml 口服，每天早、晚各服 1 次；连续治疗 1 个月为 1 疗程。

【功能与主治】　补气益血，润肠通便；主治习惯性便秘，如在排便时虚坐努责、便结难解，检查舌质淡、苔微黄、脉细弱。

【简释】　《景岳全书》认为，"阴结者，正不足，宜补宜滋者是也"。方内黄芪、白术及当归、肉苁蓉等均可以滋补气血、润肠通便，适合于"气虚及血虚相兼"患者的治疗。

处方 6　肃肺通结汤

【方药与用法】　白术 20g，杏仁 15g，枳实 10g，麻黄 5g，甘草 6g。上药加水煎 2 次，每日早、晚各温服 1 次，每日 1 剂。

【功能与主治】　宣肺降气；主治各种类型的便秘。

【简释】　肺主宣发，能防止大肠燥气太盛；肺主肃降，也是大肠传导的推动力，因而肺与大肠的关系甚为密切。方 6 中麻黄、杏仁能宣肃肺气，故能产生通便之功；枳实能宽中下气，即能增加患者的排便动力。

处方 7　参杞冲剂

【方药与用法】　玄参、麦冬各 9g，枸杞子 12g；上药用开水约 500ml 加以冲泡，于餐后分 3 次饮服。

【功能与主治】　滋阴润燥；主治肠燥型便秘，如有大便秘结、口干、舌苔燥等。

【简释】　此方具有滋润及濡养的功效。通常认为，大肠传导功能取决于津液的濡润滑利作用，倘若患者津液亏损、肠道干枯，即可导致便秘。方 7 中麦冬、玄参、枸杞子能发挥滋养津液、增水行舟、润肠通便的治疗作用。

第五章
泌尿系统病症

第一节 急性肾小球肾炎

【概要】 急性肾小球肾炎简称急性肾炎，它是由链球菌等感染后产生免疫反应而引起的双侧弥漫性肾小球损害，在小儿和青少年中发病率较高，偶见于老年人，男性多于女性。患者常于发病前 1～2 周有上呼吸道或皮肤感染史，本病主要临床表现有水肿、高血压、血尿、蛋白尿、管型尿。据此，应当采取相应措施及时清除慢性感染性病灶和防止反复的上呼吸道感染。本病属中医学"水肿""尿血"等范畴，多因风湿或毒邪外袭而致肺、脾、肾失调，不能输化水液和通调水道，水湿泛溢而致水肿。本病急性期常以标实症为主，治疗应选取疏散风热、散寒宣肺及清热利湿的中药。

处方 1 复方益肾合剂

【方药与用法】 生黄芪 15g，半边莲、半枝莲、茜草、蒲黄、丹参各 9g。上药加水煎 2 次，分 2 次口服，每日 1 剂；此外，也可制成口服液或颗粒状冲剂，每次 1 包冲服，每日 2～3 次。虚寒证患者不宜应用。

【功能与主治】 益气活血，清热利水；主治急性肾小球肾炎。

【简释】 方中黄芪能益气，并有利尿消肿作用；丹参能活血祛瘀，可增加患者尿量及肾小球滤过率，近期研究表明本病也可单药丹参注射液静滴治疗；半边莲、半枝莲能清热解毒、利水消肿，茜草、蒲黄具有凉血活血、利水消肿的功效，蒲黄对缺血性肾脏损害还可产生一定保护作用。

处方 2　益锦方

【方药与用法】　益母全草 30g，锦灯全草 60g。上药加水 800ml 同煎，每剂水煎 2 次，将药汁浓缩至 300ml，冷却后分 2 次口服，每日 1 剂。

【功能与主治】　利水消肿，疏风宣肺；主治风水相搏型急性肾小球肾炎，如患者见有眼睑或四肢水肿，皮肤无光泽，尿少色赤。

处方 3　地肤子汤

【方药与用法】　地肤子、茯苓皮、白茅根各 15，瞿麦、泽泻各 12g；车前子、蝉蜕各 9g，杏仁、紫苏叶、桔梗各 6g，薄荷 3g。上药加水煎 2 次，分 2 次口服；每日 1 剂，连用 15～30 天为 1 疗程。

【功能与主治】　发汗利尿，清热除湿；主治急性肾小球肾炎。对病势较急者增加地肤子用量至 18g，血尿明显者适当增加瞿麦用量，尿蛋白量较大时适当增加紫苏叶、蝉蜕用量；伴尿白细胞和管型较多时，应适当增加连翘或石韦用量，可获得更加满意的疗效。

处方 4　急肾汤

【方药与用法】　金银花、野菊花各 8g，蒲公英、紫花地丁、白茅根、小蓟各 10g，茯苓、猪苓、泽泻各 12g，益母草 15g，蝉蜕 6g。上药加水煎后，分 3 次温服，每日 1 剂。

【功能与主治】　清热解毒，利水祛湿；主治小儿急性肾小球肾炎。

【简释】　方中金银花、菊花、蒲公英、紫花地丁清热解毒，白茅根、小蓟能清热利湿，茯苓、泽泻可淡渗利水，益母草能活血利水。处方中清热解毒部分即是去除天葵子的五味消毒饮，曾经有人报道方 4 用于治疗疔疮感染性肾炎尚好。

处方 5　茅坤汤

【方药与用法】　白茅根 60g，益母草、泽泻、半边莲各 25g，车前子、猪苓各 20g。上药加水煎 2 次，分早、晚 2 次口服，每日 1 剂。

对风邪侵袭型，可加麻黄、紫苏叶；对湿热蕴结型，可加蒲公英、竹茹；患者如有腹胀便秘或氮质血症，宜加槟榔、大黄、生侧柏叶等；患者如同时合并咽炎，可加入金银花、蒲公英同煎饮服。

【功能与主治】　清热利湿；主治急性肾小球肾炎。

第二节 慢性肾小球肾炎

【概要】 慢性肾小球肾炎简称慢性肾炎，此病是指由各种病因引起的双侧肾小球弥漫性或局灶性炎症病变。多数患者起病隐匿、病程绵长、而且病情进展比较缓慢，本病以中、青年更为常见。其病因不明，有人推测可能与链球菌感染有关，统计分析仅有 15%～20% 病例起因于急性肾小球肾炎未得到及时彻底的治疗。患者临床表现不一，通常有水肿、蛋白尿、血尿，后期还会出现贫血、高血压和不同程度的肾功能障碍等。此病属中医学"虚劳""尿血""水肿""腰痛"等范畴。出现脾肾虚损证为本，发生风邪、湿热、瘀血证为标。采取扶正之法治疗，予滋养肝肾、益气补脾；同时施以祛邪之法，可适当选用清热解毒、祛风除湿和活血化瘀的中药。

处方 1 健脾补肾固精汤

【方药与用法】 山药、菟丝子各 30g，黄芪、党参、白术、熟地黄、白芍、车前子、芡实、金樱子各 15g，山茱萸 12g，甘草 6g。上药加水煎 2 次取汁，混合后分早、晚 2 次口服；每日 1 剂，连服 30 剂为 1 疗程。

患者有舌淡苔白、畏寒肢冷时，宜加肉桂 6g、附子（先煎 2h）6g，伴阴虚时，去菟丝子、加枸杞子 15g 同煎。

【功能与主治】 健脾补肾，固摄精气；主治慢性肾小球肾炎。

处方 2 肾炎 1 号

【方药与用法】 黄芪、川芎各 30g，败酱草、益母草各 15g。上药加水煎 2 次，分次口服；每日 1 剂，连服 60 天为 1 疗程。

【功能与主治】 益气活血，清热利水；主治慢性肾小球肾炎。

【简释】 现代药理学研究表明，此方有降低尿蛋白、改善肾血流量和肾功能的作用。此外，另有学者认为，此方能够降低免疫复合物在肾小球上的沉积和抗血小板聚集作用，进而改善患者肾小球毛细血管丛血液循环和基底膜通透性。

处方 3 肾炎四味方

【方药与用法】 两面针 50g，黄芪、石韦各 12g，黄芩 9g；上药为成人 1 日用量，研粉后制成药片 24 片，每次 8 片，每日 3 次；小儿酌减。

通常连服 3 个月为 1 个疗程。

【功能与主治】 益气，清热，利湿；主治慢性肾小球肾炎。

处方 4　黄芪粥

【方药与用法】 糯米 60g，生黄芪、生薏苡仁各 30g，赤小豆 15g，鸡内金末 9g，金橘饼 2 枚。上药用水 600ml 略泡，先煎煮黄芪 30min，去渣后再加入薏苡仁、赤小豆，续煮 30min，接下来下入鸡内金、糯米，煮熟成粥分次饮服，随后再嚼服金橘饼 1 枚，每日 1 剂。若金橘饼难寻，也可另食用陈皮予以代替。

【功能与主治】 益气健脾，利尿消肿；主治慢性肾小球肾炎，化验时尿蛋白长时迁延不愈，比如小儿肾阳虚证或有肾气虚表现的慢性肾小球肾炎。

【简释】 此方基于《冷庐医话》的黄芪粥加味，方 4 中黄芪能益气补中、利小便，久服有助于肾功能的恢复；薏苡仁、赤小豆能健脾渗湿、消水肿，鸡内金、金橘饼可下气、消胀。

处方 5　清解利湿汤

【方药与用法】 白花蛇舌草、蒲公英、酢浆草、威灵仙、鲜白茅根、板蓝根、玉米须各 30g，生薏苡仁 20g，蝉蜕 9g，七叶一枝花 15g。上药加水煎 2 次，分 2 次口服，每日 1 剂。

【功能与主治】 清热解毒、利湿；主治慢性肾小球肾炎，由外感因素而不断反复加重者。

【简释】 方中白花蛇舌草、七叶一枝花、蒲公英、板蓝根能清热解毒、利尿消肿，鲜白茅根、酢浆草、生薏苡仁、玉米须、威灵仙等能利尿清热，诸药配伍则有增强控制感染、消炎利水、缓解肾小球免疫反应的效果。

处方 6　清利健脾汤

【方药与用法】 半枝莲、白花蛇舌草、藕节各 30g，墨旱莲、白术、山药各 15g。上药加水煎 2 次，分 2 次口服；每日 1 剂，连用 2 个月为 1 疗程，以治疗 2～3 个疗程为宜。

患者在发生脾虚气弱时，宜加用黄芪、薏苡仁；出现肺气不固时，可加黄芪、防风；发生脾虚湿重时，可加茯苓、薏苡仁等。对湿热偏重者，须加用凤尾草、紫草；对瘀血阻滞证，宜加入茜草根、生蒲黄同煎。

【功能与主治】　清热利湿，活血散瘀，健脾益气；主治以血尿为主的 IgA 肾病。

【简释】　现代医学证明，IgA 肾病主因湿热内盛、瘀血阻滞、脾虚气弱所致。方 6 中半枝莲、白花蛇舌草能清热利湿、活血散瘀，白术、山药能健脾补虚，墨旱莲可凉血止血，藕节具有散瘀止血等功效。

第三节　肾病综合征

【概要】　肾病综合征是肾小球病变的一组临床症候群，起源于多种疾病所引起的肾小球毛细血管滤过膜改变，从而导致了病理性肾小球滤过膜渗透性增高。原发性肾病综合征主要由原发性肾小球病变所致，而继发性肾病综合征多见于过敏性紫癜、系统性红斑狼疮、糖尿病等。本病主要临床特征是发生大量蛋白尿、重度低蛋白血症、高胆固醇血症和不同程度的水肿。此病在中医学归属于"水肿"的范畴。主要由肾阳虚衰和水气泛溢所致，通常见有不同程度的感染、厥脱、癃闭、瘀血、胸痹、消渴等，治疗时应选择扶正祛邪、健脾补肾的中药治疗，阳虚时宜温阳、阴虚时要滋阴，邪祛后宜利水、活血、理气、利湿，或施以清热解毒等。

处方 1　大补元煎加减

【方药与用法】　黄芪 30g，茯苓 12g，党参、熟地黄、山药、枸杞子、当归各 10g，山茱萸、甘草各 6g。上药加水煎 2 次，取液混匀，分早、中、晚餐后 3 次服，每日 1 剂。

患者如为阳虚证，宜加熟附子、肉桂；阳虚证减轻后，可改为巴戟天、淫羊藿等；患者如为阴虚证，宜加用知母、黄柏，改熟地黄为生地黄；若合并高度水肿，可加入泽泻、天仙藤同煎。

【功能与主治】　益气健脾，补肾行水；主治原发性肾病综合征。

【简释】　此方源自补气养血汤加味，方中加入党参、黄芪、山药、茯苓可益气补脾，加入地黄、山茱萸、枸杞子能补肾，加入当归、甘草可养血和中。此外，对高度水肿者，宜加用天仙藤，但须注意本品可对肾功能产生一定损害，以酌情改用车前子为宜。

处方 2　加减二仙汤

【方药与用法】　仙茅、淫羊藿、补骨脂、生黄芪、肉苁蓉、丹参、防风各 6g，炒白术 10g。上药加水煎 2 次取汁，混合后分 2 次服，每日 1 剂。

【功能与主治】 温肾健脾，益气活血；主治小儿原发性肾病综合征。

【简释】 方中二仙（仙茅、淫羊藿）及补骨脂、肉苁蓉能温补肾阳，黄芪可补气，丹参能活血；防风、白术与黄芪同用，能共奏益气固表之功效，并有助于增强机体免疫力和预防感染。

处方 3　益气活血汤

【方药与用法】 黄芪 60g，党参、白术、茯苓、丹参、益母草各 30g，车前子、当归各 15g，赤芍、川芎各 10g。上药加水煎 2 次，分 2 次口服，每日 1 剂。患者阳虚时，尚可加用茯苓、附子、肉桂、大腹皮，以便发挥温阳利水的效果。

【功能与主治】 益气活血；主治Ⅱ型肾病综合征。

处方 4　温阳利水汤

【方药与用法】 黄芪 60g，丹参、茯苓、车前子各 30g，制附片、肉桂、苍术、大腹皮、木瓜、厚朴、赤芍、川芎、红花各 10g，炙甘草 5g。上药加水煎 2 次，分 2 次口服；每日 1 剂，连用 3～4 个月为 1 疗程。在患者的巩固治疗阶段，应去除原方内附子、肉桂、木瓜、厚朴、车前子，另加熟地黄、枸杞子、菟丝子、杜仲、山茱萸、白术、砂仁，同时改做成丸药口服，以连续治疗 12～18 个月为宜。

【功能与主治】 温阳利水，益气活血；主治肾病综合征。

处方 5　加味六味地黄丸

【方药与用法】 熟地黄、山茱萸、牡丹皮、山药、泽泻、茯苓各 9～12g；每剂水煎 2 次，分 2 次口服，每日 1 剂。

患者表虚易感时，宜加黄芪、太子参；若伴有严重水肿，可加大腹皮、车前子。患者阴虚内热时，尚可加知母、黄柏；伴有血瘀时，可加丹参、川芎、益母草；对出现腰酸膝软者，可加入杜仲、菟丝子同煎。

【功能与主治】 补肾养阴；主治肾阴虚型肾病综合征，出现面色潮红、五心烦热、口干目涩、盗汗、腰酸膝软、舌质红、少苔、脉细或弦数。

【简释】 此病主要病因为阳虚水泛，但患者久病或长期口服激素，极易出现阳损及阴、水不涵木、阴不涵阳，故可导致阴虚湿热证，须改为滋补肾阴法治疗。现代医学观察表明，此方具有提高血浆白蛋白、降低总胆固醇、降低血浆尿素氮以及消除尿蛋白治疗作用。

处方6　鱼腥草汤

【方药与用法】　白茅根、倒扣草各30g，鱼腥草、半边莲、益母草、车前草各15g，灯心草1g；每剂水煎2次取药汁，分为2次口服；每日1剂，连用8周为1疗程。

【功能与主治】　清热利水，活血解毒；主治湿热内盛型小儿肾病综合征。

【简释】　倒扣草为苋科植物粗毛牛膝（又称土牛膝），民间用作治疗急、慢性肾小球肾炎。鱼腥草具有清热解毒、利水通淋的功能，经现代药理研究，证明本品利尿作用可能与扩张血管和提高肾血流量有关。

第四节　肾盂肾炎

【概要】　肾盂肾炎曾一度称为"上尿路感染"，为由细菌或真菌等感染所引起的肾盂和肾实质性炎症，部分患者可同时合并下尿路感染等病变。急性肾盂肾炎可出现弛张热、间歇型发热、稽留热或者败血症型发热，并出现恶寒发热、腰痛、脓尿、尿频、尿痛、尿急等临床表现。慢性肾盂肾炎可反复出现脓尿，病情迁延不愈，在劳累后更易于复发，可伴低热、腰部酸痛及轻度尿频、尿痛、尿急等。本病属于中医学"腰痛""虚劳""热淋""血淋"等范畴。本病急性期多为下焦湿热蕴结、伤及肾与膀胱，治疗要以清利湿热、解毒消炎为主；慢性期多因湿热伤及正气，出现肾阴虚衰证时应予补益肾阴，若肾阳受损并相伴脾虚时可温补脾肾；如阴阳俱虚，则要选用滋阴补阳的中药治疗。

处方1　加味五味消毒饮

【方药与用法】　金银花30g，蒲公英、野菊花20g，紫花地丁12g，紫背天葵10g，赤芍、生大黄各6g，琥珀（研末对服）5g。上药加水煎2次，分2次口服；每日1剂，连用7天为1疗程。病情严重者，则应每日煎服2剂。

【功能与主治】　清热解毒，利尿通淋；主治急性肾盂肾炎或慢性期的急性复发。

【简释】 此方是治疗疮痈肿痛的要方，加入大黄、琥珀、赤芍，可增强该方清热泻火、化瘀通淋之功效。因此，本方尤其适用于热淋或血淋的治疗。

处方2 清淋合剂

【方药与用法】 生地榆、生大黄、生槐角、白花蛇舌草各30g，白槿花12g，生甘草5g。上药加水煎2次，分2次口服，每日1剂。

患者高热不退时，宜加柴胡20g、炒黄芩15g；若发生明显血尿，宜加入苎麻根60g同煎。

【功能与主治】 清热解毒，利湿通淋；主治热淋、血淋，如各类急性泌尿系感染等。

【简释】 此方以选用地榆、槐角、白槿花、白花蛇舌草为主，可以清泄下焦湿热。方中地榆，能清热凉血、敛疮，与大黄配伍可增强清热解毒的功效；白槿花也是清热利湿、治疗热痢的上品。

处方3 柴芩汤

【方药与用法】 柴胡24g，石韦、萹草、车前草各30g，黄芩18g，广木香9g。上药加水800ml略泡，煎煮2次滤汁；每日2剂分6次口服，连用7天为1疗程。

【功能与主治】 通淋利湿，清热解毒；主治热淋、劳淋，如本病慢性期急性复发，通常在服药5～7天后开始热退，其临床症状逐渐缓解。

处方4 莲草知柏汤

【方药与用法】 蒲公英30g，半枝莲15～30g，萆薢15g，黄柏、知母各12g。上药加水煎2次，分2次口服，每日1剂。

患者为阴虚证，宜加生地黄15～50g、牡丹皮15g；患者为气虚证，宜加党参15～20g、炙黄芪15～20g。若尿检白细胞及脓细胞明显增多，须加用半边莲、蒲公英，如果尿检红细胞增多，宜加入白茅根15～20g或藕节15～20g同煎。

【功能与主治】 清热泻火，利湿通淋；主治热淋，症见小腹急满、尿频涩痛、淋沥不爽、腰部酸痛等。

处方5 疏肝益气汤

【方药与用法】 柴胡24g，黄芪、车前草各30g，麦冬、莲子肉、党参、茯苓各15g，地骨皮、石菖蒲各10g，甘草9g。上药加水煎2次，分3次口服；每日1剂，连用30天为1疗程。采用上方加减治疗，守方1个月，可使症状彻底消失、不再复发。对急性发作、尿热涩痛者，宜在此方基础上加入清热解毒药物，如忍冬藤、连翘、紫花地丁、蒲公英、败酱草、黄芩、黄柏、栀子、黄连、半边莲、金钱草等，将有助于提高患者治疗的菌尿阴转率。

【功能与主治】 益气养阴，疏肝利湿；主治慢性肾盂肾炎，尤对病情反复、菌尿患者的效果更好。

第五节　糖尿病肾病

【概要】 此病多见于糖尿病病史已超过10年的患者，是导致糖尿病患者死亡的主要原因之一。糖尿病可以由不同途径损害肾脏，但若毛细管间肾小球硬化症与本病共存才更易于产生糖尿病肾病。中医学将其归于"腰痛""癃闭""虚损""水肿"的范畴，多由脾肾功能失调、阳气虚损、湿热内蕴所致，主要表现神疲倦怠、恶心纳呆、尿少尿闭、头痛心躁等。患者出现持续性蛋白尿、眼底微动脉瘤，甚至血液尿素氮、肌酐一过性增高。

处方1　益气养阴活血汤

【方药与用法】 黄芪、生地黄、黄精、白茅根各30g，太子参25g，丹参、益母草各20g，赤芍药15g。上药加水600mL煎煮，滤药汁分早、晚2次分服，每日1剂；连用1个月为1疗程；口服降糖药如二甲双胍和/或美吡哒不可停。

处方2　藿朴夏苓汤加减

【方药与用法】 丹参、茯苓、益母草各15g，藿香、厚朴、半夏、淡豆豉各12g，白花蛇舌草20g，砂仁5g，酒大黄3g。取上药加水煎，分早、晚2次分服，每日1剂。患者尿蛋白明显时，宜加五味子、五倍子各10g；水肿不消时，可加用冬瓜皮20g，熟附子10g，木香6g；大便干结，需加用酒大黄至5~12g。患者糖尿病饮食、运动、降血糖或降血压的基础治疗不宜改变。

处方3　保肾汤加减

【方药与用法】 黄芪30g，党参、丹参、泽兰、益母草各20g，生地黄、山药、麦冬、枸杞子、白术、茯苓各 15g，川芎、熟附子各 6g，乌药、益智仁各 3g。上药加水 800ml 煎汁，每日 1 剂，分早、晚 2 次分服；30 天为 1 疗程。

处方4 益气养阴化瘀汤

【方药与用法】 生黄芪、山药各 20g，玄参、丹参、赤芍、茜草各 15g，党参、生地黄、麦冬、泽兰、山茱萸各 10g。上药加水 800ml 煎汁，分早、晚 2 次口服，每日 1 剂；治疗 30～50 天为 1 疗程。

【简释】 本病预后取决于针对糖尿病的临床疗效，故不可以停止糖尿病一切治疗原则。同时，还须定期复查血糖、糖化血红蛋白、肝肾功能，以及尿液中蛋白质、血红胞的数量，旨在及时为患者调整降糖和保肾的治疗方案等。

第六节 泌尿系结石

【概要】 泌尿系结石又称尿结石，常系草酸盐、磷酸盐、尿酸盐等在泌尿系统沉积所致，以 20～40 岁的男性更为常见。通常，肾结石多形成于肾盂或肾盏，并且向下输送至输尿管和膀胱，真实意义上原发于膀胱的尿结石甚少。主要临床表现为腰腹部剧痛或绞痛，尿频、尿急、排尿困难或排尿中断；部分患者出现血尿、脓尿等。结合多普勒超声波、X 线和 CT 扫描一般均可以确诊。本病在中医学称为"石淋""砂淋""腰痛""血淋"，多是由于湿热蕴结下焦所致。患者为湿热蕴结者，治宜清热利湿、化石通淋；若兼有血热血瘀时，须加用活血化瘀药；如果出现气滞血瘀证时，宜行气化瘀、通淋排石；出现脾肾虚证，应选用补益脾肾、利尿通淋的中药治疗。

处方1 排石汤

【方药与用法】 金钱草、海金沙、川牛膝各 30g；瞿麦、大黄（后下）、王不留行、冬葵子、鸡内金各 10g，川芎 6g。上药加水煎 2 次，分 2 次口服，每日 1 剂。

血尿明显时，宜加入白茅根；肾脏剧痛或绞痛时，可加白芍、甘草；恶心呕吐严重时，可加姜半夏；患者出现严重瘀血时，宜加失笑散；多普勒超声波证明出现肾盂积水时，宜加入路路通煎服。

【功能与主治】 清热利湿，活血通淋，泄浊；主治泌尿系结石。

处方2 排石合剂

【方药与用法】 三棱、生薏苡仁、莪术各15g，川牛膝12g，穿山甲、皂角刺、青皮、枳壳各9g。上药加水煎2次滤汁，分2次口服，每日1剂。

【功能与主治】 活血化瘀，清热利湿，通淋排石；主治各种泌尿系结石。

处方3 鸡金胡桃膏

【方药与用法】 核桃仁（烤或蒸，碾碎）500g，鸡内金（炮，研细粉）250g，蜂蜜500g；预先将蜜熬开，加入核桃仁、鸡内金粉搅匀，再续煎熬5min，装入瓶中备用。治疗时，每次1汤匙，于餐前口服，宜多饮一点温水，每日3次。

【功能与主治】 消石化积；主治泌尿系结石。

【简释】 方3中核桃仁能温补命门、固精养血，单味使用即有排石作用；鸡内金能健脾化积，宜治小便淋沥、痛不可忍；蜂蜜具有通润窍道、缓急止痛之功效。

处方4 化石利尿合剂

【方药与用法】 金钱草45g，鸡内金10g，虎杖、滑石、车前草、海金沙藤各25g；上药煎成合剂约500ml，装瓶备用。治疗时，每次25ml口服；每日3次，连续治疗1~2个月为宜。

【功能与主治】 清热利湿，通淋排石；主治各种泌尿系结石。

【简释】 方中金钱草、海金沙藤能利水通淋、清热解毒；鸡内金能化石通淋；虎杖、滑石、车前草可清热利水。再则，加用车前草，不仅能显著利尿，而且还能提升输尿管上段的压力以及增加输尿管的蠕动频率和强度，有助于结石的顺利排出。

处方5 石韦散加减

【方药与用法】 金钱草60g，滑石15g，石韦、海金沙、车前子、泽泻各12g，茯苓、冬葵子各10g，瞿麦9g。上药加水煎2次，分2次口服，每日1剂。常在煎服20剂以后，即可排石，且使临床症状消失或明显减轻。

【功能与主治】 清热利湿，滑窍排石；主治泌尿系结石。

【简释】 本方源自石韦散和猪苓汤加减，对湿热较盛而出现尿血者，方可先用猪苓汤，待血止阴复以后，再加入石韦散一同口服治疗。

处方6 清热化排汤

【方药与用法】 金钱草、海金沙（包煎）、鱼脑石各30g，生鸡内金（研末冲服）、瞿麦、黄柏、泽泻、枳实各10g，萹蓄、赤茯苓各12g，木通、琥珀末（冲）各6g。上药加水煎2次，分2次口服，每日1剂。

患者恶心明显时，宜去枳实，加枳壳和竹茹；若伴有尿血时，可加生地炭、黑山栀、白茅根、大蓟、小蓟；排尿困难、疼痛剧烈时，宜加适量甘草梢；出现腹胀不适时，也可加入香附、冬葵子、乌药同煎口服。

【功能与主治】 清热化石，利尿通淋；主治泌尿系结石。

【注意事项】 方6中木通须采用毛茛科川木通，绝不应使用马兜铃科关木通，严防发生严重的肝、肾功能障碍。

处方7 重剂排石汤

【方药与用法】 鳖甲、夏枯草各9～30g，薏苡仁、滑石各15～30g，白芷、苍术各9～15g，积雪草30～120g，海金沙9g（或海金沙藤30g）。上药加水煎2次，分2次口服，每日1剂。

患者若合并尿路梗阻、肾功能不全时，宜加王不留行、防己、生黄芪、黄精、白茅根；若肾结石不太大时，为促进结石向下方移动，可酌情加用三棱、莪术、皂角刺、穿山甲、乳香、没药、枳壳、厚朴、川牛膝。患者合并泌尿系感染，须加用黄柏、重楼等具有清利功能的中药；对膀胱结石，可加用桃仁60g；对尿酸结石，可加青皮、陈皮各15g，或（和）可重用积雪草，以调节尿液的pH值；如有必要，可配合输尿管扩张，宜多饮水、多做跳跃运动，或针刺环跳、肾俞、曲骨、中极、关元等穴。

【功能与主治】 活血，软坚散结，清热利尿；主治各种类型的泌尿系结石。

处方8 补肾溶石汤

【方药与用法】 金钱草100g，石韦、王不留行、鸡内金、芒硝、琥珀各30g，川续断、杜仲、滑石各20g，延胡索、牛膝各15g，石榴树根、木香10g。上药加水煎2次，分2次口服，每日1剂，连用20天为1疗程。

【功能与主治】 清热利尿，行气活血；主治肾结石。

【简释】 方中川续断、杜仲能补益肾气，金钱草、石韦、滑石可清热利尿通淋，鸡内金能消积化石，王不留行、琥珀可活血化瘀；牛膝可逐瘀下行；木香、延胡索止痛。诸药配伍，共奏排石之功，更适用于有肾虚和湿热阻滞证患者。

【注意事项】 方8中石榴树根在民间用来治疗肾结石由来已久，但须注意此药有小毒，不可长期、过量使用。

处方9 金钱草汤

【方药与用法】 金钱草30g。上药加水300ml煎煮，冷却后，每次150ml，分早、晚2次口服，每日1剂。

【功能与主治】 清热利湿，通淋排石；主治各种类型的泌尿系结石，患者症见小便窘迫、灼热刺痛、尿中夹有细小结石、舌红苔黄、脉滑数。

处方10 二子化瘀排石汤

【方药与用法】 石韦、萹蓄各30g，急性子、王不留行、川牛膝、枳壳、生鸡内金各15g。上药加水煎2次滤汁，混合后分2次口服，每日1剂；服药要尽量多饮开水，进行适量的活动。

腰部酸痛甚重者，宜加川续断、狗脊；肾阴虚者，可加生地黄、墨旱莲；肾阳虚者，可加肉桂、附子，或鹿角霜、淫羊藿等；肾气虚者，宜加入黄芪、党参同煎。

【功能与主治】 活血化瘀，清热通淋；主治疗泌尿系结石。

【简释】 此方不宜用于孕妇。方10中急性子又叫凤仙花子，有小毒，易引起子宫收缩。方中主药急性子、王不留行等，可产生较猛烈活血行瘀、散结的作用；川牛膝可散肝肾瘀血，引药性至下焦。

处方11 化瘀排石汤

【方药与用法】 金钱草30g，三棱、白术、车前子、赤芍各15g，穿山甲、皂角刺、桃仁、川牛膝、青皮、白芷、枳壳各9g，厚朴、乳香、没药、生薏苡仁各6g。上药加水煎至200ml，分2次口服，每日1剂。

【功能与主治】 活血化瘀，行气散结，利尿排石；主治泌尿系结石。

【简释】 本方具有活血祛瘀、行气止痛、利尿通淋作用。实验室研究证明，本方可增加动物狗输尿管蠕动的频率与强度，具有抗炎、抗粘连的作用，可减少鼠肾草酸钙结石及肾积水的产生，防止肾小管萎缩和肾间质纤维化等作用。

处方 12　温阳利水方

【方药与用法】　熟附块 6g（先煎 2h），花椒、肉桂 3g，黄精 10g，桂枝 9g，补骨脂、川续断各 9g，女贞子、泽泻、车前子、车前草各 30g。上药加水煎 2 次，取汁分 2 次服，每日 1 剂，3 个月为 1 个疗程。

患者兼有气虚时，宜加党参 12g、黄芪 15g；出现气滞时，可加枳壳 9g、乌药 6g；有下焦湿热时，宜加黄柏 9g、鸭跖草 30g、四季青 30g；若血尿明显，可加侧柏叶 10g、白茅根 12g，或三七粉（吞服）1.5g。患者若为肾阴虚证，宜去附块、肉桂、花椒，再加入生地黄 9g、白芍 9g、墨旱莲 30g 同煎。

【功能与主治】　温阳利水排石；主治输尿管结石及肾积水等。

【简释】　泌尿系结石患者若久用清利药无效，大多是肾虚证。目前，有人提出，倘若气虚反复通利不下，须重用黄芪、佐以党参；肾阴虚时，须加用怀牛膝、菟丝子、骨碎补等治疗。方内加用附子、肉桂、补骨脂等药，可改善肾功能，提高肾小球滤过率和肾血流量，克服尿路梗阻的逆压力，从而纠正肾盂积水与增加排石。

处方 13　金龙排石汤

【方药与用法】　鸡内金 6～9g，金钱草 30g，消石（冲服）、硼砂（冲服）各 3～4g，白芍 10～30g，怀牛膝、地龙、泽泻各 9～12g，茯苓、车前子（包煎）各 10～18g，滑石（包煎）9～24g，生甘草梢 9g。上药加水煎 2 次滤汁，混合后分早、晚 2 次口服，每日 1 剂。

患者肾绞痛明显或发作频繁时，以每日连服 2 剂为宜；若为肾阳虚时，可加用淫羊藿、枸杞子、核桃仁；若为肾阴虚时，应加用熟地黄、山茱萸、当归、黄芪等。如果同时合并严重感染，须及时加用蒲公英、金银花。

【功能与主治】　利水、化石、通淋；主治泌尿系结石。

第七节　膀　胱　炎

【概要】　膀胱炎可分为急性膀胱炎和频发性膀胱炎，大多数患者并无明显的全身症状，通常只表现为尿急、尿痛、尿频等膀胱刺激症状。配合实验室尿液检查，此病经常见有脓尿、血尿，甚或尿细菌培养阳性。所谓频发性膀胱炎，即指时常复发或反复感染加重的病症。本病治疗不当，也可上行感染导致肾盂肾炎。中医学认为本病是由于湿热下注于膀胱所致，治疗时应选用清利下焦湿热的中药。

处方 1　大黄平淋丸

【方药与用法】　大黄（研细末）52g，鲜鸡蛋 200g；先将鸡蛋打成蛋液，与大黄粉调匀成面团、搓成颗粒状；加水煎沸后，再上笼屉蒸约8min，烘干后分装备用，每粒约 3g；治疗时，每次 1 粒口服，每日 3 次。

【功能与主治】　清热泄浊，利湿通淋；主治热淋，如急、慢性肾盂肾炎、膀胱炎等。

【注意事项】　妊娠期忌服、老年体虚慎用。在初次煎服后，有个别患者可产生轻度腹泻，一般情况下无需停药也会自然缓解。

处方 2　加味白头翁汤

【方药与用法】　白头翁、秦皮、黄柏、黄连、黄芩各 9g，车前子、制大黄 12g，半边莲、蒲公英各 15g。上药加水 500ml 浸泡 40～60min，用慢火煎煮 2 次，每次煎成药汁 200ml 左右，混合后分、早晚 2 次口服；每日 1 剂，连用 10 天为 1 疗程。

【功能与主治】　清热解毒，利湿；主治由大肠杆菌、变形杆菌、金黄色葡萄球菌等引起的急性尿路感染。

【简释】　热淋为下焦热毒阴盛、湿热互结，应用此方能清热解毒，利湿通淋。现代药理学研究发现，白头翁、秦皮、黄芩、黄柏、半边莲、蒲公英等，对金黄色葡萄球菌、大肠杆菌、铜绿假单胞菌等，都可产生不同程度的抑菌作用。

处方 3　白马车白煎

【方药与用法】　白花蛇舌草、马鞭草、车前草、白茅根、荔枝草各30g，黄柏 10g，肉桂 3g，甘草梢 6g。上药加水煎 2 次，分 3 次口服；每日1 剂，连服 7 天为 1 疗程，以治疗 4 个疗程为宜。

【功能与主治】　清热利湿，化气通淋；主治急性尿路感染。

【简释】　方中白花蛇舌草、马鞭草清热利湿解毒为主，车前草、荔枝草、白茅根清热利水为辅；同时佐以肉桂、黄柏可化气通关。现代药理学研究证明，以上药物对大肠杆菌、副大肠杆菌、链球菌、葡萄球菌均可产生明显的抑菌作用，但对铜绿假单胞菌的抑菌作用较弱。

第八节 乳糜尿症

【概要】 乳糜尿症为丝虫病所致的常见泌尿生殖系统并发症，常呈间歇性发作。发病时小便呈乳白色或粉红色，多数还可伴有血尿及血凝块等。乳糜尿在膀胱较长时间滞留后容易凝固成块，导致患者排尿困难。部分患者还可能伴下肢或阴囊象皮肿。实验室检查约有半数病例可在尿沉渣中找到微丝蚴。乳糜尿在中医学中属于"膏淋""尿浊"的范畴，多因湿热下注、病久犯脾而致肾虚，故治疗应以清热利湿、补中益气为主。

处方1 补中益气汤加减

【方药与用法】 车前子18g，黄芪、党参、茯苓各15g，炙甘草、升麻各10g，白术12g。上药加水煎2次取汁，混合后分2次口服，每日1剂。

患者发生湿热久羁、阴液耗伤时，宜加用麦冬、枸杞子或兼服六味地黄丸；若出现肾虚不固、腰膝酸软时，宜加用山药、芡实；若产生肾阳不足、畏寒肢冷时，可加用仙茅、淫羊藿、巴戟天、石菖蒲等。

【功能与主治】 补中益气，泄浊利湿；主治脾虚气弱型乳糜尿症。

【简释】 方1补中益气汤中有覆盆子、菟丝子、益智仁、桑螵蛸、车前子；如另外加用鹿角霜、熟地黄等，其治疗效果更好，而且还有助于预防本病的复发。

处方2 射干汤

【方药与用法】 射干15g，川芎9g，赤芍12g。上药加水煎2次滤液，加入白糖适量，混匀后分早、中、晚3次餐后口服，每日1剂。再则，也可将上药制成水丸，每次4g口服，每日3次。通常连用10天为1疗程。若出现乳糜血尿，宜加生地黄15g，仙鹤草15g同煎。

【功能与主治】 清热利湿；主治乳糜尿症。

【简释】 射干既能清热解毒，又可散结化痰、消肿，对于乳糜尿症的疗效较好。应注意该方须禁用于孕妇、慎用于脾虚便溏患者。

处方 3　清热止血方

【方药与用法】　黄连、栀子、苦参各 14g，土茯苓、石韦、白茅根各 30g，藕节 20g，炒蒲黄、小茴香各 12g，血余炭 10g；每剂水煎 2 次，分 2 次口服；每日 1 剂，连服 24 天为 1 疗程。

【功能与主治】　清热利湿，活血止血；主治乳糜尿症。

第九节　慢性肾功能衰竭

【概要】　慢性肾功能衰竭是由多种疾病引起的慢性进行性肾实质损害，致使肾排泄功能及调节水电解质和酸碱平衡的功能下降，从而出现许多代谢失衡和多系统病变的症状，病情不断发展，预后极差。本病临床分为 4 期：①肾功能代偿期，多无临床症状；②氮质血症期，除轻度贫血、夜尿增多之外，可在劳累、感染、发生血压波动后导致其临床症状加重；③肾功能衰竭期（尿毒症前期），有较明显的消化道和贫血症状。轻度酸中毒；④肾功能衰竭终末期（尿毒症晚期），可产生明显贫血症状、消化道以及神经系统的并发症，以及不同程度的水钠代谢和酸碱平衡失调等。中医学将本病归属于"关格""癃闭""溺毒"的范畴，主因湿毒内停、脾肾虚亏所致，治疗应当选取祛湿泄浊、清热解毒、和胃化浊、活血祛瘀、益气养阴、温补脾肾类中药。

处方 1　大黄泻毒汤

【方药与用法】　生大黄、半枝莲、煅牡蛎各 30g，桂枝 20g，玄明粉、制附子（先煎 2h）各 15g。上药加水煎 2 次，取药汁 300ml 灌肠，每日 1 次，灌肠保留时间 60min，连用 20 天为 1 疗程。

【功能与主治】　温阳，泄浊，解毒；主治慢性肾功能衰竭。

【简释】　用此方保留灌肠是治疗慢性肾功能衰竭的最简单方法，尤适用于出现频繁呕吐的患者。大黄加入桂枝又称为"降氮汤"，对慢性肾功能衰竭有较好的治疗功效。

处方 2　丹参益母活血方

【方药与用法】　丹参 30g，益母草 30～60g，赤芍、当归、川芎各 15～20g。上药加水煎 2 次，分 2 次口服；每日 1 剂。

对脾肾阳虚证，可加附子、淫羊藿、巴戟天；对气阴两虚证，可加黄芪、党参、白术、玄参、麦冬；对肝肾阴虚证，宜加山茱萸、桑椹、枸杞子、生地黄；对血瘀阻络证，应加穿山甲、大黄、路路通同煎。

【功能与主治】 活血化瘀；主治慢性肾炎、肾功能不全。

处方3 加味温胆汤

【方药与用法】 焦山楂、焦神曲各15g，茯苓12g，法半夏、陈皮、竹茹、枳实、苍术、白术各10g，制大黄6～15g，甘草3g，生姜5片。上药加水煎2次滤汁，早、晚分2次口服；每日1剂，连用1周为1疗程，最长治疗时间以4个疗程为宜。

【功能与主治】 化湿泄浊，健脾和胃；主治慢性肾功能衰竭证属湿浊中阻者。

【简释】 此方为温胆汤加茯苓、苍白术、焦楂曲、大黄等，能发挥健脾化湿、泄浊的治疗作用。方3中半夏、苍术能宣化湿浊，枳实、大黄能行滞泄浊，陈皮、茯苓可行气利水，竹茹能清胃热，白术、生姜、甘草能和胃健脾，焦山楂、焦神曲能健脾消积，诸药配伍可共奏化湿泄浊、健脾和胃之功效。

处方4 加味神芎导水汤

【方药与用法】 川芎12g，黑丑20g，大黄（后下）、黄芩各15g，黄连10g，薄荷9g，滑石、紫苏叶各30g，鲜积雪草500g（绞取汁）。上药加水1200ml同煎至300ml左右，再入大黄用微火续煮3min，去渣即可；鲜积雪草用温开水冲洗干净，捣烂取绞汁约200ml。治疗时，将以上药汁混匀，分3次口服，每日1次；对神昏、痉厥者，也可采取鼻饲用药。

患者神昏时，宜加安宫牛黄丸；若伴有咯血、衄血时，宜加白茅根、黑栀子；若发生呕吐不止，可加用竹茹、半夏；出现尿闭不时，宜加用川牛膝、地龙同煎。

【功能与主治】 荡涤浊邪，泄热行水，降低血中非蛋白氮；主治急、慢性肾功能衰竭。

【简释】 此方源于神芎导水丸，"攻邪甚猛，得二便通调、结滞自去，则不动脏腑、有益无损"。该方再加入紫苏叶、积雪草等，治疗急、慢性肾功能衰竭的疗效更好。方4中黑丑研末成丸，每次1～3g，宜由小剂量开始使用，逐渐增加，以每日腹泻不超过2～3次为宜。

处方 5 冬虫夏草

【方药与用法】 冬虫夏草 4.5～6g。上药加水煎后分 2 次带渣服下。患者伴有酸中毒时，宜加服碳酸氢钠；伴有低钙血症者，须加服葡萄糖酸钙；伴有高磷血症者，可加服氢氧化铝等药协助治疗。

【功能与主治】 祛邪益肾；主治慢性肾功能衰竭。

【简释】 现代药理学研究已证明，冬虫夏草能改善肾功能、提高免疫功能、纠正脂代谢紊乱、改善贫血、降低血肌酐，以及能帮助提高患者的肝脏和肌蛋白合成率。但是，此药价值昂贵，又较紧缺。

处方 6 肾衰验方

【方药与用法】 生大黄 15～20g，制附子 10～20g（先煎 2h）、芒硝（冲服）、益母草各 10～20g，炙黄芪 30～60g。上药加水煎，将药汁浓缩至 400ml，分 2 次口服，每日 1 剂；每 6～10 剂为 1 疗程。

【功能与主治】 温阳益气，泄浊解毒，利尿；主治慢性肾功能衰竭。

【简释】 方 6 中附子、黄芪能温阳益气，大黄、芒硝能泄浊通腑，可助湿浊外排；益母草还能活血化瘀、利水消肿。

【注意事项】 大黄配伍须注意：①要从小剂量开始（如生大黄 5g、制大黄 10g），细心观察无不良反应时再逐渐增加剂量；②如患者为阳虚证，须加附子、桂枝；为气虚证宜配用甘草、黄芪，以便缓和大黄苦寒攻逐作用；③须严格掌握大黄配伍禁忌，不宜与富含蛋白的药物同用，比如鹿角胶、阿胶等。

第十节 IgA 肾病

【概要】 本病系指肾小球系膜区以 IgA 沉积为主的原发性肾小球病，因此很容易发生肾小球源性血尿。该病可以归属于中医学"水肿"的范畴，多因体虚感受风寒、脾肾气虚、风水泛滥而得病。辨证分型将其分为风水泛滥、脾肾阳虚和湿热内蕴等。

处方 1 五草二参汤

【方药与用法】 鱼腥草、白花蛇舌草各 25g，旱莲草、鹿衔草、生甘草、党参、丹参各 12g，白茅根 30g，黄芪 15g，生地黄 10g。取上药加水 600～800ml 煎煮，滤药汁分 2 次口服，每日 1 剂；连用 30 天为 1 疗程。

患者若伴有感染时，宜加用蒲公英 25g、败酱草 20g、石决明 15g；当出现咽部症状比较明显时，可加入金银花 15g、木蝴蝶 15g、胖大海 10g；肾阴虚明显者，应加用浓缩六味地黄丸，每次 8 粒，每日 2～3 次。

处方 2　六草汤方

【方药与用法】　路路通、丹参、穿山甲各 15g，牡蛎 30g，旱莲草、白花蛇舌草、仙鹤草、紫珠草、茜草、益母草各 12g。取上药加水煎，分早、晚 2 次温服，每日 1 剂。对肺阴虚者可加石斛 15g，桑叶、百合、麦冬各 12g；肾阴阳两虚者宜加五味子 10g、女贞子 15g、黄芪 30g、太子参 30g、麦冬 12g；脾气虚者加用党参 30g、白术和芡实各 10g；血热、迫血妄行者加水牛角 15g、生地黄 30g、牡丹皮 10g、赤芍 10g、紫草 10g。

处方 3　滋肾化瘀清利方

【方药与用法】　生侧柏叶、马鞭草、益母草、白花蛇舌草、白茅根各 30g，大蓟、小蓟各 15g，旱莲草、女贞子各 9g。取上药加水 800ml 煎煮，滤汁分 2 次口服，每日 1 剂。患者水肿时，加泽泻 25g，茯苓、猪苓、白术、生石膏各 20g，桂枝 9g；口干咽痛、扁桃体肿大时，宜加金银花、蒲公英、玄参、麦冬各 15g；高血压时加石决明 30g、天麻 15g、钩藤 15g、牛膝 12g；尿蛋白明显时，加用芡实 30g，薏苡仁 30g，山药和白扁豆各 20g，茯苓和白术各 10g。1 个月为 1 疗程，连用 2～3 个疗程。

【简释】　本病多在呼吸道或消化道感染后发病，表现症状尚无特异，几乎均有血尿，伴有低热、腰痛、全身不适等，故应注意与肝硬化性肾小球病、过敏性紫癜肾炎、狼疮性肾炎进行鉴别诊断。有条件者还可以靠肾活检免疫病理学检查帮忙确诊，防止误诊误判误治。IgA 肾病发生在儿童时，须注意原方的中药量酌减。

第六章
血液系统病症

第一节　缺铁性贫血

【概要】　缺铁性贫血是由于体内铁缺乏影响到血红蛋白合成所引起的一种贫血，其原因与需铁量增加或（和）摄入量不足、慢性失血及胃酸不足、慢性腹泻、小肠吸收不良等影响铁吸收有关，以育龄妇女和婴幼儿的发病率最高。本病主要临床表现为皮肤黏膜苍白、软弱无力、头晕、眼花、心悸、气短、口舌发炎、浅表性胃炎等。本病属中医学"虚劳""萎黄""黄胖"等范畴，病因为脾虚血亏、气血两虚、肝血不足等，治宜健脾和胃、养血益气，可结合西药补铁和加强营养等。

处方 1　绛矾丸

【方药与用法】　绿矾（煅红）、苍术各 90g，厚朴、陈皮各 30g，大枣 120g。上药各研细粉，制成绿豆大小药丸；治疗时每次 1.5g 口服，每日 3 次，以连服 8 周为 1 疗程。注意小儿用量须酌减，并且应从小剂量开始，而后逐渐增加。

【功能与主治】　健脾燥湿，补血和胃；主治缺铁性贫血。

【简释】　方 1 中绿矾也主含硫酸亚铁，煅红后为绛矾，主含氧化铁，能刺激造血机能，促进红细胞生成；方 1 中苍术、厚朴能燥湿理脾，陈皮能和胃行气，大枣既可养血益胃，又能降低绛矾对胃的不良反应。

【注意事项】 本方服药期间应禁止饮茶，妊娠、消化道出血者应禁用；绿矾的一般不良反应是出现以呕吐或胃痛为主的消化道症状，少数患者也可出现食欲下降等。

处方 2　健脾生血丸

【方药与用法】 党参、苍术、陈皮、生鸡内金、六神曲、醋煅针砂、煅绿矾各30g，米醋1500g。把前六味各自研成细末，将大枣煮熟、去掉皮核；接着把绿矾、米醋置于沙锅溶化后，再放入大枣肉，小火煎煮浓缩至300ml，与六味药末混合在一起，捣成口服药丸。治疗时，每次1g，白开水送服，每日3次。

【功能与主治】 健脾和胃，补铁生血；主治缺铁性贫血。

【简释】 此方源自《医学正传》绿矾丸合《小儿药证直诀》异功散加减，方内针砂、绿矾能补铁生血，党参、苍术、陈皮、鸡内金、神曲能健脾和胃，具有促进铁吸收利用的治疗作用，尤其适用于胃内缺少游离酸时的治疗。

处方 3　黄芪乌梅饮

【方药与用法】 黄芪、醋煅赭石各30g，党参、制首乌各15g，乌梅、白芍各12g，桂枝、五味子、甘草各6g。上药加水煎2次，混合后分2次口服；每日1剂，以连续口服3个月为宜。

脾阳虚证，可加附子理中汤加减；心脾两虚证，可加归脾汤加减；气阴不足证，可加生脉散加减。患者发生脾肾阳虚时，宜加仙茅、淫羊藿、巴戟天等；若出现纳谷不香、脘腹胀满时，宜加用白豆蔻、木香、陈皮、砂仁同煎。

【功能与主治】 益气生血，甘酸养胃；主治缺铁性贫血。

【注意事项】 本方用药期间须忌服或少服浓茶、咖啡等碱性食物，以防影响铁质吸收。

处方 4　养血饮

【方药与用法】 土大黄30g，丹参15g，鸡内金10g。上药加水600ml同煎，每剂水煎2次滤出，取药汁混合一次服毕，每日1剂，连服10剂为1疗程。

【功能与主治】 补气生血；主治气血两虚型缺铁性贫血，症见面黄肌瘦、纳差、心悸、失眠、头昏、目眩、软弱无力、舌淡、苔薄白、脉细弱。

第二节　溶血性贫血

【概要】　溶血性贫血是由于红细胞发生内在缺陷或某些血浆因素的作用，导致患者红细胞破坏过多而产生一系列的贫血症状。急性患者主要表现为寒战、高热、恶心、呕吐、血尿、头痛、全身疼痛和黄疸，严重者还可发生休克和尿闭等；慢性患者的临床症状相对缓和，除有贫血和轻度黄疸及脾大外，时常表现为乏力、苍白、气促、头晕等。本病大部分患者与先天性或遗传性红细胞发生内生性缺陷有关。中医常将此病称为"黄疸""蚕豆黄"等，主因湿热内蕴、脾肾两虚所致：①湿热内蕴型，表现为身目俱黄、发热畏寒、腹痛口渴、酱油样尿、舌质红、苔黄腻、脉弦；②脾肾两虚型，表现为体倦乏力、腰膝酸软、面色无华、脉沉细。临床中应当选择健脾化湿的中药治疗。

处方 1　茵陈黄花汤

【方药与用法】　茵陈、黄花草各 30g，生地黄 15g，狗脊 9g。上药加水 600ml 略泡，先用武火煎沸后，再改文火续煎 30min，滤其药汁一次服下；每剂水煎 2 次，每日 1 剂。患者出现明显呕吐时，须加用半夏，但用量不可超过 9g。

【功能与主治】　清热、利湿、退黄；主治湿热内蕴型溶血性贫血。

处方 2　二根枫果甘草汤

【方药与用法】　黄果根 30g，过山龙根 6g，枫树果、生甘草各 3g。上药加水 800ml，先用武火煎沸，再用文火续煎 20min，滤出药汁一次服完；每剂水煎 2 次，每日 1 剂。

【功能与主治】　清热、利湿、退黄；主治湿热内蕴型急性溶血性贫血或慢性溶血性贫血急性发作等。

处方 3　茵陈麦叶清明草汁

【方药与用法】　茵陈、鲜清明草各 50g，鲜麦叶 100g；先把上药捣烂，加入冷开水 200～300ml，搅匀；随后用纱布包好绞汁，加适量红糖后口服，每次服 50～100ml；每日 4～6 次，病情好转方可逐渐减量或停药。

【功能与主治】 清热、利湿、退黄；主治湿热内蕴型急性溶血性贫血，症见身目俱黄、小便黄赤、发热口渴，检查舌质红、苔黄腻、脉弦。

处方 4 单味甘草汤

【方药与用法】 生甘草200g。上药加水1000ml略泡后同煎，先用武火煎沸，用文火续煎20min左右，滤其药汁一次口服下；每剂水煎2次，每日1剂。

【功能与主治】 清热、利湿、退黄；主治湿热内蕴型急性溶血性贫血，如见有身目俱黄、发热、小便短赤、舌红、苔黄、脉弦或滑。

处方 5 小菟丝子药丸

【方药与用法】 石莲肉60g，茯神20g，菟丝子150g，山药90g。上药打糊为丸，似梧桐子大小；治疗时每次25～50g口服，每日1～2次，连服6剂为1疗程。

【功能与主治】 健脾补肾；主治脾肾两虚型蚕豆病慢性溶血，如出现体倦神疲、腰腿酸软、面色无华、脉沉细。

第三节 再生障碍性贫血

【概要】 再生障碍性贫血简称为"再障"，可因诸多病因引起的红骨髓总体容量降低、造血功能衰竭。外周血细胞分析可见全血细胞减少，如呈现白细胞、红细胞、血小板的同期下降。此病多见于青壮年、男性发病高于女性。通常将本病分成先天性再生障碍性贫血和获得性再生障碍性贫血；获得性再生障碍性贫血又可能分为原发性和继发性两类。急性再生障碍性贫血主要临床表现为贫血、出血和感染性发热、骨髓再生不良等。中医学称本病为"血虚""血枯""虚劳""急劳""血证"等。多由肾精亏损以致阳虚阴耗；与此同时，还可涉及肝郁脾虚或气血两衰。治宜补肾益精，或补阳，或滋阴；兼用益气、养血、健脾、益肝等方药。在急性再生障碍性贫血，若出现急劳湿热证，应当选取以补肾滋阴、凉血解毒为主的中药治疗。

处方 1 大菟丝子饮

【方药与用法】 菟丝子、熟地黄各15～20g，女贞子、墨旱莲各

20g，补骨脂、枸杞子、桑椹各15g，制首乌、肉苁蓉各12g，山茱萸10g；每剂水煎2次，取汁混合后分为2次口服，每日1剂。

【功能与主治】 滋阴补阳，益精养血；主治疗慢性再生障碍性贫血证属阴虚血亏者。

【简释】 本病是一个极其复杂而难治的病证，临床中应以补肾入手，或补阴，或补阳，辨证论治不可偏执一端。在补阴之中，亦须顾阳，须辅以少许补阳药；在补阳之中，亦须应用少量滋阴药。方1内菟丝子、女贞子、枸杞子、熟地黄可补肾养阴益精，墨旱莲除能补肾养阴外还可清热止血，桑椹能滋阴养血，若佐以补骨脂、肉苁蓉即可补益肾阳，并能促进气血生化等。

处方2 二仙温肾汤

【方药与用法】 赤小豆30g，巴戟天15g，黄芪（炙）20g，淫羊藿12g，仙茅、当归各10g，人参3g，陈皮、甘草各6g。每剂水煎2次滤汁，分为2次口服，每日1次。

若偏于脾阳虚证，宜同时加用理中汤；若偏于肾虚证，宜同时加用补骨脂、肉苁蓉、锁阳、菟丝子、紫河车粉等；若为肾阳虚明显，宜可加入鹿角片15g先煎。

【功能与主治】 温补脾肾，益气养血；主治脾肾阳虚型再生障碍性贫血，症见面色㿠白或面白无华、气短乏力、形寒肢冷、纳少便溏、下肢水肿、齿衄或皮肤紫斑、舌淡胖、脉芤或脉沉弱等。

【简释】 方中仙茅、淫羊藿能补命门、温肾阳，巴戟天可补肾阳而养精血，人参、黄芪能大补元气、补脾生血。

【注意事项】 方中温补肾阳药用量较大，容易使患者发生心脾两虚，从而造成男性相火妄动或夜寐不安。

处方3 加味七宝丹

【方药与用法】 黄芪、熟地黄各20g，何首乌、枸杞子、菟丝子、茯苓、当归、牛膝各15g，人参、补骨脂、肉桂各10g。上药加水煎汤400ml，分为次口服，每日1剂；治疗时，须同时另服紫河车粉胶囊3g，用温开水送服。本方治疗15天为一疗程。阴虚证患者，可加玄参、麦冬、桑椹、山茱萸、乌梅炭、栀子炭、杜仲炭、棕榈炭；阳虚证患者，可加仙茅、肉苁蓉、巴戟天、淫羊藿、附子、鹿茸；阴阳两虚证患者，宜加用小茴香、续断、黄精、山药同煎。

【功能与主治】　益气补血，温养肾气；主治再生障碍性贫血。

处方4　血复生汤

【方药与用法】　黄芪 30g，菟丝子、巴戟天、女贞子各 20g，熟地黄、制首乌、肉苁蓉、补骨脂、当归、淫羊藿、紫河车、鹿角片各 10g。上药加水煎汤，分 2 次口服，每日 1 剂，儿童用量酌减；连用 3 个月为 1 疗程，以服药 2 个疗程为宜。

【功能与主治】　补肾填精，益髓生血；主治再生障碍性贫血。

【简释】　方中菟丝子、女贞子、熟地黄、何首乌能补肾养阴、填精益髓，巴戟天、肉苁蓉、补骨脂、淫羊藿能温肾助阳、使阳生阴长，紫河车、鹿角片可大补精血，黄芪、当归宜能补气养血。

处方5　加味保元汤

【方药与用法】　党参 30～50g，黄芪 30～60g，肉桂 2g，甘草 10g。上药加水煎 2 次，分早、中、晚 3 次口服，每日 1 剂。

患者如出现阳虚证，宜加补骨脂、仙茅、淫羊藿，若未生效可加用鹿角霜、附子；患者如出现阴虚证，宜加熟地黄、制首乌、女贞子、枸杞子，若未生效还宜加用玄参、桑椹等；患者出现阴阳两虚时，可加入熟地黄、制首乌、菟丝子、补骨脂、鹿角霜、玄参同煎。

【功能与主治】　补气温阳；主治元气不足、阳虚劳损所致的慢性再生障碍性贫血。

【简释】　治疗本病取"血脱须益气、阳生则阴长"的原理。近来，此方还可用于治疗冠心病、心肌梗死、慢性肾功能衰竭、白细胞减少症，则尤其适合于治疗证属阳虚气弱的患者。

处方6　生脉二至汤

【方药与用法】　人参（另煎冲服）、甘草各 6g，黄芪 30g，女贞子、墨旱莲、菟丝子各 20g，麦冬 12g，五味子 9g，紫河车粉（吞服）3g。上药加水煎 2 次，分 2 次口服，每日 1 剂。

患者高热不退，宜加水牛角片、地骨皮、连翘；伴有皮肤紫斑、齿衄鼻衄时，可加用槐花、羊蹄；出现严重咯血、便血时，须加白及、三七粉、花蕊石、地榆炭、阿胶等。

【功能与主治】　益气敛阴，补养肝肾；主治急性再生障碍性贫血证属肝肾阴伤、邪热内侵者，症见发热、贫血、出血倾向、面色萎黄、头昏疲乏。

【简释】 方6中人参、麦冬、五味子能益气敛阴，女贞子、墨旱莲可滋养肝肾之阴，菟丝子、紫河车能补益肾精，黄芪、甘草可益气和中。诸药配伍，方能充分发挥滋阴不腻、补阳不燥、救阴清热之功效。

处方7 健脾温肾汤

【方药与用法】 黄芪30g，党参、熟地黄各15g，补骨脂、鹿角胶、当归、阿胶、巴戟天各12g，白术10g，陈皮、甘草、肉桂各6g。上药加水煎2次，分2次口服，每日1剂；症状严重者可加红参粉3g，鹿茸粉0.3g，须另外吞服。

【功能与主治】 健脾益气，温补肾阳；主治疗再生障碍性贫血证属脾肾阳虚者。

处方8 造血验方

【方药与用法】 黄芪30~60g，菟丝子20g，肉苁蓉、桑椹、补骨脂、女贞子各15g，仙茅、淫羊藿、胡芦巴、当归各12g。上药加水煎2次，分2次口服，每日1剂。

患者阳虚明显时，宜将本方改为十四味建中汤，组成为当归、白芍、人参、麦冬、半夏、黄芪、白术、川芎、肉桂、附子、肉苁蓉、甘草、茯苓、熟地黄。

【功能与主治】 补阳温肾，益气养血；主治慢性再生障碍性贫血证属肾虚血亏或阳虚者。

第四节　白细胞及粒细胞缺乏症

【概要】 白细胞及粒细胞缺乏症是指外周血白细胞低于 4.0×10^9 个/L 者，如中性粒细胞计数低于 $(1.6 \sim 2.0) \times 10^9$ 个/L，称为粒细胞减少症；当低于 $(0.5 \sim 1.0) \times 10^9$ 个/L 时，称为粒细胞缺乏症。本病发生可能与放疗、化疗或用药期间、各种病原微生物感染有关，还有些病例始终不能寻到病因。主要临床表现为乏力、眩晕、食欲减退、低热等，有时容易与其他疾病发生误诊；由于患者全身抵抗力下降，极易导致继发性感染。本病属于中医学"眩晕""虚劳""劳热"等范畴，常因气血亏虚、阴阳失调而发病。

治疗时，对气血虚亏者应予补气养血；对脾肾阳虚者宜温补脾肾；对肝肾阴虚者宜滋养肝肾；另外，当患者兼有心火上炎时，还须选取清热泄火或清热解毒的中药治疗。

处方 1　升白丸

【方药与用法】　丹参、太子参、山药各 15g，黄芪 30g，熟地黄、鸡血藤各 20g，制黄精 12g；先将上药研制成蜜丸，每粒重约 7g，每次 1 丸口服；每日 3 次，连服 30 天为 1 疗程。

【功能与主治】　益气补肾，养血活血；主治宫颈癌放疗后的白细胞减少症。

处方 2　健脾补肾方

【方药与用法】　黄芪、党参各 30g，淮山药 15g，白术、茯苓、女贞子、山茱萸各 10g，炙甘草 5g。上药加水煎 2 次，分 2 次口服，每日 1 剂。

患者发生血虚时，宜加当归、阿胶、何首乌；若兼有阴虚津亏时，加太子参、麦冬，若兼阳虚时，宜加淫羊藿、锁阳；患者发生血瘀时，可加用赤芍、五灵脂等。舌苔厚腻者，要去山茱萸、黄芪，并且适当减少党参用量。

【功能与主治】　健脾益气，补肾养阴；主治白细胞减少症，证属脾肾两虚者。

处方 3　保元汤

【方药与用法】　黄芪 30g，党参、炙甘草各 10g，肉桂 5g。上药加水煎煮 2 次，混合药汁分 2 次口服，每日 1 剂；每周服药 5 天、停药 2 天休息，连续 4 周为 1 疗程。

【功能与主治】　补气温阳；主治白细胞减少症。

【简释】　方 3 中党参、黄芪能补中益气，肉桂能温阳补肾，炙甘草可益气和中。现代药理学研究证明，保元汤具有促进造血干细胞增殖的作用，肉桂有效成分桂皮醛和桂皮酸也能促进实验动物家兔白细胞的增加。

处方 4　补骨脂丸

【方药与用法】　补骨脂（微炒）500g；取上药研为细末，炼蜜成丸，每粒重约 6g。每次 1～3 丸口服，每日 3 次，用盐开水送服；或将药做成口服胶囊也可，每次 3g 用盐开水送服；通常，连续治疗 4 周为 1 疗程，停药休息 1 周后，再予实施第 2 个疗程。

【功能与主治】　补肾助阳；主治白细胞减少症。

【简释】　现代实验研究表明，补骨脂有促进骨髓祖细胞生长的作用，从而对动物注射环磷酰胺后导致的白细胞下降起保护作用。

处方5　小檗胺片（升白安）

【方药与用法】　小檗胺 180mg；制成片剂，分 3 次口服，每次 60mg，1 日内服完，连用 3～4 周为 1 疗程。

【功能与主治】　升高白细胞；主治白细胞减少症。

【简释】　现代药理学研究证明，小檗胺对环磷酰胺所致的白细胞下降有明显的拮抗作用。在恶性肿瘤放疗、化疗中同期应用小檗胺可以保护骨髓，而防止药物性白细胞下降。

处方6　升白宁

【方药与用法】　八角茴香适量；提取八角茴香成熟的果实和叶中主要成分，装入口服胶囊，每粒约含生药 150mg；治疗时，每次 3 粒口服，空腹吞服为宜；每日 2 次，连用 15～30 天为 1 疗程。

【功能与主治】　促进白细胞增生；主治白细胞减少症。

【简释】　此药确有显著升高白细胞的作用，在用药后会使骨髓细胞分裂象明显增加。但应注意如果服药不当仍有少数患者发生恶心、口干、胃脘不适等消化道症状。

第五节　慢性白血病

【概要】　慢性白血病是造血组织的一种原发性恶性疾病，俗称"血癌"，本病病理特征是骨髓及其造血组织的某一类幼稚白细胞异常增生，故可导致白细胞成熟障碍。急性白血病在 40 岁以下男性为高发人群，起病急骤，则以发热为首先出现的症状，并发生全身广泛性出血、贫血、心慌、气短、乏力、水肿等。慢性白血病以中老年人为高发人群，起病较为缓慢，在我国则以慢性粒细胞性白血病居多，早期多无自觉症状，患者易于疲劳、多汗、怕热、体重下降、面色苍白、头晕、气急、心慌、脾大、肝大，少数病例也可出现轻度淋巴结肿大或低热等。本病属中医学"血证""虚劳"

"积聚"等范畴，辨证分型为瘟毒内蕴型、痰湿瘀阻型和阴虚血热型等，治疗宜分别选择清热解毒、化痰散结、活血化瘀以及清热凉血止血的中药。

处方 1　三物豆根汤

【方药与用法】　山慈菇、板蓝根各 50g，山豆根 30g，当归、丹参、赤芍、川芎、北沙参各 20g，麦冬 15g。上药加水煎 2 次滤汁，混合后分 2～3 次口服，每日 1 剂。

对血热妄行者，宜合并犀角地黄汤加减组方；对气滞血瘀者辅用丹参注射液静脉点滴，同时服上方加理气药。

【功能与主治】　养血活血，清热解毒；主治急性白血病，也可将此方配合化疗同时服用。

【简释】　临床观察与动物试验表明，此方可以产生类似于肝素的治疗作用，与化疗联合应用能增强化疗药物对癌细胞的杀伤力，并且能增强体液免疫功能和巨噬细胞的吞噬功能，改善高凝状态，减轻化疗的不良反应，因而能提高疗效。

处方 2　黛香散

【方药与用法】　青黛 30g，雄黄、乳香各 15g，麝香 0.3g。上药共研细末，有条件可装入胶囊，每次取 0.1～1g 口服，每日 2 次。

【功能与主治】　清热解毒，化瘀通络；主治慢性粒细胞性白血病，证属热毒内蕴者，出现低热、腹内硬结、坚硬不移、面色灰暗、舌质偏红、苔黄腻、脉弦。

处方 3　龙胆泻肝汤加减

【方药与用法】　龙胆草、黄芩、栀子、木通、当归、生地黄、柴胡、猪苓、泽泻 10g，鸡血藤、丹参各 30g。上药加水煎，每日 1 剂，分 2～3 次口服。

患者热重时，宜加夏枯草、半枝莲、白花蛇舌草、山豆根，加用五味消毒饮、黄连解毒汤、清瘟败毒饮；患者湿重时，宜加藿朴夏苓汤、二陈汤、三仁汤。

【功能与主治】　清泻肝胆湿热；主治急性白血病，证属肝胆湿热者。

【注意事项】　如发生感冒、感染时，须停用本方，改予辨证施治，待好转后再用本方。

【简释】 白血病初期多以实证、热证、阳证为主，治疗要以清热泻火为重点；中期以热入营血为主，治疗应从清营凉血入手。方3内木通是选用毛茛科川木通、而不是马兜铃科关木通，倘若混用则易于发生用药不良反应。

处方4 青蒿鳖甲汤

【方药与用法】 鳖甲15g，青蒿、知母各6g，生地黄12g，牡丹皮9g。上药加水1000ml后同煎，留取药汁400ml，每日分成2次口服，每日1剂。

【功能与主治】 养阴清热，凉血止血；主治慢性白血病，证属阴虚血热者，出现低热不退、心悸气促、腰酸腿软、鼻齿出血、检查舌红、少苔、脉细数。

处方5 青黄散

【方药与用法】 青黛9份，雄黄1份；上药共研细末，装入口服胶囊备用。诱导缓解的用量为每日6～14g，分3次餐后服；维持缓解的用量为每日3～6g，分2～3次餐后服。

患者脾大明显、瘀血时，可加服膈下逐瘀汤；发生气血两虚时，宜加服八珍汤；有脾胃虚寒时，可加入小建中汤同煎。

【功能与主治】 解毒抗癌；主治慢性粒细胞性白血病。

【简释】 青黛的抗癌成分是靛玉红，不溶于水，故此方不宜煎汤服用；雄黄的主要成分是二硫化二砷，对白血病也有一定治疗作用，但方5长期用药易导致慢性砷中毒。服药期主要不良反应有恶心、胃脘不适、便溏等，严重时还出现血便。

处方6 龙牡红黄汤

【方药与用法】 三棱、莪术、五灵脂、槟榔、龙骨、牡蛎、海浮石各15g，水红花子、瓦楞子各30g，香附、三七、苏木各10g，雄黄9g。上药加水煎2次，分2次口服，每日1剂。必要时，可另取醋香附、制鳖甲、鸡内金各120g，共研细末备用，每次10g，以黄酒送服，每日3次。

【功能与主治】 化瘀止血，解毒抗癌；主治慢性粒细胞性白血病。

处方7 抗白散

【方药与用法】 青黛30g，血余炭3g，雄黄15g。上药共研细末，每次取 2～5g 口服，每日 2～3 次。

【功能与主治】 清热解毒，化瘀通络；主治瘟毒内蕴型慢性粒细胞白血病，症见低热、面色灰暗、肌肤甲错、舌质偏红、苔黄腻、脉弦。

第六节 真性红细胞增多症

【概要】 真性红细胞增多症是一种原因不明的慢性进行性造血系统病变，常以骨髓造血功能亢进、红细胞与血容量增多、血液黏稠度增加为特征。主要临床表现为皮肤红紫、脾肿大、出现相应的心血管及神经系统症状；部分病例还可产生出血倾向、腹胀便秘、肢体麻木、头痛、头晕，以至于产生缺血性脑卒中，病情严重时，可及时采取放血或进行血液稀释疗法。中医治疗酌情选用清肝泻火、凉血泄热、活血化瘀的中药。

处方1 加减龙胆泻肝汤

【方药与用法】 紫草 20g，龙胆草、生地黄、黄芩、泽泻、知母、菊花各 15g，柴胡 10g，栀子 9g，牡丹皮 5g。上药加水煎 2 次取汁，混合后分 2 次口服，每日 1 剂。

【功能与主治】 清肝泻火，凉血泄热；主治真性红细胞增多症。

【简释】 本病在进展期多属肝热血滞证，治宜清肝化滞，本方源于龙胆泻肝汤，还可辨证加用桃仁、红花、三棱、莪术、藕节、白茅根等，能共奏凉血化瘀之功效；此外，若另外加入青黛 2～3g 后煎，将使治疗本病的临床效果更好。

处方2 真红缓解汤

【方药与用法】 卷柏 60g，紫草 9g。上药加水煎 2 次，分 2 次口服；每日 1 剂，连用 3 个月为 1 疗程。

患者出现血瘀证时，可加赤芍、川芎、红花、桃仁等；发生血热证时，可加牡丹皮、知母、麦冬、茜草、生石膏。患者合并中风时，宜加用适量夏枯草、龙胆草、栀子、红花、水蛭等，若发生气虚证，可加入黄芪、党参同煎。

【功能与主治】 活血化瘀，清营泄热；主治真性红细胞增多症。

【简释】 方 2 中卷柏能活血化瘀，现代药理学研究证明，卷柏具有抗肿瘤作用。此药治疗真性红细胞增多症，可将卷柏使用剂量从 60g 渐增至 80g，一般不会发生药物不良反应。方 2 中紫草能清热解毒、活血凉血，也有抗肿瘤作用。

第七节　嗜酸性粒细胞增多症

【概要】　当检测周围血液内嗜酸性粒细胞计数超过（0.40～0.45）×10^9 个/L 时，又称为嗜酸性粒细胞增多综合征。此病通常与多种疾病相关，且以寄生虫感染及过敏性疾病最为多见。患者临床症状不一，常出现发热、盗汗、胸痛、持续咯血、皮疹或皮肤瘙痒、腹痛、腹泻、消化不良及神经精神症状等。本病多属于中医学"咳嗽""哮喘""风湿"等范畴，临床治疗应当选取祛风化痰、宣肺止咳、清热养阴、益气和血的中药方。

处方 1　清肝泻肺汤

【方药与用法】　蛤壳、鱼腥草 30g，桑白皮 18g，地骨皮、白芍各 12g，青黛 4.5g，黄芩 9g，炙甘草 6g。上药加水煎 2 次滤汁，混合后分 2 次口服，每日 1 剂。

患者出现胸胁疼痛时，宜加郁金 12g、川楝子 8g；发生不同程度咯血时，宜加仙鹤草 30g、藕节 30g；若有咳喘加重时，可加用竹沥 30g、天竺黄 9g；治疗中嗜酸性粒细胞降低不明显时，须加入乌梅 12g 同煎口服。

【功能与主治】　清肝泻肺；主治嗜酸性粒细胞增多性肺炎。

处方 2　加减止嗽散

【方药与用法】　紫菀、款冬花、槟榔各 12g，百部、薏苡仁各 15g，桔梗、白前、枳壳各 10g，甘草 4.5g。上药加水煎 2 次，分 2 次口服，每日 1 剂；小儿酌情减量。

患者伴有畏冷、发热、苔薄白时，宜加麻黄、荆芥；出现胸闷、气促明显时，宜加紫苏子；若出现久嗽不止时，可加五味子、罂粟壳。化验外周嗜酸性粒细胞超过 1.0×10^9 个/L 时，即可考虑同时加服西药乙胺嗪（海群生），剂量为每日 8mg/kg，分 4 次口服，以连服 6～8 天为宜。

【功能与主治】　泻肺化痰，止咳行气；主治热带型肺嗜酸性粒细胞肺炎，患者已发生嗜酸性白细胞浸润。

第八节 过敏性紫癜

【概要】 过敏性紫癜也称出血性毛细血管中毒症，为一种毛细血管变态反应性、出血性疾病，以儿童和青少年更为常见。主要临床改变除皮肤过敏性紫癜外，尚可产生皮疹、血管神经性水肿、关节炎、腹痛、过敏性肾炎，偶尔出现咯血、哮喘、胸膜炎等；有时患者还伴有全身不适、发热、食欲下降、腰痛或黑便等。中医学称此病为"紫斑""鲤血""葡萄疫""瘟毒发疫"等，多因感受外邪、气血失调，导致血不循经、离经外溢所引起。临床分型及治疗大法为：①外感风热型，治宜疏风清热，凉血解毒；②湿热蕴结型，治宜清热化湿，清解血热；③血热妄行型，治宜凉血泄热，散瘀止血；④阴虚血热型，治宜凉血清热，兼以养阴。

处方 1 抗敏消癜汤

【方药与用法】 蝉蜕 60g，生地黄 30g，白鲜皮、丹参各 20g，茜草、地龙、牛膝各 15g，防风、荆芥、甘草各 10g，大枣 5g。上药加水煎 2 次，分 2 次口服；每日 1 剂，连用 20 天为 1 疗程，以服药 1～2 个疗程为宜。

热毒旺盛者，宜加生石膏、金银花、连翘；阴虚火旺者，可加知母、黄柏、玉竹；脾虚气弱者，须加黄芪、党参、白术、山药；发生关节肿大时，须加秦艽、薏苡仁；腹痛明显时，可加用延胡索、木香；若有尿血或便血，可加用白茅根、大蓟、小蓟、地榆、炒槐米等。

【功能与主治】 疏风清热，凉血止血，化瘀通络；主治过敏性紫癜，证属风热者。

【简释】 本方用于风热引起的过敏性紫癜，方 1 中以蝉蜕为主药，且用量较大，蝉蜕善解外感风热，又为治瘾疹瘙痒之要药，常与防风、荆芥同用，能祛风止痒。现代药理研究证实，蝉蜕有抗过敏和镇静作用，可降低毛细血管通透性。

处方 2 蝉蜕粉

【方药与用法】 蝉蜕 6g。上药研成细末，开水冲服，每日 1 次。

【功能与主治】 祛风除湿，清热止痒；主治过敏性紫癜证属风热搏结者，如见有皮疹发红、发痒、破后流出津水、苔白黄、脉数有力。

处方3　化斑消痛汤

【方药与用法】　土茯苓15g，生地黄、薏苡仁、白鲜皮、地肤子各12g，牡丹皮、防己、紫草、当归、川芎、地龙、苍术各10g。上药加水煎2次滤汁，每日早、晚2次餐前口服，每日1剂。注意以上剂量仅是10岁儿童的常用量，若患者年龄较大或较小时须予适当增减。

【功能与主治】　养血清热，祛风利湿；主治关节型过敏性紫癜。

处方4　青紫汤

【方药与用法】　青黛3g，紫草4g，白及9g，乳香6g。上药加水300～500ml，煎至120～200ml，分2～3次口服，每日1剂。

对伴有表证的单纯皮肤型，宜加金银花、板蓝根、白芷、焦山楂；营热证，表现为紫癜量多、相互成片时，宜去乳香，加寒水石、牡丹皮、水角粉、玄参、生地黄等。对关节型，宜加钩藤、木瓜、威灵仙、忍冬藤。对胃肠型，表现为大便下血呈鲜红色时，可加地榆、黄连、白头翁、赤小豆；若便如柏油、紫癜色淡时，加用伏龙肝、干姜、阿胶珠、黄芪、黄精；仅腹痛明显时，可加入赤芍、甘草、延胡索、沉香末等。对肾型，出现血尿时，可加用白茅根、小蓟、墨旱莲、生地黄、凤尾草等。

【功能与主治】　清热凉血，活血宁血；主治过敏性紫癜。

【简释】　方4中青黛入肝、胃、肺经，能清热解毒、泻肝胃之火，以及清营止血；紫草亦入血分，能清热、凉血、活血，善散血分之郁热，主治斑疹衄血的疗效较好。

处方5　凉血解毒汤

【方药与用法】　连翘30g，生地黄、紫草各15g，炒槐花、徐长卿各12g，大枣10枚，甘草10g。上药加水煎2次，分2次温服；每日1剂，连用10天为1疗程，儿童酌减。

对胃肠型、呕吐明显时，可加半夏12g、竹茹10g；腹痛甚重时，加白芍30g；发生便血时，可加炒地榆20g。对关节型，须加薏苡仁30g、防风15g；对肾型，出现蛋白尿时，应加用白茯苓30g、黄芪20g、山药15g；白细胞增多可加蒲公英20g、红细胞增多时可加入白茅根30g同煎。

【功能与主治】　凉血清热，祛风解毒；主治过敏性紫癜。

【简释】　方中连翘、生地黄、紫草能清血分之热，徐长卿能祛除营分之热，炒槐花凉血止血，大枣、甘草具有和营养卫之功效。现代药理学研究表明，徐长卿具有镇痛、镇静、抗炎、抗过敏，以及解除胃肠道平滑肌痉挛的作用。

处方6　地角紫癜方

【方药与用法】　生地黄12g，水牛角、牡丹皮、枸杞子、墨莲草各10g，生大黄（后下）5g，制僵蚕5g，生甘草3g。上药加水煎2次滤液，混合后分2次口服，每日1剂。患者瘀热渐清、阴虚渐复时，宜去生大黄，重用墨旱莲。

【功能与主治】　清热凉血，养阴化瘀，祛风热；主治过敏性紫癜，证属热入营血者。

【简释】　方6中僵蚕能祛皮肤风热，如单味煎服也能治疗遍身瘾疹，僵蚕与大黄同用，一升一降，则能充分发挥清解血分瘀热之功效。

处方7　清营凉血汤

【方药与用法】　紫草、地肤子、侧柏叶、野菊花各30g。上药加水煎2次，分2次口服，每日1剂，患者同时伴有出血时，宜加入止血药同煎。

【功能与主治】　清热解毒，凉血止血；宜治疗过敏性紫癜证属风热者，如出现皮肤紫癜，色鲜红或紫暗，或出现明显瘙痒。

第九节　原发性血小板减少症

【概要】　原发性血小板减少症是一种免疫性出血性疾病，因血小板减少而引起皮肤或黏膜紫癜。急性患者于发病前多有呼吸道疾病或病毒感染史，起病急骤，有畏寒发热，突发皮肤黏膜出血，呈瘀点或瘀斑状，严重时还可发生皮肤血肿等。倘若超过6个月以上不能自行恢复，少数病例可转变成慢性原发性血小板减少症。慢性患者出血较轻，却可不断复发，长达数月或数年不愈，导致轻度脾脏肿大或（和）贫血。实验室检查发现，血小板计数低于50×10^9个/L及其形态异常，呈现不同程度的出血时间延长。本病在中医学属于"血证""肌衄""虚劳""葡萄疫"等范畴。急性型多由外感热毒或胃热炽盛、郁于营血、火盛动血、迫血妄行，而因溢于肌肤与黏膜之间所致。患者病久可转为慢性，导致脏腑气血耗伤或阴液耗伤，并且产生阴损及阳、虚阳浮动、虚火内动、血不归经。急性型治疗须选用清热养阴、凉血止血的中药；慢性型治疗宜选用养血益气、健脾补肾的中药。

处方 1　地黄止血冲剂

【方药与用法】　水牛角 40～60g，生黄芪 20g，生地黄 10～30g，赤芍、牡丹皮各 10～20g。上药研细末，或制成颗粒状冲剂；治疗用，每次 1 包口服，开水送服，每日 4 次，连服 30 天为 1 疗程。

【功能与主治】　清热解毒，凉血止血，兼以益气摄血；主治原发性血小板减少症，证属血热者。

处方 2　消斑合剂

【方药与用法】　荔枝草、生地黄、白茅根各 30g，炙黄芪 60g，接骨木 25g，乌梅炭、生甘草各 15g，焦三仙各 10g。上药加水煎 2 次滤出，混合后分为 2 次口服，每日 1 剂。

对血热妄行证，可配合犀角地黄汤加减；对气不摄血证，宜合用正元丹化裁；对阴虚火旺证，可配合麦味地黄汤加减。

【功能与主治】　凉血滋阴，止血消瘀，益气养血；主治原发性血小板减少性紫癜。

【简释】　正元丹源自《古今医方集成》，经典组方中有人参 108g，白术、茯苓各 72g，甘草、黄芪各 45g；山药 36g。

处方 3　生血灵

【方药与用法】　黄芪 15～30g，党参 15g，当归 10～15g；生地黄、熟地黄、仙鹤草、墨旱莲各 20～30g，牡丹皮 15～20g，大青叶 20g，甘草 6～10g。上药加水煎 2 次，分 2 次口服，每日 1 剂。

【功能与主治】　健脾补肾，凉血止血；主治原发性血小板减少症。

【简释】　现代医学研究证明，此方可作用于造血祖细胞，有直接刺激巨噬细胞成熟以及血小板分化、增殖和释放的功效。

处方 4　归脾合四生汤

【方药与用法】　生黄芪、侧柏叶各 15～30g，当归、炒槐花、阿胶 10～15g（烊化冲服）各 10～15g，生地黄、山茱萸 10～30g，生甘草 10g，三七粉（分次吞服）2～6g。上药加水煎 2 次滤汁，分 2 次口服；每日 1 剂，1 个月为 1 疗程，以连服 2～3 个疗程为宜。如为气虚血热证，出血明显者，须加大三七用量。

【功能与主治】 补气养营，凉血宁络；主治慢性原发性血小板减少症。

【简释】 方中加用阿胶可发挥止血作用，能使凝血时间缩短。此外，现代药理学研究表明，此方能提高血小板的数量，有助于防止因血小板减少引起的大面积出血。

处方5　补肾升血汤

【方药与用法】 熟地黄 15～30g，鹿角胶、龟甲胶各 10～20g，淫羊藿、丹参各 15g，何首乌 10g，枸杞子、炙黄芪各 25～30g，党参 15g，全当归 12g，茜草根、女贞子、炙甘草各 10g。上药加水煎 2 次取汁，分 2 次服药；每日 1 剂，连用 20 天为 1 疗程。

患者血虚时，宜加阿胶、鸡血藤；若出血较多时，宜加用生地黄、白茅根；月经量过多，可加用赤石脂、紫草、红参等同煎。

【功能与主治】 补肾、益气养血；主治慢性血小板减少症。

第七章
风湿性病症

第一节 风湿性关节炎

【概要】 风湿性关节炎源于风湿热，与溶血性链球菌感染后发生的变态反应有关，属于全身性结缔组织炎症。主要临床表现为游走性多关节炎，常累及膝、踝、肩、腕、肘等大关节。西医治疗应首选水杨酸制剂（如阿司匹林、布洛芬），但患者容易出现胃肠道症状，如消化性溃疡及出血等。本病在中医学属于"痹证"范畴，包括风寒湿痹、风寒热痹和正虚久痹。治疗时，可选择祛风除湿、散寒止痛、清热通络或益气养血的中药方剂。

处方1 益肾蠲痹丸

【方药与用法】 熟地黄、当归、鹿衔草、淫羊藿各120g，炙全蝎、炙蜈蚣各25g，炙乌梢蛇25g，炙蜂房、炙地鳖虫、炙僵蚕、炙蜣螂虫各90g，甘草30g，生地黄100g，鸡血藤、老鹳草、虎杖各120g；先将生地黄、鸡血藤、老鹳草、虎杖水煎，然后浓缩成膏；再将余药共研细末，混合后制药丸如绿豆大小，每次取6g餐后口服，每日2次。

【功能与主治】 益肾壮督，蠲痹通络；主治阳虚寒痹证，如风湿性关节炎或类风湿关节炎。

【注意事项】 妇女月经期和妊娠期应予禁服。

处方 2　二乌止痛酒

【方药与用法】　制川乌（先煎 2h）、制草乌（先煎 2h）、桑枝、桂枝、忍冬藤、红花、乌梅、威灵仙、甘草各 12g；取上药置于 500ml 的中度白酒内浸泡 7 天后，开始治疗每次 30ml 饮服，每日 2 次，1 个月为 1 疗程，2～3 疗程生效。

【功能与主治】　祛湿通络；主治风湿性关节炎。

【简释】　方中用川乌、草乌、桑枝、桂枝、威灵仙，以祛风散寒、利湿止痛；忍冬藤、红花，以活血通络；乌梅以敛阴舒筋。

【注意事项】　高血压及心动过速者慎用，孕妇及对酒精过敏者禁用。

处方 3　四物四藤合剂

【方药与用法】　生地黄、鸡血藤、海风藤、伸筋藤、络石藤各 15g，当归、赤芍各 9g，川芎、独活、地龙各 6g。上药加水煎 2 次，分 3 次口服；每日 1 剂，连服 6 剂为 1 疗程，直至明显痊愈后停药。上药为成人每日用量，儿童治疗时，应酌减。

【功能与主治】　养阴活血，息风通络；主治风湿性关节炎。

处方 4　桂芍知汤加减

【方药与用法】　附子 30～60g（先煎 1h），桂枝、芍药各 15g，生甘草、麻黄各 6g，白术 12g，知母、防风各 10g，生姜 5g。上药加水煎 2 次分服，每日 1 剂。

【功能与主治】　祛寒止痹、温经通络；主治风湿性关节炎。

处方 5　身痛祛瘀汤

【方药与用法】　当归、桃仁、牛膝、红花各 9g，甘草、没药、五灵脂、川芎、地龙（去土洗净）各 6g，羌活、秦艽、香附各 3g。上药用冷水浸泡半小时，煎煮 20min 取汁；接着 2 次煎取后去渣，混合药汁，浓缩至 200ml；每日 1 剂，分 2 次服；最后取汁后，可再将药渣热敷患部。

寒痹甚者，宜加附子、细辛、威灵仙；热痹甚者，须去羌活，加忍冬藤、生石膏、黄柏、薏苡仁等；着痹者，宜加用白芍；行痹者，可加用蕲蛇或乌梢蛇。患者若出现微热可加苍术、黄柏，机体虚弱时宜加入黄芪 40g 同煎。

【功能与主治】 活血化瘀，祛风止痛；主治风湿性关节炎。

【简释】 此方源自《医林改错》，适于主治瘀血夹风、经络痹阻之肩痛、臂痛、腰腿痛或浑身疼痛、病证久治不愈者。

处方6　加味麻附细辛汤

【方药与用法】 威灵仙 15g，麻黄、桂枝、羌活、独活各 10g，附片（先煎 1h）12g，细辛、乳香、没药各 6g，甘草 3g。上药加水煎 2 次混合，分 2 次口服，每日 1 剂。儿童用量酌减。

患者如行痹明显，宜加防风、白芷、秦艽、海风藤各 10g；痛痹明显时，可加干姜、肉桂各 6g；热痹明显时，可加金银花 15g、连翘 15g、黄柏 15g、桑枝 15g；着痹严重时，可加薏苡仁 15g、苍术 12g、猪苓 20g、络石藤 20g、千年健 15g。倘若患者久痹体虚，宜加用桑寄生 10g、杜仲 15g、续断 15g、山药 12g。

【功能与主治】 温经祛风，活血止痛；主治风湿性关节炎。

处方7　散痹汤

【方药与用法】 羌活、当归各 12g，独活、乌梢蛇、甘草各 10g，芥子 9g，麻黄、桂枝各 6g，蜈蚣、全蝎各 5g。上药加水煎 2 次滤汁，混合后分 2 次温水送服，每日或隔日煎服 1 剂。

患者上肢关节疼痛明显时，宜重用羌活，同时加用威灵仙、姜黄等；下肢关节疼痛明显时，应重用独活，同时加用牛膝、木瓜、土茯苓等；若痛处不温、畏寒甚重时，须加用附子、干姜；若久治不愈时，可加用蜂房、穿山甲、海风藤、地龙等。

【功能与主治】 祛风除湿，通络止痛；主治风湿性关节炎，如有肢体或（和）关节酸痛、麻木、活动障碍等，其病情可多次复发，且常与季节和气候变化相关，每遇阴冷天气即可加重。

处方8　痹痛外洗液

【方药与用法】 大黄、黄芪各 20g，生麻黄、桂枝、秦艽、苍耳草各 15g，威灵仙、生川乌、生草乌、伸筋草各 12g，延胡索 10g，细辛 6g，冰片 2g。上药除冰片外，先用温开水浸泡 3h，再加入白酒 250g，煎煮 15min，临用前加入冰片。治疗时，取其药液洗敷患处，每剂反复加温使用 2～4 天；每日 2～3 次，连用 7 天为 1 疗程。

【功能与主治】 此方外用效果显著，适用于各类风湿性关节炎。

第二节 类风湿关节炎

【概要】 类风湿关节炎是一种自身免疫性疾病，起病与细菌、病毒感染以及内分泌、遗传因素有关，天气阴冷、潮湿、疲劳、营养不良、外伤、精神创伤等均是本病的诱发因素。此外，患者的变态反应和自身免疫性反应也占有极其重要的地位，其基本病变为发生在骨关节滑膜的炎性病变，患者出现对称性周围性多个关节的慢性炎症。西药常规治疗是使用水杨酸制剂、吲哚美辛（消炎痛）、灭酸类药物和肾上腺皮质激素、免疫抑制剂等，但仍不能从根本上清除患者体内的抗原-抗体复合物，而且一旦停药复发率极高。本病属中医学"痹证"的范畴，又称为"鹤膝风""历节病""骨痹""厄痹"等。主因居处潮湿、气候异常、冒雨涉水、冷热交错，风寒湿热之邪流注于肌肉、关节、经络所致，从而患者产生内禀不足、肝肾亏损、气血不足、病后虚损、正气不足以驱邪外出，甚至引起严重的关节畸形。宜选用祛风散寒、除湿通络、化痰祛瘀、凉血解毒或补益肝肾的中药治疗。

处方 1 补肾祛寒宣痹汤

【方药与用法】 川续断 12～18g，淫羊藿、苍术、补骨脂各 9～12g，赤芍、白芍、制附片（先煎）各 6～12g，熟地黄 12～24g，骨碎补 10～20g，桂枝、独活、牛膝各 9～12g，威灵仙 12g，防风、知母、松节各 10g，伸筋草 30g，麻黄 3～6g，穿山甲（炙）6～9g；地鳖虫 6～10g。上药加水煎 2 次取汁，分 2 次口服；每日 1 剂，以连用 6～8 周为宜。

关节疼痛明显者，可重用制附片，同时加入草乌 6～9g、七厘散（每次 1g），随汤剂冲服即可；舌苔白厚、白腻者，须去熟地黄，加厚朴、砂仁；若伴有热象，宜减少桂、附用量，并加黄柏和秦艽，把熟地黄改用生地黄或生熟地同煎。

【功能与主治】 补肝肾、强筋骨、祛风湿、通经络；主治肝肾两虚型类风湿关节炎，如见有筋脉拘急、僵硬畸形、关节疼痛、局部肿大、活动不利等。

【简释】 此方源自桂枝芍药知母汤与虎骨散加减，主旨在于"补肾祛寒"，同时与滋肾益肝、柔筋和络的药物配伍，并充分体现此病治疗应当"疏风勿燥血""祛寒勿助火"的理念。

处方 2 痹痛消

【方药与用法】 制川乌、制草乌、制乳香、制没药各 12g，黄精、续断各 18g，桂枝、白芍、白术各 15g，炙麻黄、知母、防风、全蝎各 9g，蜈蚣 3 条；上药水煎 2 次，共取药汁 500ml，分 2 次温开水送服；每日 1 剂，连服 30 天为 1 疗程。治疗时，不宜撤掉西药糖皮质激素，当痹痛始消后可逐渐减量或停药。如关节疼痛剧烈时，可临时使用西药布洛芬、芬必得或双氯芬酸（扶他林），但须严格掌控使用剂量。

病变以上肢为主时，宜加羌活 12g、海桐皮 18g、桑枝 15g、片姜黄 12g；病变以下肢为主时，宜加独活 12g、怀牛膝 12g、木瓜 24g；局部红肿加重、热毒炽盛时，宜去制川乌、制草乌、桂枝、麻黄，另加牡丹皮 12g、栀子 15g、生石膏 60g、忍冬藤 30g；伴有腰部酸痛，可加杜仲 18g、桑寄生各 18g、枸杞子 30g；合并气血两虚时，可加黄芪 30g、鸡血藤 30g、党参 12g、当归 15g。

【功能与主治】 祛风除湿，通络止痛；主治类风湿关节炎。

【简释】 此方寒温并用、攻补兼施，具有祛风除湿、活血通络、补益肝肾、调和营卫的功效，可起到抗炎消肿、止痛等治疗作用。实验室检查证实，采取此方治疗还可明显改善红细胞沉降率、IgG、IgA、IgM、类风湿因子、C 反应蛋白等多项免疫指标的效果，由此而推论方 1 痹痛消具有良好的机体免疫调节功能。

处方 3 万节通痹方

【方药与用法】 蜈蚣 2g，炙乌梢蛇 9g，全蝎 3g，僵蚕 9g，地龙 10g，蜣螂虫 6g，炙豹骨 6g（无条件时可用狗骨代替，宜先煎），蜂房 9g；老鹳草 10g，制川乌 2g，细辛 3g，牛膝 10g，制乳香、制没药各 6g，当归 10g，甘草 6g。

① 汤剂：每日 1 剂，文火水煎，共 3 次，过滤后为 450ml，分 3 次餐后微温服，服药后可含服生姜片，以消腥气。

② 胶囊：在汤剂中加麝香 0.3g，羊肝 15g，海狗肾 3g，生黄芪 15g。上药共为细末，装胶囊。服药剂量由每次 1g 逐渐递增为每次 6g，每日服 4 次，早、中、晚各服 1 次，第 4 次宜在晚上睡前服，以减轻夜间关节痛及次日的晨僵。

③ 膏药：蜈蚣 5g，炙乌梢蛇 10g，全蝎 5g，僵蚕 10g，地龙 10g，蜣螂虫 10g，炙豹骨 10g（可用狗骨代，先煎），蜂房（炒黄）10g，麝香

0.55g，蟾酥 2g，冰片 3g，细辛 10g，牛膝 10g，乳香、没药各 10g，马钱子 10g；白及 20g，三七 5g，大黄 10g（麻油煎）。将上药共为细末（最后加麝香、冰片、蟾酥三种药粉），然后对匀装瓶，封固后备用。

药膏使用方法：于急性活动期，常取上药药粉加陈醋适量，调为糊状，外敷于关节患处，每日 1 次；于稳定期，可用鲜生姜 30g，鲜葱白带须30g，共捣为泥，混合上药药粉，加适量黄酒调匀，呈糊膏状，外敷于关节患处，加绷带固定，每间隔 3 日换新药膏 1 次。

【功能与主治】 祛风通络，通经止痛；主治类风湿关节炎。

处方4 五藤汤

【方药与用法】 雷公藤（去皮，先煎）6～9g，青风藤、忍冬藤、海风藤、络石藤各 15g，当归、鸡血藤、生黄芪各 30g，蕲蛇、芥子各 10g，蜈蚣 3g，淫羊藿 12g。上药加水煎 2 次，分为早、中、晚餐后 60min 口服；每日 1 剂，连用 1 个月为 1 疗程。

【功能与主治】 通经活络；主治类风湿关节炎。

【注意事项】 雷公藤为生药，应用前要将其去皮保留木质；皮质毒性甚强而易于发生中毒。此外，青少年男性用久了也可影响生殖细胞而不育。

处方5 复方蚂蚁丸

【方药与用法】 蚂蚁 50g，人参 1g，黄芪 7～5g，当归 4g，丹参、鸡血藤各 7.5g，淫羊藿、巴戟天、威灵仙各 5g，菟丝子 20g，制川乌、蜈蚣、牛膝各 2.5g。上药碾碎、过筛，炼蜜调制成药丸，每丸重约 12g。治疗时，每日 1 丸口服，连用 3 个月为 1 疗程，以 2～3 个疗程为宜。服药时，应将核桃（去皮）1 个、大枣（去核）1 枚，与上述药丸一起切碎，打入鸡蛋 1 个搅匀，蒸制成蛋羹，于空腹时用白开水或小米粥汤送服。对急性发作或活动期患者，仍应适当配合西药或中药汤剂治疗。

【功能与主治】 补肾强筋，祛风通络；主治类风湿关节炎。

处方6 雷公藤煎

【方药与用法】 雷公藤全根 10g。上药先去皮，用文火煎 1～2h后，加入适量白砂糖和白酒勾兑。治疗时，分成 3 等份，每日于早、中、晚 3 餐后口服。服药期间应根据临床疗效的状况，逐渐减少糖皮质激素类药的剂量，以及彻底停用其他西药。

【功能与主治】　消炎解毒；主治类风湿关节炎。

【简释】　现代药理学研究表明，雷公藤提取物能造成小鼠精子密度下降、精子活动力减弱以及精子畸形；所以，在生育期男性患者，本品应予慎用或不用。此外，此药还会引起肝脏细胞损害，而出现转氨酶增高等，但于停药后即可逐渐恢复至正常。使用注意事项请参见处方 4。

第三节　强直性脊柱炎

【概要】　迄今，强直性脊柱炎仍是一种原因不明难以治疗的疾病，本病最先侵犯骶髂关节，其后随着病情进展累及腰椎、胸椎、颈椎，导致脊椎关节间隙模糊、融合，以及椎体骨质疏松和破坏等；患者病情不断加重，即可导致脊柱强直或驼背状固定等，患者出现明显的晨僵和脊椎关节疼痛、活动受限等。本病中医学称为"骨痹""历节病"等，通常按以下证型选择相应的中药治疗：①风寒外袭型，出现背腰拘急疼痛，或连髋股，或引膝胫等，遇寒加重、得温痛减、舌苔白腻、脉浮紧；②湿热浸淫型，出现腰背和腿部疼痛，于轻微活动后减轻，口干不欲饮，舌苔黄而厚腻、脉濡数；③瘀血阻络型，出现背脊疼痛，日轻晚重，脊背活动受限，舌质紫暗或有瘀点瘀斑、脉细涩；④肾精亏虚型，出现背腰和腿部酸痛，喜温喜按、腰膝无力、遇劳加重、肢体不温、手足不温、心烦失眠、足跟疼痛、舌质红、苔白腻、脉弦细。

处方 1　乌头桂枝汤

【方药与用法】　制川乌 4.5g，桂枝、生姜、白芍各 9g，炙甘草 6g。上药加水 600ml 略泡，先用武火煎沸后，改用文火续煎 30min，取药汁 1 次服下；每剂水煎 2 次，每日 1 剂。如果发生明显呕吐，宜加用半夏，但用量不可超过 9g。

【功能与主治】　疏风散寒，祛湿止痛；主治风寒外袭型强直性脊柱炎。

处方 2　散寒化湿验方

【方药与用法】　桂枝 15g，当归 30g，制川乌、细辛各 6g，苍术 25g。上药加水 800ml 略泡，先用武火煎沸后，再改文火续煎 20min，滤其药汁 300ml 一次服下；每剂可水煎 2 次，每日 1 剂；6～10 剂为 1 疗程，酌情后续。

【功能与主治】 疏风散寒，祛湿止痛；主治风寒外袭型强直性脊柱炎，此类患者疼痛具有"遇寒则重、得温痛减"的特点。

处方3　清热化湿验方

【方药与用法】 金银花、当归各 30g，苍术 25g，黄柏、威灵仙各 15g，甘草 10g。上药加水 1000ml，武火煎沸后，再改用文火续煎 30min，滤其药汁分早、晚各 1 次口服；每剂水煎 2 次，每日 1 剂。

【功能与主治】 清热利湿，通络止痛；主治湿热浸淫型强直性脊柱炎，如有身目俱黄、小便黄赤、发热口渴、舌质红、苔黄腻、脉弦。

处方4　复方雷公藤煎

【方药与用法】 雷公藤 10g，生地黄、金银花 30g，川续断、赤芍各 15g，川牛膝 18g。上药加水 1000ml 略泡后同煎，先用武火煎沸，再以文火续煎 20min，每剂水煎 2 次，滤其药汁一次服下；每日 1 剂。连用 10 剂为 1 疗程。

【功能与主治】 疏风散寒，祛湿止痛；主治湿热浸淫型强直性脊柱炎，产生口干不欲饮、无明显畏寒、舌苔厚腻、脉濡数。

处方5　抗风湿煎

【方药与用法】 雷公藤 72g，苍术 5g，茯苓、山药各 8g，黄柏 7g。上药加水 1000ml 略泡后，煎药汁 350～400ml，每日分成 1～2 次口服，连服 6 剂为 1 疗程。

【功能与主治】 疏风散寒，祛湿止痛；主治湿热浸淫型强直性脊柱炎，如见脚腰酸痛、腿软，但无明显畏寒。

第四节　系统性红斑狼疮

【概要】 系统性红斑狼疮是一种侵犯人体多系统的自身免疫性疾病，因此病变可以遍及全身，以皮肤和肾脏损害最早和最为严重。常见临床症状有不规则发热或弛张型高热、皮肤蝶形红斑、脱发、关节疼痛、蛋白尿、血尿等。西医通常采用激素和免疫抑制剂冲击疗法，可对缓解症状和稳定病情产生明显作用。然而，此类药物治疗的不良反应大，停药后易于出现反跳和复发。依据本病的临床特点，而当属于中医"鬼脸疮""痹证""阴阳毒"等范畴。目前，对轻、中型患者单用中医药治疗，也能获得比较好的疗效，可以减轻临床症状和改善实验室检查指标；对中、重型患者，宜采取中药与激素和免疫抑制剂结合治疗，既可明显减少西药的不良反应和合并症，又可减少激素或免疫抑制剂用量或维持量，有益于巩固治疗效果和防止发生"反跳"或复发。

处方1 狼疮丸

【方药与用法】 金银花、连翘、丹参、赤芍、蒲公英各80g，白鲜皮40g，桃仁50g，红花30g，蜈蚣8条；上药制成蜜丸，每丸重9g；每次2丸口服，每日2次。急性期每次4丸，每日3次。温开水送服，持续服用3～5年。

【功能与主治】 消热解毒，活血化瘀；主治系统性红斑狼疮。

处方2 滋肾养阴益气

【方药与用法】 生地黄、麦冬各15g，山茱萸、女贞子、墨旱莲各12g，山药、泽泻各30g，太子参、茯苓各25g，牡丹皮、五味子各10g。上药加水煎2次，分2次口服；每日1剂，连用2周为1疗程，以服药1～4个疗程为宜。必要时，可同时口服泼尼松等，于服中药期间可使用维持量，待治疗生效后才考虑逐渐减量或撤药。此外，本方可酌情辨证加减。

①风热毒盛型患者，如出现颜面蝶形红斑或散在斑丘痒疹、或肢端红斑、色鲜红、皮损脱屑、咽部干痛、舌尖红、苔薄黄、脉浮滑时，宜加用水牛角30g、赤芍15g、荆芥12g、防风12g、连翘30g；②阴虚内热型患者，如出现颜面蝶形红斑或其他部位多形红斑、色暗红、手足心烦热、自汗、盗汗、乏力、懒言、关节痛楚、腰酸、脱发、舌红少苔、脉细数时，宜加用知母10g、焦黄柏10g、焦栀子15g、淡豆豉10g；③肝肾阴虚型患者，偶尔伴发低热、局部斑疹暗褐色或色素沉着、腰酸痛、关节酸楚、脱发、月经不调或闭经、或头晕目眩、少寐、咽干口燥、便干溲黄、肢肿、舌红少津、苔薄黄、脉细时，须加用制何首乌30g、酸枣仁30g、桑寄生25g、续断15g；④风湿热痹型患者，当出现全身大小关节游走疼痛、肌肉酸痛，或关节肿胀灼热，或伴低热、口苦咽干、舌淡红、苔黄燥、脉滑时，应去五味子，而加入桑枝30g、薏苡仁30g、苍术15g、焦黄柏15g、怀牛膝12g；⑤肝郁脾虚型患者，若有胁腹胀痛不适、纳呆、便溏不爽、月经

不调、局部皮肤色素沉着、舌淡苔白或腻、脉弦细时，宜去生地黄、牡丹皮，加柴胡12g、白芍15g、枳实12g、白术15g、陈皮10g、法半夏15g。

【功能与主治】 益气滋阴，清热凉血；主治系统性红斑狼疮，如伴有发热、关节酸痛、颜面蝶形红斑、甲周红斑、蛋白尿或水肿等。

【简释】 本方能滋肾阴而兼补肝脾，补而不腻；生脉饮能气阴双补，可益心脾之气。现代药理研究证实，本方有显著增强免疫活性、调节人体免疫系统的作用。此外，还有人报道生脉饮可兴奋肾上腺皮质功能和增强人体非特异性抵抗能力。方中养阴药生地黄、知母等，可显著降低肾上腺皮质激素的不良反应。

处方3 祛风温阳通络方

【方药与用法】 桂枝3g，制川乌（先煎2h）、制草乌（先煎2h）、炒荆芥、炒防风、淫羊藿、伸筋草各9g，玄参9～12g，甘草3～4.5g。上药加水煎后分2次口服，连用6个月为1疗程，两个疗程的间隔不要超过14天。

当痹损肌肤而出现明显的雷诺症时，宜去玄参，选加熟附子、羌活、秦艽、丹参、漏芦等；当皮肤麻木不仁时，宜加生黄芪9～12g、当归9g、郁金9～24g、威灵仙9～12g；出现关节红肿热痛时，可选加桑枝、贯众各9g，石膏（先煎）9～15g等。当痹损及肾而出现水肿、蛋白尿时，可加黄芪9～12g、白术12g、玉米须、薏苡仁、黑豆各18g、龙骨、牡蛎各15g、汉防己9～12g；检测尿素氮升高时，加木瓜、牛膝各9g。患者伴有腰膝酸软、水肿、怕冷、舌淡、脉沉细迟时，须去玄参，加牛膝、杜仲、熟附子各9g；伴有耳鸣、健忘、脉细数、舌红时，宜加生地黄9g。当痹损及心而表现心烦、夜寐不宁、脉细数、舌红时，宜加党参9g、麦冬9g、五味子3g、首乌藤15g；若有心悸气促、唇紫、面色苍白、心绞痛、舌紫暗、脉细结代时，宜去玄参，加熟附子、丹参、泽兰各9g，加地鳖虫6～9g；若有癫痫、抽搐、神志模糊时，可加用蜣螂虫（去头足）4.5g、炙远志3g、石菖蒲9g。

【功能与主治】 散寒除湿，祛风温阳；主治系统性红斑狼疮。

【简释】 近来有人发现，系统性红斑狼疮是由人体感受风寒湿邪、经脉气血不畅所致，时常侵犯皮、肌、筋、脉、骨，日久则内损五脏。本病治疗应以辛温药为主，故可采取祛风温阳、散寒除湿、调补阴阳之法。患者若伴身热、烦躁、口渴、舌红苔少、低热颧红，表现阴虚内热时，须选用乌头、桂枝，针对不同兼症要酌加清热解毒或养阴生津药物即可。然而，还须防止辛温药耗伤阴津及川乌、草乌中毒，后者宜用甘草解之。

处方4　加减磁石丸

【方药与用法】　磁石60g，牛膝、川芎、赤芍、海桐皮、草薢、全蝎、秦艽、地龙、天麻、木瓜、白芷、蕲蛇、僵蚕、白附子、海风藤、蒺藜、苦参各30g。上药共研细末，过100目筛，做成蜜丸，每丸约10g。治疗时每次2丸，每天2次口服，连用60天为1疗程。

【功能与主治】　祛风除痹，活血化瘀，通络止痛；主治系统性红斑狼疮。

【简释】　《神农本草经》记载："（磁石）主周痹风湿、肢节中痛、不可持物"。磁石能驱散肾脏风毒，主治周痹风湿当是本方此意。蕲蛇（白花蛇）、白附子、白僵蚕、白蒺藜合谓"四白散"，能治肾脏风毒攻注、周身疮毒、遍身瘙痒。方中牛膝、全蝎、地龙、川芎、赤芍能活血祛瘀，配以天麻即可祛风解痉；海桐皮、秦艽、草薢、木瓜等，具有驱散风湿之毒、胜湿利水的功效；白芷能祛风止痒、散风除湿；苦参可祛风杀虫；海风藤可以祛风通络。

处方5　益气养阴汤

【方药与用法】　生黄芪30g，当归6～10g，熟地黄20～30g，蚕沙20g，麦冬、半枝莲各10～15g，太子参、黄精、灵芝草各15g，五味子、秦艽、海桐皮、山茱萸、淮山药各10g。上药加水煎服，每天1剂，连续服药3～6月。急性进展期患者，选用地塞米松每日早10mg口服，或泼尼松66.7mg进行静脉滴注，待病情控制后可逐渐减少用量，并须定期进行实验室检查。

患者有阴虚低热、烦躁时，宜加石斛、知母、青蒿。呈现肝脾湿毒（肝功能受损）时，宜加茵陈、白术、柴胡；出现脾肾湿毒（肾功能受损）时，可加入土茯苓、益母草、车前子等；发生心气亏损（心功能受损）时，须重用生脉饮伍甘草、丹参；若产生气滞络阻（皮肤血管炎）时，宜加入首乌藤、鸡血藤、茜草、仙茅、淫羊藿同煎。

【功能与主治】　补气益阴；适用于系统性红斑狼疮缓解期的治疗。

【简释】　现代药理研究证明，益气药如黄芪、党参、白术、甘草等，均有提高人体非特异性免疫的功能；养阴药如生地黄、熟地黄、玄参、麦冬、白芍等，可以减轻人体由免疫抑制剂引起的不良反应。在本病急性进展期，应用肾上腺皮质激素控制病情后，也易于导致机体损伤和内耗、抵抗力下降、从而发生气阴两伤证。此时，宜选择本方治疗能够补虚扶正、扶正固本，改善体质，增强患者的免疫功能，而有助于防止本病的复发。

第五节　白　塞　病

【概要】　这是指一种原因不明的血管炎，最初报道为眼、口、生殖器的三联征，如复发性口腔溃疡、阴部溃疡及眼色素膜炎。近来发现本病仍可累及皮肤、关节、神经系统、心血管系统、消化系统、泌尿系统等。中医学称为"狐惑"病，常因感染虫毒、湿热毒瘀互结不化，虚实夹杂，反复发作，病位主要在肝脾、肝热脾湿相互为患，分成阴虚火旺、肝肾阴虚、湿热内蕴、脾肾虚寒、血瘀热毒之型。

处方1　白寒方

【方药与用法】　党参 10g，附子、肉桂各 6g，半夏、陈皮、当归尾、赤芍、红花、三棱、莪术、茯苓各 9g，干姜、甘草各 6g。上药加水煎至 400ml，分早、晚 2 次温服，每日 1 剂；连用 6～10 剂为 1 疗程。患者原用糖皮质激素可逐渐减量直至停药。用此方治疗后，患者常在 4～6 个月后康复。

处方2　腥母汤加减方

【方药与用法】　益母草、鱼腥草各 20g，金银花、野菊花各 15g，赤芍、泽兰、夏枯草、川芎各 12g，黄柏、甘草各 10g，大黄（后下）6g。取上药水煎分 2 次口服，每日 1 剂。局部溃疡处理，宜吹敷珠黄散、锡类散、冰硼散，抑或外涂金霉素甘油。

处方3　当归六黄汤加味

【方药与用法】　蒲公英 20g，生地黄、当归、熟地黄、黄芩、麦冬、玄参、天冬、七叶一枝花各 15g，金银花、黄芪、黄柏、黄连各 10g，赤芍 9g，西洋参 6g。上药加水煎取汁 400ml，分 2 次口服，每日 1 剂；15 天为 1 个疗程，连用 1～3 个疗程。

【功能与主治】　能补脾肾、祛血瘀；主治白塞病，宜随证加减。患者伴发热，加石膏 30g、羚羊角粉（冲服）2g；关节肿痛可加海桐皮 30g、肿节风 15g；伴有结节性红斑加水牛角 30g、牡丹皮 10g；出现口腔溃疡时，可加竹叶和连翘各 10g；外阴溃疡明显时加白鲜皮、土茯苓各 20g，若出现眼部症状时，可加蝉蜕和密蒙花各 10～15g。

【简释】 本病是一种原因不明的自身免疫性病变，西药目前仍无有效的根治方法，使用肾上腺糖皮质激素也只减轻患者的症状，并不能防止本病并发症带来的死亡。因此，患者病重则应寻求免疫抑制剂治疗。迄今，已表明中医中药辨证施治恰恰是治愈白塞病的一条重要途径和方法。

第六节　干燥综合征

【概要】 干燥综合征（SS）是以侵害外分泌腺为主，常见表现有口、眼干燥的一种系统的自身免疫性病变。原发性的除口、眼干燥外，还伴有皮肤黏膜干燥、关节痛、肌无力，以及肾、肺、消化和神经系统损害；继发性的与另外一种肯定的结缔组织病共存。中医理论认为，此病属于"燥痹"范围，以胃热、肺热伤阴为主，表现有肺、胃、肝、肾阴虚，故分成燥热伤肺、阴虚内热、脾肾两虚、气滞血瘀之证型。

处方 1　益气养阴方加减

【方药与用法】 沙参、玄参、麦冬、生地黄各 25g，黄芪、太子参各 20g，葛根、乌梅、当归、五味子、知母各 10g。取上药加水 600ml 煎煮，滤汁分 2 次口服，每日 1 剂；连用 6～10 剂。

处方 2　滋养生血方加减

【方药与用法】 太子参 60g，黄芪、党参、补骨脂、刺五加各 30g，白芍、白术、山茱萸、女贞子、玄参、灵芝、生地黄、丹参、赤芍、绞股蓝、当归、山楂各 15g，鹿角胶、龟胶、炙甘草各 9g。上药加水 800ml 煎煮，滤出药汁分 2 次温服，每日 1 剂；其疗程为 3～6 个月。

处方 3　杞菊地黄汤加减

【方药与用法】 熟地黄 24g，北沙参 20g，麦冬、山药各 15g，枸杞子 12g，菊花、牡丹皮、制首乌、山茱萸、桑椹各 10g，泽泻、茯苓各 9g。取上药水煎，滤汁分 2 次口服，每日 1 剂；连用 10～12 剂为 1 疗程。

【简释】 本病病程长，极易产生重大并发症，如肝肾功能损害。血细胞分析可见轻度贫血，以及免疫球蛋白 IgM 增加。求助于中医中药治疗，将推迟病程和进展。防止重大并发症的出现。

第七节　强直性脊柱炎

【概要】　这是一种原因不明的慢性炎症病变，也称为中枢型类风湿或类风湿性脊柱炎。此病最常侵犯骶髂关节，较少侵犯肩关节、髋关节，多有家族史，男性多于女性发病。早期表现为慢性腰痛，自感臀部或骶髂关节深部的钝痛，并逐渐转为持续性疼痛，背部晨僵也逐渐加重，有时可出现虹膜炎或急性虹膜睫状体炎。本病属于中医学的"骨痹"范畴，主因风寒邪留滞经络关节、瘀血阻络，加之肝肾亏虚骨失所养而得病。

处方1　独活寄生汤加减

【方药与用法】　桑寄生、党参、杜仲、茯苓各30g，独活、当归、秦艽、牛膝各15g，桂枝、防风、生地黄、三七、甘草各10g。取上药加水800ml煎煮，分作2次温服，每日1剂；连用30天为1疗程。如患者有脊柱变形，宜加白僵蚕10g、狗脊15g、鹿角霜15g；伴有湿热时，可加薏苡仁30g、黄柏15g；肢冷脉沉时，加熟附子10g；面色无华、食欲不振时，可加入黄芪30g、白术15g、甘草10g。

处方2　补肾活血汤加减

【方药与用法】　杜仲、骨碎补、牛膝、当归、川芎、赤芍各20g，熟地黄、枸杞子、狗脊、独活各15g，黄柏12g，全蝎、水蛭、甘草各6g。上药加水煎取汁400ml，分早、晚2次口服，每日1剂。早期以湿热为主者，宜加金银花30g、土茯苓20g、苍术12g；疼痛较重者，可加制没药、制乳香各10～15g。

处方3　外敷干敷方

【方药与用法】　丹参、红花、白花菜籽、花椒各等份，晒干共研细末，装袋或瓶后备用。治疗时每次取约10g，用鸡蛋清调成糊状，摊在厚纸或布片上，贴于患处，用布包好为妥；患者有时感到局部皮肤发烫、略微出汗，外敷1次30分钟，每5～7天干敷一贴，贴药面积约10cm×10cm，但须防止皮肤损伤。

处方4　四藤汤

【方药与用法】　鸡血藤、金毛狗脊各20g，青风藤、海风藤、络石藤、川续断、骨碎补、桑寄生、伸筋草各15g，熟地黄、乌梢蛇各10g，制乳香、制没药各6g。取上药水煎，滤汁400ml，分早、晚2次口服；连用10剂，每天1剂。

【简释】 此病晚期将发生椎间盘纤维环钙化，并且骨性融合为脊柱强直，不可以逆转。西药仍无很好的治疗方法。中医中药治疗有望能够阻止本病的不断加重，并降低患者的病痛。

第八章
神经系统病症

第一节　脑动脉硬化症

【概要】　动脉硬化症是指颈与脑部动脉发生的粥样硬化和管腔变窄。患者如出现动脉闭塞和组织供血不足，即可发生缺血性心脑血管疾病，以至于突然死亡。临床以中、老年更为常见，患者多有高脂饮食、糖尿病、吸烟史，而且有半数以上患者出现过一过性脑缺血发作，中医学称之为"小中风"，认为本病主因肝阳上亢、痰浊中阻、瘀阻脑络和气血亏虚所致，多发生于年老体弱、情志不畅、饮食不节、劳逸者，宜选用平肝潜阳、清热息风、化痰泄浊、活血化瘀、补气养血的中药治疗。

处方1　祛瘀通络方

【方药与用法】　丹参、黄芪各 20g，大黄、地龙、红花、川芎、当归各 10g，水蛭 6g。上药加水煎 2 次滤汁，分 2 次口服；每日 1 剂，连用 2 周为 1 疗程。

【功能与主治】　活血化瘀，通络和阴；适用于防治动脉硬化脑梗死；必要时，可合用曲克芦丁、胞磷胆碱等扩血管药，为防止发生脑水肿或颅内压升高，还可酌情给予 20％甘露醇 200ml 快速静滴。

【简释】　方 1 内水蛭能破血消瘀，大黄有泻热攻积消瘀的功效。临床处方剂量须酌情限用。

处方 2　仙芪汤

【方药与用法】　仙鹤草 60g，当归 10g，白术 15g。上药加水 800ml，浸泡 20min，水煎浓缩至 250ml，一次口服，每日 1 剂，连服 2 周为 1 疗程。

【功能与主治】　益气养血、健脾；主治脑动脉硬化，如出现眼前发黑、自身摇晃、视物旋转等，同时伴恶心、呕吐、耳鸣、纳差等。

处方 3　活血通腑方

【方药与用法】　丹参 15g，制大黄、牛膝、天麻、瓜蒌仁、半夏、陈皮各 10g，三七（冲服）3g。上药加水煎 2 次取汁，分早、晚 2 次口服，每日 1 剂。

【功能与主治】　通腑泄浊，祛痰息风，活血化瘀；主治痰热腑实、风痰上扰型脑梗死，如见口舌㖞斜、半身不遂、偏身麻木、舌强语滞、头晕目眩、舌质暗淡、舌苔薄白或白腻、脉弦滑。

【简释】　方 2 内大黄、瓜蒌仁能通腑泄浊，陈皮、半夏可祛风化痰，丹参、三七可活血化瘀，牛膝能引血下行，天麻可平肝息风。全方融通腑、化痰、平肝于一体，而共奏活血泄浊之功效。

处方 4　复遂胶囊

【方药与用法】　水蛭、蜈蚣、地龙、川芎各等份。将上药精选烘干、共研细粉，装入口服胶囊备用，每粒约含生药 0.4g。治疗时每次 4 粒温开水送服，每日 3 次。

【功能与主治】　活血通经；主治脑动脉硬化或脑梗死。用此方治疗 92 例患者，痊愈 37 例、显效 27 例、有效 26 例、无效 2 例。

【注意事项】　服药期间，禁食辛辣刺激性食物。

处方 5　菊花梅楂饮

【方药与用法】　菊花、乌梅、山楂各 15g，白糖 5g；取上药加入 150ml 开水，略加浸泡，冷却后频频饮服即可。

【功能与主治】　清肝、收敛、活血；主治肝阳上亢型动脉粥样硬化，患者常有血压升高、头痛、头晕、目眩等。

第二节　缺血性脑卒中

【概要】　缺血性脑卒中是在脑动脉粥样硬化和血栓形成基础上发生

的疾病，因脑组织缺血，脑梗死区血流明显减少或中断，导致局部缺血缺氧以及神经细胞受损，即可出现偏瘫和失语等急性或亚急性脑部损伤的症状和体征。患者平素多有诸如血脂异常、血小板功能异常、红细胞变形能力下降等血流障碍，以至于产生突然急性脑供血不足时的脑组织水肿或坏死。此病以老年人多见，多有过"小中风"、高脂饮食、糖尿病、吸烟的病史。中医学也将此病称为卒中或中风，常因年老体弱、情志、饮食、劳逸所致，多责之于"虚、风、痰、火"，治宜化痰通络、祛风活血、平肝潜阳、育阴息风之大法。

处方 1　黄藤南菖汤

【方药与用法】　大黄 12g，鸡血藤 60g，石菖蒲 15g，胆南星 10g。上药加水 800ml 略泡，先用武火煎沸后，再改文火续煎 20min，滤其药汁一次服下；每剂水煎 2 次，每日 1 剂。

【功能与主治】　祛瘀通络，化痰开窍；主治痰热腑实型缺血性脑卒中，如昏仆不识、肢体偏瘫、精神恍惚、大便秘结、舌质红绛或有紫斑、舌苔黄腻或白腻、脉细弦或滑数等。

处方 2　脑心康

【方药与用法】　水蛭、制首乌、地龙各等份；上药研成细粉，过筛后装入口服胶囊备用，每粒含生药约 0.3g；每次 1 粒口服，每日 3 次。

【功能与主治】　滋阴活血，祛瘀通络；主治阴虚风动型缺血性脑卒中，如突然半身不遂、偏身麻木、口角㖞斜、手足挛急或蠕动、舌红、苔少、脉细数等。

处方 3　化痰通络验方

【方药与用法】　石菖蒲、僵蚕、地龙各 15g，远志 10g。上药加水 800ml，浸泡 20min 左右，先用武火煎沸，再以文火续煎 30min，滤其药汁一次服完；每剂水煎 2 次，每日 1 剂。

【功能与主治】　化痰开窍，疏通经络；主治痰热腑实型缺血性脑卒中，如表现神志昏蒙、口眼㖞斜、舌强不语、偏身麻木、肥胖、喉中痰鸣、舌体肥大、脉弦滑等。

处方 4　化瘀通脑验方

【方药与用法】　制大黄 20g，桃仁、胆南星、水蛭各 10g。上药加水 800ml 浸泡 30min，先用武火煎沸，后以文火续煎 20min 左右，滤出药汁约 260ml 一次服完；每剂水煎 2 次，每日 1 剂。

【功能与主治】 化痰开窍，疏通经络；主治气虚血瘀型缺血性脑中风，可见突然半身不遂、口眼㖞斜、偏身麻木，舌质暗、苔薄白、脉涩等。

第三节　脑卒中后遗症

【概要】 脑卒中包括脑出血、脑栓塞、脑血栓形成、脑梗死等脑血管意外，可分为缺血性脑卒中与出血性脑卒中。脑卒中后遗症仅指患者在成功救治后所遗留的不同程度的运动、感知、言语和认知方面的障碍。尽管病因和性质不同，但此类患者共同的病理学特点是脑组织细胞受损。脑卒中后遗症的形成原因，一是脑血管外周阻力增大、血流量减少、血供不足，致缺血局部的能量代谢耗竭，导致局灶性神经元坏死；二是病理代谢产物的潴留，且产生毒性作用，如兴奋性氨基酸、氧自由基等，并对神经元产生一定损伤。中医学认为本病源于肝肾亏虚，其证属本虚标实，气血不足为本，"风、痰、瘀"为标。

处方 1　补阳还五汤

【方药与用法】 黄芪 30g，当归尾、赤芍、地龙各 10g，川芎、桃仁各 6g，红花 3g。上药加水煎 2 次，混合后一次口服；每日 1 剂，连服 10 剂为 1 个疗程。

患者素体阳虚、肢体不温时，宜加附子、肉桂、桂枝；仍为下肢瘫痪时，可加用牛膝、桑寄生、杜仲；痰多、苔腻时，须加用制半夏、天竺黄、制南星等。此外，该方还可进行如下调整：黄芪 60～100g、当归 12～24g、桃仁 9g、红花 9g、川芎 12～20g、地鳖虫 9g、丹参 20～30g、鸡血藤 30g；也可选取牛膝、水蛭、全蝎、蜈蚣、僵蚕等予以加减。

【功能与主治】 益气活血；主治气虚血瘀型脑卒中后遗症，常见半身不遂、口眼㖞斜、口角流涎、语言不清、大便干燥、小便频数、遗尿等。

【简释】 此方源自清代名医王清任的益气活血方，治疗脑卒中后遗症的效果尚好，可适用于治疗气虚血瘀者。然而，该方并不用于神疲乏力、心悸气短、动则汗出者。脉细弱而非洪实、面色淡白者，宜重用黄芪，可从 30g 开始逐渐增加至 60～80g。

处方 2　虫类搜风散

【方药与用法】　散剂：蜈蚣 20 条，全蝎、炮山甲、地龙、水蛭、乌梢蛇各 30g。上药焙干、研细成粉、混匀后备用。

煎剂：黄芪 40g，胆南星、当归、钩藤各 12g。上药加水 500ml，每剂水煎 2 次，取药汁 300ml 左右。

治疗时，使用本煎剂 100ml 送服上述药粉 2g；每日 3 次口服，连服 20 天为 1 疗程，每隔 10 天再进行下一疗程，以连服 3～4 个疗程为宜。

【功能与主治】　息风通络，活血化瘀；主治不同类型的脑卒中后遗症。

【简释】　无论是出血性还是缺血性脑卒中后遗症，均可选用本方。对缺血性脑卒中可在早期应用，对出血性脑卒中宜于病情稳定后使用。虫类药物一般都含有较丰富的蛋白质或氨基酸，在煎煮或炙焙过程中其有效成分容易破坏，要尽量以生药研粉吞服为主。服药期间须注意定时检验出、凝血时间，以防产生出血倾向。虫类药物具有行走攻窜、通经达络、疏逐搜剔之功效，如地鳖虫、乌梢蛇、穿山甲、僵蚕等。

处方 3　黄连解毒汤

【方药与用法】　黄连、黄柏、栀子、黄芩各 9g。上药加水煎 2 次，分早、晚 2 次温服；每日 1 剂，连服 14 剂为 1 疗程，治疗时间最长为 4 个月、最短为 1 个月。

对痰热腑实证，宜加用大黄、瓜蒌、制半夏；对气虚血瘀证，可加入生黄芪、太子参、鸡血藤；对痹阻经络证，须加用钩藤、通草、丹参、丝瓜络；对阴虚风动证，可加入生地黄、玄参、麦冬同煎。

【功能与主治】　清心火；主治脑卒中后遗症，如有烦躁不安、失眠、语言错乱或忧郁，并伴有皮下青斑、便秘、舌红、苔黄腻等。

【简释】　此方源自《外台秘要》，以清热解毒见长，可治疗头痛、眩晕、手麻、耳鸣等。现代药理学研究表明，黄连解毒汤具有稳定患者血压、改善脑部供血的作用，故可用来治疗脑部多种缺血性疾病，尤对患者在情感意志上发生改变时的疗效更佳。

处方 4　滋阴通络汤

【方药与用法】　生地黄 30g，黄芪 60g，赤芍 24g，山茱萸、石斛、麦冬、肉苁蓉、石菖蒲、茯苓、地龙、当归各 15g，水蛭 10g，远志 8g；先取水蛭研末吞服；余药水煎服，每日1剂。

患者痰浊明显时，宜加天麻、全蝎、僵蚕；高血压增高时，可加龟甲、石决明、钩藤；伴有高脂血症时，宜加入瓜蒌仁、山楂；若合并冠心病时，须加丹参、全瓜蒌等。上肢瘫痪者，宜加桑枝、姜黄；下肢瘫痪者，宜加蜈蚣、川牛膝；患者偏于阳虚时，应当加入桂心、炮附子同煎。

【功能与主治】　滋阴益气，化痰祛瘀；主治脑卒中后遗症，证属气阴两虚、痰瘀阻络者。

【简释】　方中生地黄、山茱萸、石斛、麦冬能滋阴壮水；肉苁蓉能补肾益精、使肾气摄纳有权；石菖蒲、茯苓、远志可除痰开窍，宣通心气以交肾。另外，方4内重用黄芪即能大补元气，配入当归、赤芍、地龙、水蛭则可产生养血活血、化瘀通络的功效。

第四节　癫　痫

【概要】　癫痫指由脑神经细胞过度放电引起的中枢神经系统失常，其特征是患者出现突发性、暂时性、反复性的全身或局部痉挛，并有可能出现多样发作，如意识障碍、语言障碍、感觉障碍等。目前，本病的发病率为0.5%～0.7%。原发性癫痫又称特发性癫痫，即不能找到器质性或代谢障碍的病因；继发性癫痫又称症状性癫痫，是由于各种脑部疾病或代谢障碍所致。本病属于中医学"癫证"的范畴，发作轻者出现精神恍惚、活动暂止；发作重者突然不省人事、两目上视、口吐白沫、肢体抽搐等。本病起因于气机逆乱、内扰神明，常与惊、风、痰、瘀有关，尤以痰邪为重。治宜活血化瘀、通络息风、安神止痉、健脾和胃、补益肝肾。

处方1　细辛脑

【方药与用法】　细辛脑；将此药制成片剂或口服胶囊。治疗时，15岁以上的成年人，每次60mg口服，每天3次；小于15岁者，每次30mg口服，每天3次。

【功能与主治】　祛痰、镇静；主治癫痫大发作。

【简释】　此药具有镇静、解痉、祛痰、止咳、抗惊厥作用。在用来治疗癫痫大发作时，与苯妥英钠存在良好的可比性。本药可通过提高脑组织的兴奋阈来降低局部病灶的兴奋性，可以作为防治癫痫大发作的首选药物之一。

处方2　加味龙马丹

【方药与用法】　马钱子、地龙、党参各等份；上药共研细末，装入胶囊或蜜制成丸备用，每粒含生药0.3g，4～7岁，每日0.6～0.9g；8～14岁，每日0.9～1.5g；15岁以上成人，每日1.8～2.4g；分为早、晚2次口服，每日最大剂量不要超过3.0g，连用6个月为1疗程。

【功能与主治】　活血息风；主治癫痫。

【简释】　方中马钱子味苦、性温、有大毒；一旦用量过大，可致患者血压升高、惊厥、呼吸急促，以至于昏迷。有人报道，以此方治疗强直-阵挛性发作者疗效最好，对原发性癫痫的疗效也明显优于继发性癫痫，对同时伴有严重脑部器质性损伤者的疗效最差。

处方3　宁痫散

【方药与用法】　重楼、郁金、白矾各15g。上药共研细末，分成10包；治疗时，成人每日1包口服，小儿减半；连续口服3个月为1疗程。

【功能与主治】　清热利湿，祛瘀化痰；主治原发性癫痫，证属脾虚痰蕴者，出现久病不愈、面色无华、头晕目眩、纳少、舌淡苔白、脉濡。

处方4　定痫镇痫合剂

【方药与用法】　生铁落60g，丹参30g，制南星12g，石菖蒲、甘草各9g，炙地龙6g，炙远志5g；上方配为7天用量，水煎浓缩至500ml，制成口服糖浆。治疗时，每次取20ml口服，每日3次；同时服用蝎蜈片或星蜈片，每次4～5片，每日2次。

【功能与主治】　豁痰开窍，平肝息风，镇惊安神；主治各种类型的癫痫。

【简释】　此方为《医学心悟》生铁落饮加减，若患者病情复杂，亦可采取上方随症加减论治。此方对偏头痛、三叉神经痛也有一定疗效。蝎蜈片系由全蝎、蜈蚣各等份制成，每片约重0.3g；星蜈片系由生南星1份加蜈蚣3份制成，每片约重0.3g。上药治疗时可酌情和酌量应用，比较灵活。

处方5　辛开苦降汤

【方药与用法】　白附子、当归各10g，生大黄8g，细辛、黄连各

6g，生龙骨、生牡蛎各 30g，制蜈蚣 1～3 条，生甘草 5g。上药加水煎 2
次，分 2 次口服，每日 1 剂；患者症状比较平稳时，也可间隔 1～2 天煎服
1 剂，每一疗程为 3 个月。

若患者伴有头痛或头部外伤时，宜加龙马自来丹（中成药），每次
1.5g 口服，每日 2 次；易于夜间或睡眠中发作者，宜加用酸枣仁、首乌
藤；若有记忆力下降，可加石菖蒲、炙远志；出现痰多、舌苔白腻、脉滑
时，可加法半夏、白矾各 2g；有腰膝酸软、耳鸣、尺脉虚弱时，可加用山
茱萸、淫羊藿等，以黄芩易大黄水煎。

【功能与主治】　化痰、息风、止痉；主治癫痫。

处方6　菖郁汤加减

【方药与用法】　重楼 30g，钩藤、石菖蒲各 15g，郁金、法半夏、
茯苓、枳实、竹茹各 10g，甘草、天麻（包煎）、川贝母（另研细末）各
6g。上药加水煎至 300ml；每次取 150ml 口服，每日 2 次，每日 1 剂；小
儿酌减。

患者如兼有血瘀，可加用丹参；伴有外感风邪，宜加荆芥、防风；心
烦不安者，须加用川黄连；出现脾虚时，宜加党参、白术、远志等同煎。

【功能与主治】　化痰开窍；主治癫痫。

【简释】　方中温胆汤能理气化痰、清胆和胃，重用重楼，其临床疗
效更佳。钩藤、天麻能息风止痉、清热平肝，郁金可行气解郁、凉血清心。
现代药理研究已证明，方 6 对中枢神经具有兴奋和镇静的双重作用，既可
治疗昏迷，又能发挥镇静的治疗作用。

第五节　偏　头　痛

【概要】　偏头痛主要是因血管、神经、内分泌等原因发生的脑部血
管舒缩功能障碍，发病率以女性高于男性，有阳性家族史者为 50%～
80%。偏头痛发作经常伴有各种自主神经系统症状，可依据有无前驱症状，
将本病分为先兆型（典型型）、无先兆型（普通型）及特殊型偏头痛。此病
相当于中医学的偏头风，疼痛暴发、来势甚剧，或左或右，或连及眼、齿，
痛止如常人。风、痰、瘀、热证是导致偏头痛发作的四大病理要素。治疗
时，应选用平肝泄热、疏散风邪、清利头目、凉血活血的中药。

处方 1　川芎茶调散

【方药与用法】　川芎、荆芥各 12g，薄荷 18g，白芷、羌活各 9g，炙甘草、防风各 6g，细辛 3g，清茶 1 撮；上药水煎 2 次，分 3 次口服，每日 1 剂。

【功能与主治】　疏散风邪，清利头目；主治偏头痛。

【简释】　方内川芎善治头顶及两侧头痛，羌活善治头项疼痛，白芷善治前额痛；细辛能温阳止痛；薄荷用量较重，可清利头目、搜风散热；荆芥、防风能够辛散上行、疏散上部风邪；甘草调和以上诸药，使之升中有降，而利于上清头目之功效。

处方 2　散偏汤

【方药与用法】　川芎 15g，白芍、芥子各 12g，香附 10g，郁李仁、柴胡各 9g，白芷、生甘草各 6g。上药加水煎，分 2 次口服，每日 1 剂。

【功能与主治】　疏肝散风，行气和血，止痛；主治偏头痛等。

处方 3　哭笑散

【方药与用法】　雄黄 3g，消石、制乳香、制没药、细辛、川芎各 1.5g；先将细辛、川芎烘干，与余药共研细末，过 120 目筛，装入玻璃瓶内，密封后备用；治疗时，将药瓶口对准头痛的对侧鼻孔，叮嘱患者吸入药粉。偏头痛者能即吸即消；若未缓解，可于间隔数分钟后再吸，直至疼痛完全消失为止。

【功能与主治】　活血止痛；主治偏头痛。

【简释】　《本草纲目》曾记载："治疗偏头风病，五灵散之雄黄，与细辛等份为末，左痛右吹，右痛左吹"；"头痛欲死，消石末吹鼻内即愈"。此方同时加入川芎、制没药、制乳香，共奏活血止痛、芳香通窍的功效，尤其适用于偏头痛的治疗。

处方 4　闪辉汤

【方药与用法】　吴茱萸、党参、当归各 12g，丹参、白芍、鸡血藤各 15g，益母草、钩藤各 10g，大枣 4 枚，橘红 9g，甘草 6g。上药加水煎 2 次，取汁混合后，分 2 次口服；每日 1 剂，连服 15 剂为 1 疗程。使用此方期间，应停用其他药物。患者寒重宜加炮附子、手足麻木可加桂枝、前额痛重可加白芷，眉棱骨痛宜加夏枯草、荆芥、防风等。

【功能与主治】 温中止痛，养血柔肝，明目；主治眼性偏头痛或暂时性不全黑矇，呈单侧或双侧性突然发病。发作期有视物模糊和象限性视野缺损或偏盲，眼前"冒金花"和呈波纹状闪动或畏光；伴全身不适、恶心、呕吐等。

【简释】 古人云："目黑者，肝虚故也。"患者肝血不足、寒邪侵袭、恼怒或精神紧张，可导致脉络收缩，出现目黑和头痛等。此方应用吴茱萸，能温肝暖胃、散寒降浊、疏肝；加入党参、大枣、橘红等，能补脾、活络；加用丹参、益母草、鸡血藤、当归、白芍，即有活血化瘀、解痉通络、养血止痛之功效。

处方5 龙胆泻肝汤加减

【方药与用法】 车前子30g，当归25g，川芎、赤芍各20g，龙胆、黄芩、木通、泽泻、柴胡、菊花各10g，生地黄15g。上药加水煎2次，浓缩至200～300ml，分2次口服；每日1剂，连服2周为1疗程。

患者痛甚，宜加全蝎、蜈蚣；夹痰明显者，可加陈皮、半夏；头痛目眩可加入白芍、郁金同煎。

【功能与主治】 平肝泄热，凉血活血；主治肝热血瘀型偏头痛，症见头胀痛、耳鸣、痛有定处、痛如锥刺、经久不愈、失眠、烦躁、目赤、口苦咽干、纳差，女性患者伴发月经期错后、经血色暗、带有凝块、舌暗或有瘀斑、苔黄、脉弦或涩。

【简释】 本方为龙胆泻肝汤去栀子、甘草，加川芎、赤芍、菊花。现已确定，马兜铃科关木通可引发急性肾功能衰竭，故方5内"木通"应予选用毛茛科木通（川木通）。另外，于口服此方治疗期间，还须注意禁止服用其他药品。

第六节 三叉神经痛

【概要】 三叉神经痛指三叉神经支配区域反复发作的一种短暂性剧烈疼痛。原发性三叉神经痛多见于40岁以下中、老年患者，经常为单侧性疼痛，偶见双侧性疼痛，可能起因于三叉神经炎症或轻微的机械性压迫。疾病初期，患者发作次数并不多，但随病情加重或病程延长，疼痛发作更为频繁，甚至可出现周期性或持续性发作数日或数周的疼痛。患者发作前常无先兆，突然出现剧烈疼痛，酷似刀割或锥钻样痛，发作持续时间从数秒至数分钟不等。中医学称本病为"头风"，可能与外感内伤、风邪、痰邪、血瘀相关。①风热伤络型，患者有阵发性面颊灼热、流涎、目赤流泪、口苦微渴，检查舌干边红、苔薄黄、脉浮或弦数；②风寒凝络型，患者出现阵发性面颊抽动性疼痛、惧怕风寒、喜裹头面、得热痛减，检查舌淡、苔薄白、脉浮紧或弦；③风痰阻络型，患者呈阵发性面颊剧痛、头重昏蒙、胸闷脘满、舌体胖大、苔白腻、脉弦滑；④阴虚火旺型，患者有面部阵发性剧痛、潮红烦热、健忘失眠，舌红少苔、脉细数。

处方 1　芍药汤

【方药与用法】　白芍 50g，炙甘草 30g，酸枣仁 20g，木瓜 10g。上药加水 800ml，浸泡 30min 后，先用武火煎沸，改为文火续煎 20min，每剂水煎 2 次，滤其药汁 260ml 口服；每日 1 剂。

【功能与主治】　滋阴柔肝，养血止痛；主治阴虚火旺型三叉神经痛。

处方 2　川芎煎

【方药与用法】　川芎、沙参各 30g，白芷、蔓荆子各 6g，细辛 3g。上药加水 600ml，武火煎沸后，改用文火续煎 20min，滤其药汁约 300ml 一次服下；每剂水煎 2 次，每日 1 剂。

【功能与主治】　祛风湿，通经络；主治风寒凝络型三叉神经痛，如患者惧怕风寒、遇寒时疼痛加重，检查舌淡、苔薄白、脉弦紧。

处方 3　桑椹汤

【方药与用法】　桑椹 150g。上药加水 1000ml，浸泡 20min 左右，先用武火煎沸，再以文火续煎 20min 左右，滤其药汁约 250ml 一次口服；每剂水煎 2 次，每日 1 剂。

【功能与主治】　益肾，生津，止痛；主治阴虚火旺型三叉神经痛，如见面部痛剧、烦热、健忘失眠、腰膝酸软，舌红、无苔、脉细数。

处方 4　头痛宁

【方药与用法】　黄芪、川芎、当归、地龙各 30g，细辛 15g。上药共研细末，然后蜜制成丸，似梧桐子大小；治疗时每次口服 1 丸，温开水送服，每日 3 次，连用 30 天为 1 疗程。

【功能与主治】 益气活血，温经止痛；主治瘀血阻络型三叉神经痛，如见面部麻木、经久不愈、面色晦滞，舌质紫暗、苔薄白、脉弦紧。

第七节　面神经麻痹

【概要】 面神经走行在颞骨茎乳孔内，该神经一旦出现急性非化脓性炎症，患者即可产生半侧的周围性面神经麻痹。本病早期病理变化是面神经及神经鞘水肿；临床主要表现为病灶侧面部表情肌瘫痪、前额皱纹消失、眼裂扩大、鼻唇沟平坦、口角下垂将面部拉向健侧，进食时可使上述症状明显。本病主要治疗原则是控制炎症、尽力减轻患者的面神经水肿。若面神经麻痹恢复不完全时，可产生瘫痪肌挛缩、面肌痉挛或其连带运动。本病相当于中医学"中风""中经络"病证，系由正气不足、脉络空虚、风邪入中经络，而引动痰湿、流窜面部，致气血痹阻不通而成。治疗时应以祛风化痰、活血通络的中药为主。

处方 1　玉屏风牵正散

【方药与用法】 黄芪 180g，白术、防风各 60g，制白附子、僵蚕、全蝎各 30g。上药共研细末、拌匀，过 120 目筛，按常规灭菌后，装瓶或制成口服胶囊备用，每次 10g 口服，每日早、晚 2 次温开水送下；连用 1 个月为 1 疗程。

【功能与主治】 益气化痰，祛风通络；主治面神经炎或周围性面瘫。

【注意事项】 可配合实施茎乳孔附近热敷或进行红外线照射。同时注意避风及避免着凉，有角膜暴露者应以加强保护。

【简释】 牵正散是中医治疗面瘫、口眼㖞斜的代表方剂，它能祛风化痰、解痉止痉，与玉屏风散同用，可奏扶正祛邪之功效。

处方 2　复方牵正散

【方药与用法】 制白附子、僵蚕、川芎、羌活各 10g，夏枯草 30g，葛根、地龙、赤芍各 15g，白芷 6g，蜈蚣 3 条；上药水煎 2 次滤汁，混合后分 3 次餐后半小时温服；每日 1 剂，连服 20 天为宜，最好配合穴位针刺疗法。患者耳后疼痛及头痛剧烈时，应酌情加用全蝎；若耳后乳突部压痛症状消失，应去夏枯草、加用黄芪；患者体虚、四肢不温、面部无汗时，宜加入桂枝同煎。

【功能与主治】 化痰止痉，活血通经；主治急性面神经炎等。

【简释】 本方由牵正散加减而成。耳后乳突压痛明显者，病在少阳。因此，此方重用夏枯草，能清肝火、散郁结。方2中川芎能搜风行气，具有纠治头面部病证之功效。

处方3　补阳还五汤

【方药与用法】 黄芪30g，当归、赤芍、川芎、桃仁、红花、地龙各10g；每剂水煎2次，分2次口服；每日1剂，连用10天为1疗程。

本病急性期，宜加泽兰、益母草；风寒甚重时，宜去地龙，加秦艽、羌活、芥子；若兼有风热，可加薄荷、金银花、连翘；伴有咽喉红肿，可加玄参、板蓝根。本病恢复期，应重用黄芪和加用党参、白术等；夹有痰湿时，宜加二陈汤；夹有痰热时，可加枳实、竹茹、黄芩；若病久不愈，须加用全蝎、蜈蚣等。

【功能与主治】 补气养血，化瘀通络；主治面神经炎。

处方4　牵正膏

【方药与用法】 马钱子60g，白附子、猪牙皂各80g，樟脑15g；先将上药碎成极细的粉末，过100目筛；再用蓖麻子油调成黏稠的药膏备用。治疗时，把医用胶布剪成圆形，直径约2cm；取药膏约绿豆大小，放入胶布中央，分组贴敷患者以下腧穴：太阳、阳白、四白、攒竹、颧髎、迎香、地仓、颊车、大迎、牵正、完骨等，通常每次选8个穴为一组进行贴敷；每天上午贴敷1次，于次日上午更换，连贴10天为1疗程。

【功能与主治】 疏风除湿，温经散寒，通络止痛；主治面神经炎或周围神经性瘫痪。

【简释】 马钱子苦寒、有毒，含生物碱成分主要是番木鳖碱（士的宁）等，它能兴奋脊髓神经，刺激大脑皮质感觉中枢；白附子辛温、有毒，具有祛风痰、解风毒的功效；猪牙皂辛咸温、有毒，"皂角之治，始终是只在风闭"；樟脑辛热、有小毒，能够通窍、止痛、辟秽，对皮肤黏膜可产生刺激，从而改善局部的血液循环。以上诸药伍用，可共奏疏风除湿、温经散寒、通络止痛之功效。

【注意事项】 此膏贴敷"得气"后，局部可出现微痒、微痛，无需揭除或中断贴敷。穴位贴敷处微红，也无需采取特殊处理，只需下一次贴药适当离开微红区即可。

处方5　葛根汤

【方药与用法】　葛根 30g，麻黄、甘草各 10g，桂枝、芍药各 20g，生姜 5g，大枣 5 枚。上药水煎 2 次，分早、晚 2 次口服；每日 1 剂，连服 6 剂为 1 疗程。

【功能与主治】　解表和营；主治面神经炎。

【简释】　实验研究证明，方 5 中葛根能扩张脑和冠状血管，桂枝能扩张皮肤小血管。因此，即可推断本方能够畅通面部小动脉抑或具有通筋活络、解表散寒的治疗效果。

处方6　清面饮

【方药与用法】　生石膏 20g，板蓝根 30g，金银花、栀子、生地黄、连翘各 12g，牡丹皮、天花粉、赤芍各 10g，玄参、蒲公英各 15g，山豆根、黄芩、生甘草各 6g。上药加水煎 2 次，分 2 次口服，每日 2 剂。

患者尿黄、大便干结时，宜加竹叶、牛蒡子、大黄；若病程超过 2 周或年龄大于 55 岁时，宜加黄芪、蝉蜕、当归；检查舌质暗、舌下络脉瘀滞可加水蛭、红花，检查舌苔腻，应加杏仁、草豆蔻、生薏苡仁同煎。

【功能与主治】　疏风清热，解毒活血；主治外感风热型面神经炎，症见咽部红肿疼痛、乳突部压痛，舌尖红、苔黄，脉弦或滑数。

【简释】　本病常因受凉而发，中医学认为多系外感风寒所致。这部分患者若有咽部红肿疼痛、乳突压痛、舌红苔黄等，也有可能是"风热证"，辨证论治，宜行疏风清热、解毒活血之功法。

第八节　老年性痴呆

【概要】　老年性痴呆是好发生于老年期或老年前期的获得性大脑皮层机能的全面损伤，主要临床特征为造成记忆力障碍和智能减退的一组慢性进行性神经精神衰退症，病情严重者还可丧失生活自理能力，最终可因发生诸多并发症而死亡。本病属中医学"郁证""痴呆""健忘"等范畴。古人云："肾藏精、精生髓，而脑为髓海"，故而肾与大脑的关系甚为密切。老年人肾精渐衰、五脏俱虚、精气津液亏乏，导致脑髓失养、髓少脑空而致病。此外，肾虚亦可导致脏腑功能失调、痰浊瘀血阻滞胞络、神明蒙蔽等，同样也能引发老年性痴呆。治疗时应以滋阴补阳、破血化痰、活血化瘀、醒脑开窍的中药为主。

处方 1　地黄饮子加减

【方药与用法】　生地黄、灯盏花各 30g，石斛、麦冬、茯苓、肉苁蓉、巴戟天各 15g，石菖蒲、水蛭各 10g，山茱萸 12g，桂枝 9g，五味子、远志、淡附片（先煎）各 6g。上药加水 400ml，水煎浓缩成 150ml，每剂水煎 2 次，分 2 次口服，每日 1 剂，连用 30 天为 1 疗程。

患者伴高血压时，宜同时口服适量硝苯地平等加以控制。

【功能与主治】　主要是滋阴补阳、破血化痰开窍；用于防治老年性痴呆。

【简释】　《医方集解·补养之剂》记载："人之精与志、皆藏于肾、肾精不足、志气衰竭、不通于心、而致迷惑善忘也"；"精亏髓减、脑失所养、故而善忘痴呆"。此方采用地黄饮子加减，具有滋肾阴、补肾阳、开窍化痰之功效，若加入灯盏花、水蛭同煎口服，有助于发挥破血化瘀的疗效。

处方 2　补肾健脑丸

【方药与用法】　熟地黄、肉苁蓉、淫羊藿、制首乌各 12g，巴戟天、地龙、麦冬、炒酸枣仁、五味子、女贞子各 15g，益智仁、远志、石菖蒲、路路通各 10g，鹿角胶 6g。上药制成药丸，每丸约含生药 1.2g；治疗时，每次取 5 丸口服，每日 3 次，连服 30 天为 1 个疗程，通常需要治疗 5～8 个疗程。

【功能与主治】　滋阴壮阳，醒脑开窍；适用于老年性痴呆的防治。

【简释】　临床试验结果表明，此方能使血清胆固醇和甘油三酯显著下降、高密度脂蛋白升高，以及脑血流量明显增加。该方药理作用机制，可能是通过降低血脂、防治动脉硬化、扩张脑血管、增强脑组织血流、改善代谢等，激发和提高患者脑细胞功能。

处方 3　化瘀醒脑汤

【方药与用法】　丹参 15g，赤芍、川芎、蒲黄、石菖蒲各 10g，当归 12g，桃仁、红花、郁金各 6g。上药加水煎 2 次，分为 2 次口服；每日 1 剂，连服 30 天为 1 个疗程。

患者肝阳偏亢，宜加天麻、生石决明各 20g；发生阳虚时，可加淫羊藿 10g，肉桂 6g；发生阴虚时，可加百合、女贞子各 15g；若兼肝郁时，宜加香附、佛手各 10g 同煎口服。

【功能与主治】 活血化瘀、开窍；适用于老年性痴呆的防治。

【简释】 此方将桃红四物汤去地黄，加丹参、蒲黄等，其重点旨在发挥它的活血化瘀功效；方 3 内同时伍用石菖蒲，即可产生"祛痰浊、生新血、醒心脑"的疗效。

处方 4　益肾健脑汤

【方药与用法】 莱菔子、丹参、芍药各 30g。党参、鳖甲、龟甲、黄芪、黄精、女贞子、麦冬、全瓜蒌、川芎、熟地黄、山茱萸、菟丝子、当归、何首乌、淫羊藿、石菖蒲各 12g。上药加水煎 2 次滤汁，混合后分 2 次口服，宜维持治疗 6～8 周。

若患者阴虚火旺，宜重用龟甲、鳖甲，加牡丹皮、黄柏各 12g。

【功能与主治】 滋阴清热，补肾益脑；用于老年性痴呆的防治。

【简释】 上方诸药集温补阳气、滋养阴血、滋先天补后天、通利血脉、化痰醒脑为一体，从而增进脏腑机能得以恢复及其神明自调。

处方 5　健脑灵智丸

【方药与用法】 肉桂 150g，熟地黄、山茱萸肉、蔓荆子、石斛、麦冬、远志、五味子、肉苁蓉、何首乌、石菖蒲、龟甲、益智仁、水蛭粉各 100g，茯苓、火麻仁 80g，制附子、巴戟天、大黄、三七各 50g。先将上药炮制成碎粉、过筛、混匀后，蜜制成药丸，每丸约含生物 9g。治疗时，每次取 2 丸口服，每日 2 次，连用 30 天为 1 疗程。

【功能与主治】 阴阳并补，祛瘀化痰，开窍醒神；主治老年性痴呆。

【简释】 老年性痴呆患者，一旦发生体内异物蓄积，可使其病情加重。方 5 中除大黄能攻逐瘀血外，伍用火麻仁还可产生通腑泄浊作用，则无疑具有延缓衰老的重要临床意义。

处方 6　疏肝滋肾养心汤

【方药与用法】 白芍、茯苓、党参、当归、枸杞子各 12g，白术、熟地黄、麦冬、石菖蒲各 10g，柴胡 9g，郁金 6g。上药加水煎 2 次滤汁；文火煎煮 20min，两汁混合分 2 次口服；每日 1 剂，连服 1 个月为 1 疗程。

【功能与主治】 疏肝解郁，益气养心；适用于老年性痴呆的防治。

【简释】　方内柴胡、白芍疏肝解郁为君，当归、郁金可和血柔肝以助君药解肝郁为臣；麦冬、枸杞子等还能滋阴补肾，党参、白术、熟地黄、茯苓、石菖蒲可健脾益气及化痰开窍，上药伍用能共奏疏肝解郁、滋肾健脾、调补心神之功效。

第九节　神经官能症

【概要】　神经官能症是由于大脑机能活动轻度暂时性失调所引起的一组神经精神性疾病，有时它可包括了心理方面的一些神经症，如癔病、强迫症、焦虑症、抑郁症、神经衰弱等，属于中医学"郁证""厥证""心悸""不寐""健忘""头痛""脏躁""百合病""梅核气"的范畴。发病机制多与气机失调相关，患者时常表现为头痛、焦虑、失眠、嗜睡、抑郁，西医治疗只能采取对症处理，中医治疗可选用疏肝解郁、疏肝理气、宁心安神的方剂。

处方 1　加减逍遥散

【方药与用法】　柴胡、当归、白芍、白术、茯苓、甘草、远志、石菖蒲各 9g，龙骨、牡蛎（先煎）各 20g，磁石（先煎）25g；琥珀（分 2 次冲服）3g，大枣 10 枚，小麦 15g。上药加水煎 2 次，分 2 次口服，每日1 剂。

①患者心悸、失眠时，宜加酸枣仁、柏子仁、首乌藤；②若为肝阳上亢，可加赭石、决明子、地龙干；③食欲不振时，可加砂仁、焦山楂、神曲、鸡内金、谷麦芽；④发生胸闷气短时，可加瓜蒌、薤白、佛手、降香；伴肾虚腰酸时，宜加用杜仲、续断、枸杞子、狗脊；伴有气短血虚、头晕时，宜加用炙黄芪、党参、熟地黄，必要时，应去龙骨、牡蛎、磁石等；⑤咳嗽痰多时，宜加用半夏、陈皮、胆南星、郁金；伴手指麻木时，可加桂枝、干地龙等。

【功能与主治】　疏肝解郁，宁心安神；主治神经官能症，如出现倦怠乏力、多梦健忘、头痛失眠、头晕目眩、惊慌恐惧、心烦胸闷、气短、自汗、盗汗、纳差、腰膝酸痛、过度换气、手指麻木、偶发昏厥、咽部物阻，以至于表现为哭笑无常、大喊大叫、癔症性瘫痪或失明，或伴耳鸣、耳聋、失明、阳痿、遗精、月经不调等。

【简释】　本方中琥珀、龙骨、牡蛎、磁石，具有定惊安神、平肝潜阳之功效。若有气血亏虚时，可酌情减量，琥珀用量一般不少于 2g，龙骨、牡蛎、磁石一般不可少于 25g，否则，有可能影响至本方的治疗作用。方 1 内柴胡、当归、白芍、白术、茯苓、甘草能疏理气机、疏肝解郁，甘草、小麦、大枣能养心安神、和中缓急，远志、石菖蒲还能化痰开窍。

处方 2　十味温胆汤

【方药与用法】　太子参、茯苓各 30g；酸枣仁 20g，熟地黄、炙半夏、炒枳实各 15g，陈皮 12g，五味子、炙甘草各 10g，炙远志 8g。上药加水 600ml 浸泡 20min，文火煎煮 60min，取汁 150ml；连煎 3 次，共取药汁450ml，分 3 次温服；每日 1 剂，连用 15 剂为 1 疗程。

偏于肝气上逆者，以嗳气为主，须加旋覆花 10g，赭石 20g；偏于胃失和降者，以呕吐为主，须加姜半夏 10g，吴茱萸 3g，厚朴 10g；偏于肝郁化火者，须加用黄芩 10g，黄连 5g 同煎。

【功能与主治】　益气养心，安神宁志，行气豁痰；主治神经官能症，表现为心悸、乏力、气短、失眠、过度换气、胸部憋闷或疼痛、焦虑易惊、精神紧张、易激动、头晕及多汗；但在服药前应当及时除外器质性心脏病和甲状腺功能亢进，比如患者有心率加快，心电图提示房性或室性期前收缩或阵发性心动过速、短暂性 S-T 变化和 T 波低平等。

【简释】　此方源于《证治准绳》。现代药理研究表明，温胆汤具有调节大脑皮层、自主神经的功能，可缓解冠状动脉痉挛，减慢心率，降低心肌耗氧量。同时加入太子参、熟地黄、五味子、远志等，还能显著增强安定作用、增加回心血量及冠状动脉血流量、改善心肌缺血性损伤。

处方 3　柴胡疏肝汤加减

【方药与用法】　柴胡、杭白芍、香附各 20g，枳壳、川芎各 10g，陈皮 6g，甘草 3g；每剂水煎 2 次，分 2 次口服，每日 1 剂。

【功能与主治】　疏肝理气；主治胃肠神经官能症，如常见频繁嗳气、进食后易呕吐、胃脘饱胀疼痛，常伴有失眠、多梦，多与情志波动、紧张、疲劳密切相关。检查舌淡红、苔薄白、脉弦细，并且已除外器质性胃肠疾病。

【简释】　本病是由于神经活动障碍所导致的自主神经功能失调，主要表现为胃自分泌和运动功能障碍，类似于中医"胃痛""胁痛""呕吐"等病证，从而影响到肝脾功能，因此临床须采用柴胡疏肝汤，以畅气机、调脾胃为主。

处方4　加味己椒苈黄丸

【方药与用法】　茯苓 20g，防己、葶苈子、厚朴各 10g，花椒 6g，大黄、枳壳各 8g，甘草 5g。上药初煎于晚饭后 3h 口服；复煎于次日早晨口服，每日煎服 1 剂。

患者失眠多梦，可加酸枣仁 18g、龙骨（先煎）30g；发生大便溏稀，宜去或减量应用葶苈子，另外加用白术 12g；患者便秘时，加入槟榔 10g、肉苁蓉 20g 同煎。患者合并多疑症，须加合欢皮 12g、栀子 6g；若气虚疲乏无力，宜加党参 15g；若出现严重睡眠障碍，有必要每晚加服地西泮 5～10mg，以连治 3～5 天为宜。

【功能与主治】　行气利水；主治痰饮证，胃肠神经官能症，患者腹中雷鸣、大便溏稀、难寐多梦、精神忧郁、出现疑病心理等。

【简释】　此方源自《金贵要略·痰饮咳嗽病脉证并治》，方 4 中防己、椒目、葶苈子能利尿，大黄可泻下，适用于肠中水饮证的治疗。佐以厚朴、枳壳可行气理气，加入茯苓、甘草可补气健脾利水，诸药相伍能充分发挥水、气并治的功效。

第十节　失　眠　症

【概要】　失眠症是指患者出现长时间睡眠不足或睡眠质量下降，如难于入睡、甚或彻夜不眠。患者时常表现睡后易醒、醒后难以再睡，或者睡眠不沉、乱梦纷纭。睡眠是人类不可缺少的一项生理活动。由于患者失眠，白天不能完成需要精力高度集中或具有高度逻辑思维性的工作，有时还会产生感知障碍和人格改变等。失眠症属中医学"不寐"范畴，又称为"不得卧""不得眠""目不瞑"。其病位主要在心，常因心神失养或心神不宁所致。本病治疗在用药的同时，还应注意与患者建立起相互信任和合作的关系，并须根据患者发病的原因加强心理疏导，使之情志调畅，能客观地对待现实生活中所遇到的问题、积极参加体育锻炼，养成起居相对规律的习惯。

处方1　加味黄连阿胶汤

【方药与用法】　黄连、黄芩、阿胶各 15g，白芍、首乌藤各 20g，龙齿、珍珠母各 30g，炒酸枣仁、五味子各 15g，鸡子黄（冲）2 枚；上药水煎 2 次，分早、晚 2 次温服，宜在服药前用药汁冲鸡子黄 1 枚，每日 1 剂。

患者出现严重阴虚证，咽喉干燥时，宜加生地黄、麦冬、玄参各 15g；严重火旺证，心中懊恼时，可加栀子 20g、鲜竹叶 10g；多愁悲观时，宜加用百合、合欢皮各 15g；如遗精，可加入山茱萸 15g 同煎口服。

【功能与主治】 引火归源，滋阴安神；主治顽固性失眠症，患者心烦失眠、多梦健忘、头晕耳鸣、口干少津、五心烦热、舌红苔黄或黄干、脉细数或弦数；有时伴有多愁悲观、心悸不安、急躁易怒、梦遗等。

【简释】 黄连阿胶汤可用于治疗肾阴亏虚、心火亢旺所致的失眠症。《静香楼医案·内伤杂病门》云："阴不足者，阳必亢而上燔，欲降之，必滋其阴。"因此，方 1 内加入黄芩、黄连直折心火，阿胶补肾阴，鸡子黄佐黄连、黄芩于泻心火之中补心血，芍药佐阿胶于补阴之中敛阴，使之水升火降、心肾交合。

处方 2 加味凉膈散

【方药与用法】 栀子、酒黄芩、带心连翘各 10～20g，生大黄（后下）5～10g，薄荷 9g，芒硝（冲服）6g，竹叶 3g，焦神曲、焦麦芽各 10～30g，生甘草 5g，白蜜少许；上药水煎 2 次，滤其药汁 500ml，分 2 次口服；每日 1 剂，可随症增减，连用 7 剂为 1 个疗程。服药期间，应忌食辛辣之物。

【功能与主治】 益胃气、泻心火；主治心火亢盛型失眠症。如入寐困难、寐而易醒、胸膈烦热、身热口渴、口舌生疮、便秘、尿黄、舌红苔黄、脉滑数。

【简释】 方中栀子、带心连翘以清心火为主，配黄芩可助清火之力，竹叶、薄荷内清外疏，加用芒硝、大黄可荡涤胸膈邪热、导热下行，配以白蜜、甘草，既可以缓和硝、黄峻泻之力，又能充分发挥芒硝、大黄的推导之功。

处方 3 加味血府逐瘀汤

【方药与用法】 当归、生地黄、桃仁、红花、枳壳、赤芍、柴胡、甘草、桔梗、川芎、牛膝、珍珠母各 15g，首乌藤、酸枣仁各 20g。上药加水煎 3 次，每次加水约 300ml，水煎药汁至 100ml，分 2 次口服；每日 1

剂，连服 15 剂为 1 疗程。患者肝火旺盛，宜加龙胆草；若伴痰气郁结，应加半夏；合并心肾不交，要加入菟丝子、女贞子同煎。

【功能与主治】 活血化瘀，宁心安神；主治失眠症。

【简释】 此方即血府逐瘀汤并四逆散、桃红四物汤，同时另加桔梗、牛膝等，兼有调养气血的功效。方 3 内加用首乌藤、珍珠母、酸枣仁养心安神，对治疗气郁血瘀型失眠症的效果更好。

处方 4　活血眠通汤

【方药与用法】 首乌藤 24g，珍珠母 30g，当归、丹参各 15g，茯苓 18g，三棱、莪术、柴胡、炙甘草、白芍、白术各 10g，酸枣仁 12g。上药加水煎 2 次，分 2 次口服，每日 1 剂。

患者出现烦躁不安、舌红、苔黄、脉数时，宜加用栀子、牡丹皮；若伴有口干咽燥时，宜加用沙参、麦冬；发生气血不足时，宜加入黄芪、桂圆等药同煎。

【功能与主治】 活血祛瘀，疏肝宁心；主治顽固性失眠症。

【简释】 患者出现心神不宁，常与瘀血内阻有关，本方具有活血行气、宁心安神之功效，能标本兼顾、气血同治，故可获得满意的临床疗效。

处方 5　加减酸枣仁汤

【方药与用法】 酸枣仁、茯神各 30g，川芎 6g，知母 15g。上药加水煎 2 次滤汁，混合汁分早、晚 2 次口服，早晨用淡茶 1 杯，晚间用参茶 1 杯冲服；每日 1 剂，连用 1 个月为 1 疗程。

若有烦躁不安，可加用百合 30g；湿重者，宜加半夏 12g；有明显心慌、胸闷时，宜加珍珠母 30g；大便秘结时，可加入柏子仁 30g。

【功能与主治】 养心安神，活血滋肾；主治不明原因的失眠症。

【简释】 酸枣仁汤是治疗失眠症的有效方剂之一。近来的研究证明，失眠症患者检测白细胞介素-2 受体水平要比正常睡眠者高，采用此方治疗后而随着睡眠状况的改善，白细胞介素-2 受体水平有所下降。提示失眠症患者免疫功能下降，煎服加减酸枣仁汤则有助于本病的调养。

处方 6　柿叶楂核饮

【方药与用法】 柿叶 30g，山楂核（炒后、打碎）30g；先把柿叶切成条状、晾干，再把山楂核炒焦、捣烂，采用文火煎服即可，每晚睡前 1 次饮服，每 7 天为 1 个疗程。

【功能与主治】 镇静安神；主治失眠症，患者出现健忘、神疲等神经衰弱的表现。

处方 7 山栀散

【方药与用法】 栀子 10～30g。上药研碎、用布包好，敷于患者两足底部涌泉穴上，每晚换散药 1 次；连敷 7 天为 1 疗程，共治疗 3 个疗程为宜。

【功能与主治】 清心降火；主治失眠症兼有心阳亢盛，如有心烦、神昏、口苦、大便秘结、舌尖红、苔黄等。

【简释】 栀子性苦寒，归心、肝、肺、胃、三焦经，具有清心泻火、凉血除烦之功效。现代药理学研究已表明，栀子有利胆、镇静及降压作用。刺激涌泉穴，能医头昏、头痛、目眩、便秘、小儿惊风、癫狂等病证。以此药贴敷涌泉穴，可清热、除烦安神、引上阳交下阴，适用于阳热偏盛型的失眠症。

第十一节　重症肌无力

【概要】 重症肌无力是由神经肌肉接头处传递障碍引起的一种慢性疾病，患者出现部分或全身骨骼肌异常，主要表现为肌肉松弛和容易疲劳，病初每当肌肉短期收缩后肌力下降还可通过休息而恢复，随着病情进展会导致相对持久的疲乏无力。本病偶尔也可累及心肌或平滑肌。此病晨轻晚重，当患者兴奋、受到精神刺激、感冒、妊娠时，也可使临床症状进一步加重；倘若病情加重，还将出现呼吸困难等肌无力危象。此病属中医学"痿证"范畴，为肝、脾、肾三脏功能失调所引发的慢性虚劳病证，治疗中须按照以下分型选择中药配伍：①脾气虚弱型，患者出现肢体软弱无力、眼睑下垂、食欲下降、大便溏稀、腰膝酸痛、舌淡、苔白、脉濡或沉软；②脾肾两虚型，患者有肢体软弱无力、斜视、视歧、视物模糊、大便溏稀、腰膝酸软、舌淡、苔白、脉沉无力；③肝肾阴虚型，患者出现四肢肌肉乏力、不耐劳作、活动时加重、头晕目眩、舌干、耳鸣，检查舌质白、脉沉迟。

处方 1 黄芪大枣汤

【方药与用法】 黄芪120g，大枣 50 个；上药加水 800ml 后，略泡 30min，先用武火煎沸，再换成文火续煎 30min，滤药汁约 260ml 口服；每剂宜水煎 2 次，一次性口服，每日 1 剂。

【功能与主治】　补中益气；主治各型重症肌无力，比如时常出现四肢痿软、眼睑开合无力、眼睑下垂等。

处方 2　杜仲汤

【方药与用法】　杜仲适量；先将上药切碎，加入酒水对半煎服，一次服下，每日 1 剂。

【功能与主治】　补肾益精；主治各型重症肌无力。

处方 3　苍芪饮

【方药与用法】　黄芪 60g，苍术 6g。上药研碎，煎后晾温，代茶饮服。

【功能与主治】　健脾益气；主治各型重症肌无力。

处方 4　牛膝饮

【方药与用法】　牛膝适量；上药加水煎煮，或制成简便的药丸服用。

【功能与主治】　补肾益精；主治各型重症肌无力。

处方 5　益气活血汤

【方药与用法】　炙黄芪 50g，当归、薏苡仁、鸡血藤各 30g，丹参、益母草、枸杞子各 20g，芥子、防风、赤芍各 15g，牛膝、秦艽、桑寄生各 12g。上药加水 600ml 后，连续煎煮 3 次，滤其药汁，混匀后分 6 次口服，每日 1～2 剂。

【功能与主治】　补肾益精；主治各型重症肌无力。以此方治疗 26 例，痊愈 18 例、有效 6 例、无效 2 例，临床总有效率约达 92％。

第十二节　帕金森病

【概要】　这是一种原发性慢性退行性神经疾病，又称为震颤麻痹。病理学常表现为黑质和蓝斑核变性，残存神经细胞内出现 Lewy 小体；患者可出现以下 4 大症状：①静止性震颤；②肌张力增高；③行动动作缓慢；④姿势反射障碍。本病初、中期对左旋多巴制剂治疗反应较好。中医学时常称其为"痿"证，多因正气不足、感受湿热毒邪、肺热津伤，或因久处湿地、冒雨涉水，过食肥甘而引起湿热侵袭，最终导致筋脉失养、发生震颤等，被分成肝肾不足、脾胃虚寒、湿热内蕴、肺热津伤之证型。

处方 1　地黄饮子

【方药与用法】　石斛 30g，熟地黄、茯苓、麦冬各 24g，山茱萸20g，石菖蒲、远志、五味子各 15g，肉苁蓉、熟附子各 6g，肉桂 5g。上药加水 600ml 煎煮，分早、晚 2 次温服，每日 1 剂。

处方 2　定颤汤

【方药与用法】　白芍药 30g，当归、木瓜各 20g，熟地黄、炒白术、独活、川牛膝、川芎、伸筋草各 15g，水蛭（兑服）8g，苏木、生三七粉、木香、露蜂房、炙甘草各 10g。取上药水煎，滤汁 400ml 分 3 次口服，每 3日 2 剂；连服 1 个月为 1 疗程，维持服药 4 个疗程生效。

处方 3　活血祛瘀汤

【方药与用法】　柴胡 15g，香附、枳壳、桃仁各 15g，赤芍、红花、郁金、当归、白芍各 10g，川芎 9g，麝香粉（冲服）0.3g。取上药加水600ml 煎煮，分早、晚 2 次温冲药粉服下，每日 1 剂，2 个月为 1 疗程。继续口服适量左旋多巴。

【功能与主治】　能疏肝解郁、活血祛瘀，主治肝气郁结型帕金森病。如患者兼有气血两虚时，宜加黄芪、党参、熟地黄、阿胶；大便秘结时可加火麻仁。

处方 4　地黄钩枸汤

【方药与用法】　生地黄 20g，枸杞子、当归、天麻各 15g，钩藤（后下）、僵蚕各 12g，白芍药、沙参、麦冬各 10g，全蝎、蜈蚣各 5g（研末冲服）。上药水煎滤汁冲服，每日 1 剂；连服 10～16 剂为 1 疗程。

【功能与主治】　此方能滋阴养肝息风；主治肝阴不足型帕金森病，配合西药左旋多巴一起治疗。

【简释】　此病诊断除了已具有的典型症状外，应予排除脑外伤、病毒感染、脑动脉硬化、脑肿瘤、脑血管瘤，已知神经疾病，已知化学毒品或药物引起的震颤表现，因为这将有益于针对各种原发病的治疗。

第九章
内分泌和代谢性病症

第一节　甲状腺功能亢进

【概要】　甲状腺功能亢进是由多种病因引起的甲状腺素分泌过多、机体代谢增高的一种内分泌性疾病。此病以20～30岁中青年女性的发生率较高，弥漫性甲状腺肿同时伴有功能亢进者，约占本病的85%。本病是一种自身免疫性疾病，起病缓慢、常因治疗不当而数年不愈。主要临床表现是甲状腺肿大、突眼症和神经兴奋性增高，从而出现怕热、多汗、多食、激动、气短、心动过速、心律不齐、血检查T_3、T_4升高等；个别病例易于发生甲状腺危象。本病属中医学"肝郁""气瘿""心悸"等范畴，常与气郁痰阻、肝火犯胃、肝气郁滞、心脾亏虚、津液不行有关。中医临床应以辨证论治为主。①气郁痰凝型，治宜疏肝解郁、化痰消瘿；②肝火亢盛型，治宜清肝泻火、散结消瘿；③阴虚火旺型，治宜滋阴降火；④气阴两虚型，治宜益气养阴。

处方1　甲亢灵

【方药与用法】　煅龙骨、煅牡蛎、墨旱莲、淮山药、夏枯草、紫丹参各15g。上药研细后制成药片，每片约含生药5g；治疗时，每次7片口服，每日3次。也可用水后煎煮，每剂水煎2次，分2次口服，每日1剂。

对肝阳上亢者，可加龙胆、生地黄；肝郁气滞者加柴胡、白芍；对肝肾阴虚者，可加知母、黄柏；在痰湿凝滞时，可加贝母、陈皮；在气阴两虚时，可加黄芪、太子参等。

【功能与主治】　清肝解郁，益阴潜阳，软坚散结；主治甲状腺功能亢进。

处方2　夏枯草煎

【方药与用法】　生牡蛎30g，夏枯草30g，白芍15g，浙贝母10g，玄参、生地黄、麦冬各15g，甘草5g。上药1剂，水煎2次口服，4～6周为一疗程。症状改善后再以本方研末，开水冲服，每次20g，每日2次，2个月为1疗程。

患者气郁明显时，宜加柴胡、郁金；心悸严重时，可加珍珠母、丹参；出汗不止时，可加五味子等；伴手、舌颤动时，宜加钩藤；患者肝火亢盛时，须加龙胆草、栀子；若伴眼球外突时，宜加重楼、白花蛇舌草；甲状腺肿大明显或有硬块时，应加穿山甲、三棱、海浮石等。

【功能与主治】　化痰软坚，消瘿养阴；主治甲状腺功能亢进。

【简释】　海藻、昆布、黄药子等是一些含碘中药，具有软坚消瘿作用。然而，目前多数学者也主张此类含碘中药不宜随意使用，如较长时期（数周）使用，可引起本病复发或反跳，导致病情加重。同时，黄药子也有小毒，长期或过量口服，还可引发恶心呕吐、腹痛腹泻以及肝组织损伤等；况且，曾已有因为用量过大而导致中毒死亡的个例报道。

处方3　甲亢益养煎

【方药与用法】　黄芪30～45g，生地黄15～20g，白芍、何首乌、香附各12g，夏枯草30g。上药加水煎2次，分2次口服，每日1剂。

脾虚者，宜去生地黄，加淮山药、白术、神曲；有心火旺盛时，可加黄连；有肝火旺盛时，可加龙胆草；触及明显甲状腺肿块，须加鳖甲、肉桂、贝母等。

【功能与主治】　益气养阴，疏肝解郁；主治疗甲状腺功能亢进，证属气阴两虚、津液不行者。

处方4　泻肝滋肾方

【方药与用法】　夏枯草、生牡蛎、生石决明25g，柴胡8g，牡丹皮、玄参各15g，龙胆、黄柏、决明子各10g，龟甲20g，五味子5g。上药加水煎 2 次，分 2 次口服，每日 1 剂。

【功能与主治】　泻肝降火，滋阴潜阳；主治甲状腺功能亢进，证属肝胆火旺、肾水不足者。

【简释】　方中柴胡、决明子、龙胆、黄柏、夏枯草、牡丹皮能清肝经之火，玄参、龟甲可滋养肾阴，生石决明、生牡蛎可益阴潜阳，五味子能滋肾收敛心火。现经大鼠实验模型研究已发现，龟甲是一味极具有治疗价值的药物，煎药液口服可降低本病大鼠血清 T_3、T_4 含量，降低红细胞膜 Na-K-ATP 酶活性，减慢心率，降低机体耗氧量，对本病可产生良好的治疗作用。

处方5　柴胡龙牡汤

【方药与用法】　葛根 20g，龙骨、生石膏、牡蛎各 30g，柴胡、僵蚕各 10g，黄芩、钩藤、生铁落、法半夏各 15g，朱砂 3g，甘草 5g。上药加水煎 2 次，分 2 次口服。每日 1 剂。患者大便干结，宜加大黄至 6g 同煎。

【功能与主治】　清肝胆火，镇心降逆；主治甲状腺功能亢进，证属肝胆火旺者。

【简释】　方中柴胡能疏肝胆之气，黄芩能清理肝胆之郁热，龙骨、牡蛎可潜肝胆之逆气、兼顾收敛心液，钩藤清热平肝，僵蚕、半夏祛风化痰，石膏能清肺胃之热，铁落可镇肝，朱砂能宁心。整方辛凉咸寒并用、轻宣重镇兼宜，共奏疏肝解郁、宁心降火、潜阳息风之功效。

第二节　甲状腺功能减退

【概要】　甲状腺功能减退是由于甲状腺激素功能不足或缺如而导致机体代谢降低的一种内分泌疾病，可起因于甲状腺自身免疫性疾病或甲状腺外伤或手术引发甲状腺激素分泌不足。由于患者发病年龄不同，本病可分为呆小病、幼年型和成人型甲状腺功能减退。成人型甲状腺功能减退主要表现为畏寒、乏力、汗出减少、毛发稀疏、体重渐增、面部黏液性水肿。还可出现表情淡漠、面色苍白、严重贫血、反应迟钝、记忆力衰退、嗜睡、性欲减退、脉缓、心动过缓、食欲减退、便秘，检测血清 T_3、T_4 降低，且以中、老年女性更为多见。本病在中医学属于"虚劳""水肿"范畴，多因脾肾阳虚所致，治宜应以温中健脾、温肾助阳为主。

处方1　助阳益气方

【方药与用法】　党参 10～30g，黄芪 15～30g，淫羊藿、菟丝子、熟地黄各 9～12g，仙茅 9g。上药加水煎 2 次，分 2 次口服，每日 1 剂。整个疗程可分 3 个阶段：第 1 阶段，单用中药治疗 2～4 个月；第 2 阶段，采用中药配合小剂量甲状腺片每日 30mg 治疗 1～2 个月，逐渐将甲状腺片加至每日 60mg 治疗 1～2 个月；第 3 阶段，中药联合口服小剂量甲状腺片治疗。患者如阳虚严重，宜加熟附块 6～9g、肉桂 6～9g；伴有明显水肿时，宜加茯苓 15～30g、泽泻 15～30g。

【功能与主治】　温肾，助阳，益气；主治肾阳虚型甲状腺功能减退，如形寒怯冷、表情淡漠、神情呆板、头昏嗜睡、面色苍白、体温偏低、月经不调，舌体胖、色淡、脉沉缓迟等。

【简释】　方中党参、黄芪补气，仙茅、淫羊藿、菟丝子温补肾阳。因此证多见于肾精不足，故应本着"阴中求阳"的治疗原则，加熟地黄兼顾肾阴。

处方2　补益脾肾方

【方药与用法】　制附子 6g，肉桂、干姜各 3g，党参 15g，茯苓、白术各 9g，炙甘草 4.5g。上药加水煎 2 次，分 2 次口服，每日 1 剂。

患者腹胀明显，宜加砂仁 4.5g；水肿严重时，宜加车前子 9g、赤小豆 24g、泽泻 9g；大便秘结时，可加黄芪 9g、火麻仁各 15g；若有必要，还应同时加服小剂量甲状腺片和某些降脂降压药。待其临床症状消失，再可改为维持小量甲状腺片口服，以便巩固上述疗效。

【功能与主治】　温中健脾，扶阳补肾；主治脾肾阳虚型甲状腺功能减退。

【简释】　此病病位在肾，但每多肾病及脾，引起脾虚失运，症见面浮足肿、肢冷畏寒、食减便溏，治疗上要以温补脾肾为主。因而，本处方组成是以四君子汤伍用四逆汤并随症加减。

处方3　参鹿片

【方药与用法】　鹿角片 4.5g，淫羊藿 30g，锁阳、党参、枸杞子各

12g。上药共研细粉，制成片剂，每片约含生药 6g；治疗时，每次 5 片口服，每日 3 次，连服 3 个月为 1 疗程。

【功能与主治】　温肾补阳，益气；主治甲状腺功能减退。

有人报道，观察使用参鹿片治疗 32 例患者，其中有 17 例除中药外，还加服小剂量甲状腺片（每日 20mg），结果已证明，患者自觉症状很快消失、面部水肿消退、畏寒肢冷明显好转、甲状腺功能好转、检测 T_3、T_4 水平逐渐升高。

第三节　单纯性甲状腺肿

【概要】　单纯性甲状腺肿包括地方性和散在性两种，多见于青壮年女性。一般不伴有甲状腺功能亢进或减退的改变，常因某种原因而阻止甲状腺激素合成，从而产生代偿性甲状腺肿大。地方性单纯性甲状腺肿在我国主要分布在西南、西北、华北等地区，有时也可呈散在性分布。患者出现甲状腺肿大、质软，可随吞咽动作而上下移动；患者早期自觉症状不明显，病情加重致颈前部增粗，出现喉头紧迫感、干咳或活动后气急等。本病中医学称为"瘿瘤"或"肉瘿"等，主因痰气郁结或血瘀阻络所致，可按以下分型辨证治疗：①肝郁气滞型，治宜疏肝行气；②痰凝气结型，治宜化痰消瘿；③血瘀痰结型，治宜活血散瘀、化痰散结。

处方 1　六海舒郁丸

【方药与用法】　海藻、昆布、海带各 60g，蛤粉、海螵蛸、海浮石各 15g；鳖甲 15g；黄药子 6g，青皮、广木香各 10g，甘草 5g。上药加水煎 2 次，分 3 次口服；每日 1 剂，连续服药 1～2 个月。

【功能与主治】　化痰散结，行气化瘀，消散瘿瘤；主治单纯性甲状腺肿。

【简释】　本方系《疡医大全》四海舒郁丸加减，须注意方内甘草反海藻，应严格控制海藻与甘草的比例，通常不应超过 2∶1，应用此量可以促进 T_3 的合成，但对 T_4 合成并不产生影响。但是，黄药子有小毒，尚可以引起肝功能损害，切不可长期或过量服用。

处方 2　消瘿丸

【方药与用法】　海带 500g，海藻、海浮石 60g，醋炒三棱、莪术各

30g，陈皮 15g，广木香 8g，大黄 8g，甘草 30g；先将上药各研细末，混匀后，用大枣泥打成药丸，每丸约重 4g；治疗时，每次 1 丸，于含化中缓慢下咽；每日 3 次，连用 30 天为 1 疗程，间隔 5～7 天续服，直到瘿囊彻底消退。本方禁用于合并肺结核、心脏病、肾炎、营养不良、妊娠或哺乳期的患者。

【功能与主治】 化痰理气，消瘿散结；主治单纯性甲状腺肿。

【简释】 方中海带、海藻、海浮石，能清热化痰、软坚散结；三棱、莪术、大黄，能活血化瘀；陈皮、广木香能理气，有利于化痰消瘿。部分学者还曾认为，将甘草与海藻一起伍用，有可能产生较强的临床负面影响。

处方 3　二陈汤

【方药与用法】 生半夏、茯苓、橘络各 6g，生姜 30g，甘草 3g；先将生半夏研粉，装入口服胶囊；再把前三味药混合研末，用生姜汁和成药丸，或加入蜂蜜少许；将上药共分 3 份，治疗时，每日早、中、晚餐前 1 份口服；每日 1 剂，连服 3 天为 1 疗程。

【功能与主治】 解郁化痰，软坚散结；主治气滞痰凝型单纯性甲状腺肿大，如出现局部肿块质硬、压痛，伴胸闷不舒、咽部发紧等。

处方 4　活血化痰汤

【方药与用法】 当归、赤芍、海藻各 15～30g，川贝母、半夏、炒甲珠各 9～12g，桃仁、牡蛎各 9～15g，黄药子 6～9g。上药加水煎 2 次取汁，分 2 次口服；每日 1 剂，连服 3 剂为 1 疗程。

【功能与主治】 活血散瘀，化痰软坚；主治血瘀痰结型单纯性甲状腺肿。

第四节　甲状腺结节症

【概要】 甲状腺结节以良性肿瘤为多见，主要临床表现为颈部肿块、颈部压迫性憋闷、产生阻塞感，时常伴有心悸、心烦易怒、多汗，偶见颈部胀痛、声音嘶哑。时常需要外科手术治疗。单结节性甲状腺结节的癌变发生率远比多结节病变为高。本病在中医学属于"瘿瘤"范畴，多由肝气郁结、痰热内生、气血瘀滞、痰湿凝结所致，宜参照单纯性甲状腺肿的辨证治疗，合理选择相应的中药治疗。

处方 1　甲瘤丸

【方药与用法】　夏枯草、全当归、珍珠母、生牡蛎各 30g，昆布、丹参各 15g。上药共研细末，和蜜为丸，每丸约重 9g；治疗时，每次 1 丸口服，每日 2 次，连用 3 个月为 1 疗程。

【功能与主治】　疏肝活血，软坚消瘿；主治甲状腺良性结节症。

【简释】　良性甲状腺结节症为瘿瘤之类，此方要以昆布消瘿为主，配用夏枯草、牡蛎、珍珠母可以软坚散结，伍用当归、丹参可以活血化瘀。因此，上药合理配伍，即能共奏消瘿、散结、化瘀之功效。

处方 2　消瘿冲剂

【方药与用法】　柴胡 240g，夏枯草 300g，山慈菇、陈皮、鬼箭羽、半夏、土贝母、海藻、昆布各 200g。上药先经水煎，接着过滤、浓缩，提取出浸膏；然后，制成颗粒冲剂，分装成 100 包，每包含生药 30g。治疗时，每次 1 包，用开水冲服；每日 3 次，连用 1 个月为 1 疗程。

【功能与主治】　疏肝理气，祛瘀化痰，消瘿散结；主治单纯性甲状腺结节症。

第五节　亚急性甲状腺炎

【概要】　亚急性甲状腺炎是一种原因不明的自身免疫性疾病，曾被称为急性非化脓性甲状腺炎，究其病因可能与病毒感染有关，患者发病前多有上呼吸道感染病史，出现咽痛、咀嚼食物或吞咽时疼痛加重；起病急骤，突然高热、恶寒、疲乏无力，随之产生弥漫性非对称性甲状腺肿大或局灶性结节，出现局部明显疼痛和压痛，常放射至患侧耳后、额下、枕部等处。经放射性核素检查证实碘摄取率显著下降、蛋白结合碘或 T_3、T_4 增多。本病属于中医学"瘿瘤"的范畴，主要起因于风热蕴结、肝胆蕴热、气血痰浊瘀滞等。①外感风热型，治宜疏风清热、和营消肿；②肝胆蕴热型，治宜疏泄肝胆、清热散结；③痰瘀互结型，治宜清热化痰、化瘀散结。

处方 1　蒿芩清胆汤加减

【方药与用法】　青蒿、黄芩、牡丹皮各 6g，连翘、浙贝母各 9g，板蓝根、玄参、夏枯草各 15g，桔梗 4.5g。上药加水煎 2 次滤液，混合后分 2 次口服，每日 1 剂；局部肿块基本消失后，亦可改为隔日 1 剂。

【功能与主治】 疏泄肝胆，清热散结；主治肝胆蕴热型亚急性甲状腺炎。

处方 2 柴胡疏肝散加减

【方药与用法】 牡蛎、海藻各 30g，柴胡、枳壳各 5g，赤芍、白芍各 9g，竹茹、昆布各 15g，海浮石 12g，制半夏 4.5g。上药加水煎 2 次取汁，混合后分 2 次口服，每日 1 剂；局部肿块基本消失后可改为隔日 1 剂。

【功能与主治】 疏肝解郁，化痰软坚；主治肝胆蕴热型亚急性甲状腺炎。

第六节 慢性肾上腺皮质功能减退

【概要】 慢性肾上腺皮质功能减退又称艾迪生病，是因自身免疫、结核、肿瘤等所产生的严重双侧肾上腺损害，致使肾上腺皮质激素分泌不足。主要临床表现为食欲减退、体重减轻、疲乏无力、精神委靡、皮肤黏膜色素沉着、血压降低，部分病例有胃肠道和神经精神方面的临床症状。中医学称本病为"女劳疸""黑疸仁""虚疹"等，多因患者元阳不足、脾肾阳虚兼有血分瘀滞所致，须按以下分型辨证选用相应的中药治疗：①肾阳虚衰型，应以温补肾阳为主；②脾肾阳虚型，要以健脾温肾为主；③肝肾阴虚型，要以滋肾养肝为主。

处方 1 加味右归饮

【方药与用法】 熟地黄、山药、丹参各 15g，山茱萸、枸杞子各 12g；菟丝子、杜仲、当归各 12g，肉桂（后下）5g，鹿角胶、龟甲胶、制附子（先煎 1h）各 10g，田七粉、甘草各 3g。上药加水煎 2 次滤汁，混合后分 2 次口服；每日 1 剂，以连服 5 个月为宜。对阳虚水气不化的患者，宜加入茯苓同煎。

【功能与主治】 温肾补阳，养血和血；主治肾阳虚衰型慢性肾上腺皮质功能减退。

【简释】 此方源自右归丸而改作煎汤；并在原方内加入丹参、田七，以活血化瘀；加用龟甲胶、甘草等，旨在使患者滋阴和中。

处方 2　温肾补脾方

【方药与用法】　党参、生黄芪各 60g，鸡血藤 24～30g，桑寄生、菟丝子各 18～24g，杜仲 12g，川续断 24g，鹿角胶、补骨脂各 12g，鸡内金、生蒲黄、琥珀末各 9g。上药加水煎 2 次，分 2 次口服；每日 1 剂，连用 50 剂为 1 疗程；有时需要参照病程长短，续服此 3～6 个疗程。

【功能与主治】　补脾温肾，活血化瘀；主治脾肾阳虚型慢性肾上腺皮质功能减退。

处方 3　滋补肝肾方

【方药与用法】　北沙参 15～24g，川续断 24g，生地黄、女贞子、杜仲、墨旱莲各 12g，白芍、枸杞子各 9～12g，当归身、生蒲黄、鸡内金、琥珀末各 9g。上药加水煎 2 次，分 2 次口服；每日 1 剂，连用 50 剂为 1 疗程，连续服 3～6 个疗程。

患者气虚明显，可以红参代党参；阴虚明显时，西洋参易北沙参。患者气虚水肿，宜加熟附子、糯米、甘草；若兼有脾虚，宜加用苍术、广藿香；呃逆频频，宜加用柿蒂或旋覆花；伴肾阳虚、性欲下降时，须加用鹿茸、胎盘粉、淫羊藿、黄狗鞭同煎。

【功能与主治】　滋肾柔肝，活血化瘀；主治肝肾阴虚型慢性肾上腺皮质功能减退。

第七节　糖　尿　病

【概要】　糖尿病是由胰岛素分泌绝对或相对不足以及靶组织细胞对胰岛素敏感性降低引起的一类代谢障碍性疾病。目前认为绝大多数病例有遗传倾向，可分为胰岛素依赖型和非胰岛素依赖型两种，前者称为 1 型糖尿病，后者称为 2 型糖尿病。成人性糖尿病多为 2 型糖尿病，其发病率可随年龄增长而升高。本病病理特征是高血糖、糖尿、葡萄糖耐量下降和胰岛素释放试验异常。疾病早期可无临床症状，随着病情加重，可出现多食、多饮、多尿、烦渴、善饥、肥胖或消瘦、疲乏无力等，病久者经常伴发心脑血管、肾、眼、神经及皮肤的病变。本病属于中医"消渴"的范畴，可源于阴虚燥热，治疗时要以上、中、下"三消"为纲加辨证论治，有时患者还有血瘀证候，临床中应当选用滋阴生津、清热解毒、活血化瘀、益气活血的中药组方。

处方 1   胜甘降糖方

【方药与用法】   山茱萸、五味子、丹参各 30g，黄芪 40g。上药加水煎 2 次，分为 2～3 次口服；每日 1 剂，连用 30 剂为 1 个疗程。

对阴虚口渴、多食多尿、五心烦热者，宜加用太子参、玄参、麦冬、天花粉、葛根、玉竹；伴热盛者，可加生石膏、知母等；如同时发生气虚倦怠心悸时，可加人参、苍术、茯苓；血瘀甚重、出现肢体麻木时，宜加用赤芍、牛膝、红花同煎。

【功能与主治】   养阴生津，益气活血；主治各型糖尿病。

【简释】   方中山茱萸、五味子能益肾养阴、敛阴生津，配用乌梅效果更佳；丹参、黄芪能益气活血、标本同治；如黄芪、人参、生熟地、麦冬同用，还会进一步提高此方疗效。

处方 2   芪药参葛汤

【方药与用法】   黄芪 30g，山药、生地黄、丹参各 20g，玄参 25g，苍术 18g，熟地黄、葛根各 15g。上药加水煎 2 次，分 2～3 次口服，每日 1 剂。

患者伴有高脂血症，宜加用山楂、何首乌、虎杖；若合并高血压时，宜加入夏枯草、地龙、牛膝；出现视物模糊时，可加用决明子、石决明、菊花；患者抵抗力下降、合并继发感染时，可加金银花、连翘、蒲公英；若发生末梢神经病变，须加用鸡血藤、伸筋草、乌梅、枸杞子、黄芩、茯苓同煎。

【功能与主治】   益气养阴，活血化瘀；宜主治各型糖尿病。

【简释】   本方黄芪配山药、苍术配玄参，源自名医施今墨的糖尿病验方。黄芪伍用山药，能益气生津、健脾补肾、涩精止遗，易使尿糖转阴；苍术虽燥，若伍用玄参，能取长补短，充分发挥该方"敛脾精气"的功效。

处方 3   复方消渴胶囊

【方药与用法】   人参、天花粉、山药各 2 份，黄连 1 份；先将上药共研细末，装入口服胶囊备用，每粒约重 0.5g；治疗时，每次 6 粒口服，每日 3 次，3 个月为 1 疗程。

【功能与主治】   益气健脾，清热生津；主治 2 型糖尿病。

【简释】   已知西药小檗碱取于中药黄连，能够降血糖，主要药理作用是抑制体内糖原异生以及促进糖酵解，从而能发挥降低空腹血糖的治疗作用。

处方4 参冬地枸消糖片

【方药与用法】 人参、天冬各 36g，天花粉 144g，生地黄、枸杞子各 50g，覆盆子 96g；先将上药粉碎后，制成 100 片药片。治疗时，每次 7～10 片，于餐前 1h 口服；每日 3 次，连服 30 天为 1 疗程。

【功能与主治】 益气养阴，固肾涩精；主治气阴两虚型糖尿病。

【简释】 《温病条辨》所载三才汤，即由人参、天冬、地黄 3 味药组成，善治"暑温气阴两虚"。本方在三才汤基础上加用天花粉、枸杞子、覆盆子，则更适合于气阴不足型糖尿病患者。

处方5 益气养阴丸

【方药与用法】 生地黄、熟地黄、黄芪各 2kg，红参、泽泻、枸杞子、山茱萸、天花粉、丹参、地骨皮各 1kg；先将上药碾细、过筛，然后共炼蜜成丸，使每丸约重 10g；治疗时，每次取 2 丸，于餐前口服，每日 3 次。

【功能与主治】 益气活血，补肾养阴；主治气阴两虚型糖尿病。

【简释】 此方具有一定降脂作用，既能改善糖耐量，又能调节胰岛素分泌功能。但该方并不适于糖尿病患者出现湿热证的治疗。

处方6 健脾降糖饮

【方药与用法】 山药、薏苡仁各 30g，黄芪 15g，枸杞子、黄精、白术各 9g，葛根 20g，玉竹、天花粉和丹参各 12g。上药加水煎 2 次，分为 2～3 次口服，每日 1 剂。

患者烦渴多食、消谷善饥、大便秘结，可加生石膏、知母、熟大黄；若伴心悸、失眠，可加用酸枣仁、首乌藤；若有视物模糊、两目干涩，宜加沙苑子、决明子；若出现麻木不仁，宜加入僵蚕、桑枝同煎。

【功能与主治】 益气健脾，养阴生津；主治脾气亏虚型糖尿病。

【简释】 现代动物实验研究表明，方 6 对胰岛 β-细胞受到破坏的动物模型血糖具有显著降低作用，故可推断本方有助于受损胰岛 β-细胞的再生和修复，从而使糖尿病患者血糖水平下降。

处方7 活血降糖汤

【方药与用法】 丹参、黄芪、山药各 30g，赤芍、苍术、玄参各

10g，三七粉（另包）3～5g。上药加水煎2次滤液，混合后分2～3次口服，每日1剂；三七粉单独分成2～3次吞服。

【功能与主治】　益气健脾，活血化瘀；主治2型糖尿病有瘀血证候者。

处方8　抑渴汤

【方药与用法】　鬼箭羽、葛根、桑椹、生白术各30g，当归15g，红花、川芎各10g。上药加水煎2次，分2～3次口服，每日1剂。

【功能与主治】　养血活血，健脾生津；主治糖尿病有瘀血证候者。

【简释】　鬼箭羽又叫卫矛，即是卫矛科植物卫矛具翅状物的枝条或附属物。曾有记载该药具有破血、通经的作用，现代医学研究证明其水提取物能产生良好的降糖作用；有人还报道，此药与丹参、生蒲黄、水蛭、茺蔚子配伍制成活血片口服，抑或与生地黄、黄芪、丹参、云南白药等配伍制成复方降糖灵，用来治疗不同类型的糖尿病均可产生明显的临床疗效。糖尿病由于血糖水平过高，多数患者可发生血液黏稠度增高，出现血液瘀滞的病变，从而容易引发各种并发症。选择活血化瘀治疗，既可以降低血糖、又能改善血液黏稠度以及组织微循环。

处方9　加味二陈汤

【方药与用法】　半夏10g，陈皮6g，决明子24g，茯苓、白术、苍术各15g，丹参、葛根各30g。上药加水煎2次，分2～3次口服，每日1剂。

【功能与主治】　燥湿化痰；主治2型糖尿病证属痰湿阻滞者。

第八节　肥　胖　症

【概要】　肥胖症是一组常见的代谢性疾病，由于进食热量过多、消耗热量相对减少，而使多余热量以脂肪的形式储存于体内，从而超出了正常状态下的生理需要量，当达到一定程度后就可变成肥胖症。临床评估肥胖症的最简便方法是计算体质指数（BMI）：BMI＝体重（kg）/身高（m）^{2}；中国健康成人的标准为：正常者BMI＜24，超重者BMI介于24～27之间，肥胖症患者BMI＞27。一般来讲，单纯性肥胖还不是肥胖症，仅是向肥胖症过渡的一种最常见的形式，但是，此时也已形成了许多严重危害人体健康的危险因子，容易引起高血压、高脂血症、糖尿病、心脑血管疾病等。中医学认为，本病需要及时选取祛痰利水、通腑泄热、化瘀消导、健脾温阳、益气行水的中药方剂治疗。

处方1 轻身I号

【方药与用法】 黄芪、防己、白术、川芎、制首乌各15g，泽泻、生山楂、丹参、茵陈、水牛角各30g，淫羊藿10g，生大黄9g。上药加水500ml，煎煮浓缩成100ml，每次取50ml口服，每日2次。若患者超重大于25%，宜将此方药量增加至1.5倍，煎煮浓缩成150ml，每次取50ml口服，每日3次。

【功能与主治】 益气利水，化瘀降浊；主治单纯性肥胖症。

处方2 体可轻

【方药与用法】 法半夏、陈皮、云茯苓、炒苍术、炒薏苡仁、大腹皮各等分；先将上药研碎，制成浓缩药丸；治疗时，每次取40粒（约为10g）口服；每日3次，连服45天为1疗程。

【功能与主治】 燥湿化痰，健脾理气；主治单纯性肥胖症。

处方3 消胖灵

【方药与用法】 决明子30g，泽泻、郁李仁、山楂、火麻仁各10g。上药加水煎2次，分2次口服，每日1剂。

【功能与主治】 健脾化痰，燥湿减肥；主治痰湿阻滞型单纯性肥胖症，出现头昏胸闷、恶心、胃脘胀满。以此方治疗96例患者，有效79例，临床总有效率可达82%。

处方4 达原饮

【方药与用法】 槟榔12g，厚朴、草果各9g，知母、黄芩各10g，白芍15g，甘草6g。上药加水煎2次滤出，混合后分2次口服，每日1剂；当患者症状减轻后，仍可按原药用量比例制作成可口服的生药散剂，每次取6g口服；每日3次，每日1剂，连服30剂为1疗程。

【功能与主治】 辟秽化浊；主治单纯性肥胖症。

处方5 减肥饮

【方药与用法】 赤小豆、生山楂各10g，大枣10枚；上药水煎2次，分早、晚2次口服，每日1剂。

【功能与主治】 此方能健脾化痰，燥湿减肥；主治痰湿阻滞型单纯性肥胖症，如表现四肢软弱无力、气短、动则加重、下肢水肿、心悸、尿频等。

第九节 脂　肪　肝

【概要】 脂肪肝是由于肝脏本身或肝外因素等导致的一种代谢性疾病，肥胖或经常性饮酒者更为常见，经超声检查显示，本病在普通人群的发病率约为 26%。由于患者长期大量饮酒、肥胖而导致脂肪在肝脏内不断沉积，可表现为肝大、轻度压痛、食欲下降、乳腺发育，女性患者还可出现过早闭经等。中医学认为本病主要由肝郁气滞、痰湿内阻所致。①肝瘀气滞型，症见胁肋胀痛、胸脘不舒、食欲下降、疲乏无力、舌淡、苔白腻、脉滑；②痰湿内阻型，症见右胁隐痛、脘腹胀满、恶心欲吐、痰涎增多、头晕倦怠、舌淡、苔白、脉弦滑。治疗时须合理选用理气化痰、祛湿散结的中药方剂。

处方 1　酒肝康汤

【方药与用法】 葛根、丹参、山楂、泽泻、决明子各 30g，芥子15g。上药加水 600ml 同煎，先用武火煎沸，改文火续煎 20min，滤其药汁，再加水 500ml，煎沸 20~30min，滤药后与上煎混匀，分成早、晚 2 次口服；每日 1 剂，连服 6 剂为 1 疗程。

【功能与主治】 理气化痰，祛湿散结；主治痰湿内阻型脂肪肝，如有右胁隐痛、脘腹胀满、痰涎量多、恶心欲吐、头晕倦怠等。

处方 2　降脂养肝汤

【方药与用法】 泽泻 20~30g，何首乌、决明子、虎杖各 15~20g，荷叶 15g。上药加水 600ml 同煎，先用武火煎沸后，再改为文火续煎20min，滤出药汁；然后再加水 500ml 煎沸 30min，滤药后与上煎对匀，分成早、晚 2 次口服；每日 1 剂，连服 6~8 剂为 1 疗程。

【功能与主治】 此方能理气化痰，祛湿散结；主治痰湿内阻型脂肪肝，如有右胁隐痛、脘腹胀满、恶心欲吐、痰涎增多、头晕倦怠等。

处方 3　陈香橼散

【方药与用法】 陈香橼 1 个，大胡桃 2 枚，砂仁 6g。上药洗净，置于烘箱内烤干，共研细末过筛，再装入口服胶囊内备用；治疗时每次 3g，以温开水送服，每日 2 次。

【功能与主治】 健脾化湿，除湿逐瘀；主治痰湿内阻型脂肪肝，如有右胁隐痛、脘腹胀满、恶心欲吐、头晕倦怠、舌淡苔白、脉弦滑。

处方 4　茵郁汤

【方药与用法】 茵陈、郁金各 15g，香橼皮、柴胡各 12g。上药加水 600ml 同煎，先用武火煎沸，改文火续煎 30min，滤出药汁；然后，再加水 500ml，煎沸 20min，滤药液与上煎兑匀，分成早、晚 2 次口服；每日 1 剂，连服 6～8 剂为 1 疗程。

【功能与主治】 疏肝理气；主治肝郁气滞型脂肪肝，出现胁肋胀痛、胸脘不舒、恶心纳呆、腹胀乏力，舌淡苔薄、脉弦。

处方 5　三花减肥茶

【方药与用法】 金银花、玫瑰花、茉莉花各 10g。上药洗净、沥干，混匀后备用。每次以开水 200ml 冲泡，代茶饮用，每日 1 剂。

【功能与主治】 疏肝理气；主治肝郁气滞型脂肪肝，症见胁肋胀痛、胸脘不舒、恶心纳呆、腹胀乏力，舌淡苔薄、脉弦。

第十节　高脂血症

【概要】 高脂血症系指血脂浓度超过正常范围的代谢性疾病。由于血浆内脂质大部分与蛋白质相结合，因而也可将本病称为高脂蛋白血症。血脂包括类脂质及脂肪，类脂质如胆固醇、磷脂等；脂肪主要是甘油三酯和游离脂肪酸等。本症是导致冠心病、脑血管病的主要危险因素，因此，积极防治高脂血症是降低心脑血管的关键，受到了人们的普遍关注。本症早期可无任何临床症状，也可出现头晕胀痛、腹胀和肢体沉重等；部分患者形体肥胖或超重，伴有高血压和（或）动脉粥样硬化等。中医认为本病主因痰湿内盛、痰瘀交阻、脾肾阳虚、肝肾阴虚所致，治宜补益肝肾、健脾利湿、活血化瘀、祛痰消食，合理选择相应的中药。

处方 1　白金丸

【方药与用法】 白矾 3 份，川郁金 7 份；上药研细末，和匀后，制成约 3g 的药丸；治疗时每次 6g 口服，每日 3 次，连服 20 天为 1 疗程，以服药 2～3 个疗程为宜。

【功能与主治】 祛痰，行气，解郁；主治高脂血症和肥胖症。

【简释】 此方源自《普济本事方》和《外科全集》。前者记载白矾、郁金用量为 3∶7，主要用于癫狂、喉风、乳蛾等病；后者记载白矾、郁金用量为 1∶1。方中白矾主要成分是硫酸钾铝，能起收敛作用，故可抑制胆固醇等脂质经由肠道吸收；郁金具有消炎利胆作用，能促进胆固醇代谢产物胆酸等经由肠道排泄，从而发挥有效降脂治疗作用。

处方 2　山菊参饮

【方药与用法】 山楂、菊花、丹参各 10g。上药加水煎煮，代茶饮用；每日 1 剂，连服 30 剂为 1 疗程，连服 3 个月生效。服药期间宜配合运动疗法，每日分早、晚各自由运动 30min。

【功能与主治】 消食化瘀；主治高脂血症。

处方 3　大黄冲剂

【方药与用法】 单味大黄适量；上药研为细末、过筛，分成每包重 6g，治疗时每日 1 包，于临睡前冲服即可，连用 60 天为 1 疗程。

【功能与主治】 清热，化瘀，降脂；适用于高脂血症的防治。

【简释】 单味大黄应用，能够治疗高脂血症，即使应用剂量不尽相同，也同样可产生相应的疗效。例如，给予生大黄粉每次 0.5g 口服，每日 1～2 次，治疗 1 个月后，甘油三酯平均降低 0.99mmol/L、总胆固醇平均降低 1.26mmol/L，继续服药至 2 个月以后的疗效更好；另有人观察报道，可应用大黄醇提取物制成药片，每片含有生药 0.25g，每日早晨 3 片口服；连续服药 3 周后，仍可能使高脂血症者的甘油三酯和 β-脂蛋白显著下降。

处方 4　调脂汤

【方药与用法】 丹参 30g，泽泻、枸杞子各 25g，柴胡、山楂、甘草各 15g，红花 10g；每剂水煎 2 次，分 2 次口服，每日 1 剂。

患者气虚时，宜加黄芪、黄精；肝肾阴虚时，可加何首乌、生地黄；若有痰湿内阻，须加茵陈、石菖蒲；发生肝阳上亢，应加用决明子、钩藤同煎口服。

【功能与主治】 化瘀降脂，养血疏肝；主治高脂血症。

处方 5　健脾降脂汤

【方药与用法】　生山楂 24g，党参、茯苓、茵陈各 12g，白术、苍术、虎杖、僵蚕各 10g，大黄 6g。上药加水煎 2 次，分 3 次口服，每日 1 剂。

若发生肝阳上亢，宜加菊花、决明子；出现肝肾阴亏时，可加枸杞子、制首乌；瘀血明显时，宜加入红花和丹参同煎。

【功能与主治】　健脾利湿，消食导滞；主治高脂血症。

处方 6　降脂胶囊

【方药与用法】　泽泻、山楂、丹参、玉竹各适量；上药须按 2∶2∶1∶1 组方，研末制成口服丸药，每粒含生药 0.3g。治疗时，每次 3～4 粒口服，每日 3 次。

【功能与主治】　利水消食，活血散瘀；适用于高脂血症的防治。

【简释】　泽泻为中药降血脂的首选中药之一，其提取物具有显著降低胆固醇水平的作用，常在服药第 2 周起效，能坚持治疗 2 个月以上的降脂作用最明显，其临床疗效则优于单味山楂的治疗效果。

处方 7　优降脂片

【方药与用法】　何首乌、山楂、决明子、五灵脂各等分；上药共研粉，制成片剂或口服胶囊，每片（粒）约含生药 0.3g；治疗时，每次 4 片口服；每日 3 次，连服 30 天为 1 疗程，以治疗 2 个疗程为宜。

【功能与主治】　补益肝肾，化瘀消食；主治高脂血症。

【简释】　本方何首乌具有降低血脂及抗动脉硬化的作用，单味药也可治疗高脂血症和动脉粥样硬化，使用剂量为每次 9～15g，每日 3 次，连用 3 个月为 1 疗程，2～3 疗程的疗效明显。

处方 8　降脂汤

【方药与用法】　何首乌 15g，枸杞子 10g，决明子 30g。上药加水煎 2 次，分 2 次口服，每日 1 剂。

【功能与主治】　补肝养血，润肠通便；主治高脂血症。

【简释】　方中重用决明子达 30g，此药含有多种蒽醌类衍生物，现经实验研究证明，决明子煎剂口服能产生良好的降血脂作用。尽管决明子对血清总胆固醇含量的影响较小，但此药能显著升高血清高密度脂蛋白-胆固醇（HDL-C）含量，而且还有利于改善体内胆固醇的分布状况，预防动脉粥样化症。但须注意决明子长期使用可使血压微升。

处方 9 楂泽决明降脂方

【方药与用法】 山楂 24g，泽泻 18g，决明子 15g，虎杖 10g，三七 3g。上药加水煎 2 次，分 2 次口服，每日 1 剂。

气虚者，宜加党参、黄芪；气滞者，宜加降香、莪术；痰热内阻者，可加全瓜蒌、陈皮、枳壳、大黄、茵陈；肝肾阴虚者，应加何首乌、楮实子、当归、麦冬、白芍；肝阳上亢者，须加用钩藤、珍珠母等同煎口服。

【功能与主治】 活血化瘀，清热利湿；主治高脂血症，证属痰瘀者。

处方 10 利胆降脂汤

【方药与用法】 柴胡 15g，决明子、生山楂各 12g，生大黄 10g。上药加水煎 2 次，分 2 次口服，每日 1 剂。

脾虚痰湿者，可加制半夏、陈皮；气滞血瘀者，可加川芎、当归；食积明显者，须加入炒麦芽、鸡内金同煎。

【功能与主治】 此方能疏肝利胆，化瘀通便；主治高脂血症。

第十一节 痛 风

【概要】 痛风是一种由嘌呤代谢异常所引起的慢性疾病，患者早期出现高尿酸血症，也可合并急性或慢性关节炎等，若不加控制、病情反复发作并不断加重，还会导致关节畸形、肾脏损害、尿酸结石或形成"痛风石"等。本病好发年龄为中年以上，男性约占 95%。中医学称此病为"风湿痹痛"。急性期患者，中医辨证须分别按照风湿、寒湿、湿热进行论治；慢性期患者，应当按照痰瘀互结、或气血两虚、或肝肾两亏加以论治，若出现本虚标实的改变，治疗时要以扶正祛邪、标本兼治为大法。此外，本病治疗中，还须禁忌食用高嘌呤类食品，以避免血尿酸过高而导致病情不断加重。

处方 1 加减当归止痛汤

【方药与用法】 忍冬藤 30g；茵陈、葛根、虎杖各 15g，当归、木瓜各 12g，羌活、独活、防风、汉防己、油松节、赤芍、炒苍术、猪苓各

9g，生甘草5g。上药加水煎2次，分2次口服，每日1剂。

【功能与主治】　清热利湿，祛风止痛；主治痛风。

【简释】　本病急性期临床表现与中医"热痹"近似，治疗时以清热利湿、祛风止痛为主，治疗期间应注意忌食牛羊肉、动物内脏、青鱼、鱼卵、小虾等，同时还要禁止饮酒。

处方2　加味四妙汤

【方药与用法】　黄柏、苍术、赤芍、牛膝、地龙各15g，金钱草30g，生薏苡仁20g，汉防己、泽泻各10g，全蝎5g。上药加水煎2次滤汁，混合后分2次口服，每日1剂；对病情较重者，每日可煎服2剂，分4次口服；保留煎后药渣，敷于患处；连治15天为1疗程。

患者如脾胃虚弱，宜加黄芪、白术、山药、茯苓；若有肝肾不足，宜加用独活、续断、桑寄生、知母、生地黄；关节局部明显肿胀时，可加入土茯苓、滑石同煎。

【功能与主治】　清热利湿，通络止痛；主治痛风。

处方3　地黄黄芪方

【方药与用法】　秦艽20g，生地黄、黄芪、丹参、益母草、桑寄生各15g，山茱萸、茯苓、泽泻各10g。上药加水煎2次取汁，混合后分2次口服，每日1剂。

患者肾阳不足、腰膝冷痛时，宜加入淫羊藿10g、仙茅10g；出现脾虚腹胀、便溏时，宜加用党参10g、炒白术10g；伴热甚口渴、尿黄脉数时，可加用黄芩10g、黄柏10g或栀子10g；若发生肝阳上亢、头晕头痛时，宜加用钩藤、菊花、天麻各10g。

【功能与主治】　补肾益气，活血利尿；主治原发性痛风肾变期，证属气血两虚者。

第十章
男科病症

第一节 前列腺炎

【概要】 前列腺炎包括细菌性前列腺炎、非细菌性前列腺炎和前列腺痛，细菌性前列腺炎又可分为急性细菌性前列腺炎和慢性细菌性前列腺炎。细菌性前列腺炎常有菌尿，而非细菌性前列腺炎或前列腺痛则极少发生尿路感染。然而，细菌性前列腺炎和非细菌性前列腺炎的临床症状十分类似，有时不容易区分，比如通常都可以出现尿频、尿急、夜尿增多以及尿痛等尿路刺激症状，部分患者还可有骨盆区、耻骨上或尿生殖区的不适或疼痛，前列腺分泌物中出现大量白细胞和巨噬细胞。前列腺痛不出现炎症体征，经前列腺按摩采液检查均为正常。中医学将急性前列腺炎称为"热淋"，而将慢性前列腺炎、前列腺痛称为"尿精""精浊""白淫""劳淋""淋浊""白浊"等。本病主因湿热下注、瘀血内停、脾气亏虚、阴虚火旺、肾阳不足所致，临床上也可出现湿热瘀阻并见、湿热瘀阻肾虚并见等，故于治疗时应该采取清利与活血并用、活血与补肾并用之法，除了中药内服外，还应结合中药外治法，例如，实施煎药保留灌肠、栓剂纳肛等给药方式。

处方 1 龙胆泻肝汤加减

【方药与用法】 龙胆、生栀子、黄芩、黄柏、大黄、车前子各

10g，蒲公英、萹蓄、败酱草、白芍各30g，石韦15g，甘草6g。上药加水煎2次，分2～3次口服；每日1剂，连用7剂为1疗程。

若患者伴有高热，宜加生石膏、金银花；尿痛明显时，宜加延胡索、海金沙、没药；尿频不畅时，可加赤小豆、葶苈子、淡竹叶；夜间尿频时，应加用益智、乌药；腰痛严重时，宜加桑寄生、金狗脊、续断；遗精、早泄时，可加入补骨脂、金樱子、芡实同煎。

【功能与主治】 清热，利湿，解毒；主治肝经湿热、毒热瘀滞的前列腺炎。

【简释】 治疗本病的基本方剂是龙胆泻肝汤、八正汤，并且可以与大量清热利湿或清热解毒药物进行配伍。针对某些慢性前列腺炎，若有肝经湿热或湿热瘀滞时，依然也可以使用本方治疗。

处方2　土茯苓煎

【方药与用法】 土茯苓、败酱草、马齿苋、蜂房各30g，赤芍、泽兰、桃仁、路路通各10g，连翘、川牛膝各12g，甘草6g。上药加水煎2次，分2次口服；每日1剂，连用30剂为1疗程。

若出现便秘，可加大黄；尿白明显时，宜加用薏苡仁等。男性患者若伴有阳痿、早泄、畏寒，宜加用附子、淫羊藿、肉桂；合并腰酸心悸、遗精、失眠时，可加入知母、黄柏、山茱萸、炒酸枣仁同煎。

【功能与主治】 清热利湿，活血祛瘀；主治因为湿热下注引起的慢性前列腺炎。

【简释】 土茯苓是本方君药，能治"五淋白浊"。对湿热证前列腺炎，常与败酱草、萹蓄或龙胆草伍用，其清热利湿效果甚佳。但须注意服药期间不可饮茶，因为土茯苓与茶长期同饮容易致使患者脱发。

处方3　前列腺炎Ⅰ号

【方药与用法】 白花蛇舌草30g，生黄芪、蒲公英、土茯苓各20g，虎杖、败酱草、萹蓄各10g，黄柏、生甘草、生大黄各10g。上药加水煎2次取汁，混合后分2次口服，每日1剂。

尿道灼热、刺痛明显者，宜加石韦、木通各10g；滴白甚重者，须加蒲公英、车前子各15g；感染性前列腺炎，一旦出现大量脓细胞，须加用金银花、连翘各20g；若有血精或在前列腺液内查及大量红细胞，应加用白茅根20g、墨旱莲15g。

【功能与主治】 清热利湿，解毒化浊；主治湿热蕴结所致的慢性前列腺炎。

【简释】 方中蒲公英、白花蛇舌草、败酱草、土茯苓、萹蓄、虎杖、黄柏、大黄均具有良好的抗菌消炎作用；蒲公英、生黄芪、大黄、虎杖等能刺激网状内皮系统，增强巨噬细胞吞噬能力，提高淋巴细胞转化率，促进免疫球蛋白形成，并能诱导干扰素形成，从而增强患者机体的免疫功能。

处方4 前列腺炎Ⅱ号

【方药与用法】 白花蛇舌草30g，生黄芪、蒲公英、土茯苓、赤芍、延胡索各20g，虎杖15g，熟大黄、川楝子、乌药各10g。上药加水煎2次滤液，混合后分2～3次口服，每日1剂。

尿道灼热刺痛者，须加石韦、木通各10g；会阴、睾丸、阴茎疼痛者，宜加入炮山甲、乳香、没药各10g；当前列腺液中查及大量脓细胞时，宜加用金银花、连翘各20g。

【功能与主治】 清热利湿，行气活血；主治湿热瘀阻所致的慢性前列腺炎。

【简释】 此方在Ⅰ号方基础上加入了赤芍、延胡索，并把生大黄改用熟大黄，旨在进一步加强本方的活血化瘀之功效。

处方5 化瘀导浊汤

【方药与用法】 生黄芪、王不留行、莪术各10g，丹参、白花蛇舌草各30g，穿山甲、红花、川芎、车前子各12g，虎杖、鱼腥草各20g，益母草、半枝莲、菟丝子、牛膝各15g，生甘草6g。上药加水煎2次，分2～3次口服；每日1剂，连服2个月为1疗程。

若有会阴及小腹、睾丸坠胀，宜加用延胡索、川楝子、乌药；如伴尿黄而浊，宜加用木通、滑石、萹蓄、瞿麦等；同时合并腰痛时，可加入杜仲、续断、桑寄生；出现性功能降低时，可加用蜈蚣、淫羊藿、蛇床子；合并遗精早泄时，宜加入知母、黄柏、煅龙骨、煅牡蛎同煎。

【功能与主治】 化瘀，清热，导浊；主治血瘀兼湿热所致的慢性前列腺炎。

【简释】 方中王不留行具有通淋的功能，与炮山甲、丹参、川芎，或与皂角刺、桃仁等活血破瘀药伍用，能治疗血瘀证慢性前列腺炎，其剂量以15～30g为宜。对兼有湿热者，还可与蒲公英、黄柏、丹参、败酱草等伍用。

处方6 活血清利方

【方药与用法】 丹参、瞿麦、女贞子各20g，败酱草、白花蛇舌草、车前草、生地黄各30g，牛膝15g，莪术、王不留行、黄柏各10g。上药加水煎2次，分2次口服；每日1剂，连服20天为1疗程，以3个疗程为宜。治疗期间，须忌食海鲜和辛辣温燥类食品，禁用烟酒。

患者尿道灼痛，可加木通、石韦、知母；出现尿道发痒，宜加用白鲜皮；若滴白甚重，可加用海金沙等；若有大量脓细胞，可加用金银花、蒲公英；伴有少腹阴囊胀痛时，宜加川楝子、延胡索等。

【功能与主治】 活血化瘀，清热利湿；主治慢性淋菌性前列腺炎。

【简释】 慢性淋球菌性前列腺炎患者通常都有慢性前列腺炎的病史，为淋球菌感染所致，治疗十分棘手。此方采取活血化瘀药与大量清热利湿药物伍用，有助于提高针对前列腺病灶区内的抗菌消炎作用。再则，生地黄、女贞子配伍，能滋肾补阴和提高机体免疫功能，意在充分发挥中药抗菌消炎的协同作用。

处方7 前列安丸

【方药与用法】 益母草50g，白花蛇舌草、山药各30g，当归、酒白芍各15g，柴胡、红花、牛膝、鸡内金、生甘草各10g，炙水蛭5g，蜈蚣3条；先将益母草、白花蛇舌草加水煎煮，取药汁浓缩至软膏状；然后，再把余药共研细末，掺入以上药膏中，制成梧桐子大小的蜜丸；治疗时，每次取9g口服，每日2～3次，连用30天为1疗程。服药期间患者要忌食用辛辣之品和乙醇类饮料。

【功能与主治】 化瘀通络，清热解毒；主治非细菌性前列腺炎。

【简释】 非细菌性前列腺炎是一种原因不明的炎症病变，患病人数约为细菌性前列腺炎的8倍。本病现有西药治疗方案很难获得肯定的疗效，故应及时采取合理的中西医结合疗法更为可取。

处方8 公英败酱验方

【方药与用法】 白花蛇舌草、蒲公英、败酱草、土茯苓各20g，赤芍、王不留行各10g，桃仁、大黄各6g。上药加水500ml，煎至100ml，待药温凉至30～40℃做保留灌肠，叮嘱患者俯卧1～2h；每晚1次，连用15剂为1疗程。

患者湿热偏重，须重用白花蛇舌草、蒲公英、土茯苓、败酱草；伴有气滞血瘀时，宜加用三棱、莪术；合并肾虚时，还可加用骨碎补同煎。此外，本方加入鳖甲、茯苓、黄柏、急性子、白芍后，做成数枚栓剂，每粒含生药 10g；每次 1 枚纳肛；每日 2 次，连用 1 个月为 1 疗程。

【功能与主治】　清热解毒，活血化瘀；主治慢性前列腺炎。

【简释】　此病采用药液保留灌肠或药栓治疗，有助于提高患者病灶区的药物浓度，更易于发挥中药针对慢性前列腺炎的治疗作用。

处方9　活络效灵丹加减

【方药与用法】　乳香、没药、当归、续断各 30g，大血竭 50g；取前 4 味加水煎煮 2 次、合汁；大血竭研末，加入上述煎汁，续煎并浓缩至 200ml，待药凉至 41℃左右；嘱患者取膝胸卧位，进行保留灌肠；隔日 1 次，连用 6 剂为 1 疗程。患者若出现湿热，不宜应用本方。

【功能与主治】　活血化瘀；主治慢性前列腺炎，对气血瘀滞证最佳。

【简释】　此方源自《医学衷中参西录》，始方包括丹参、乳香、没药、当归，现方中已去掉丹参，加用大血竭、续断。方 8 内大血竭为君，口服易为灌肠疗法后，既不伤脾、又可达病所。大血竭又名麒麟竭，是棕榈科麒麟竭果实的红色树脂，古代文献记载此物有散瘀止痛、敛疮止血之功能，现代药理研究发现，本品抗菌消炎以及抗血栓作用明显。

第二节　前列腺增生症

【概要】　前列腺增生症曾经称为"前列腺肥大"，以老年男性居多，大多发生在 50 岁以后，其发病率随增龄而逐渐升高。主要病理变化为良性前列腺增生，从而造成下尿道梗阻，引发排尿困难及尿潴留等，其确切病因不详，可能与老年人前列腺组织中睾丸激素代谢异常有关。本病主要表现为尿频、排尿不尽或费力、尿线变细、夜尿频，甚或发生尿潴留等。本病属于中医学的"癃闭"范畴，癃为小便淋沥、滴出，闭为小便滞阻、点滴不出。大凡暴闭为实证、久癃为虚证。治疗时，对暴闭者须清湿热、散瘀结、利气机而通水道；对久癃者应当补脾肾、温肾经、助气化，气化得行而小便则自通。

处方 1　癃闭散

【方药与用法】　穿山甲片（炒）、肉桂各适量；上药按 6：4 配用，制成散或丸剂；每次 10g，蜜水冲服；每日 2 次，连用 20 天为 1 疗程。

【功能与主治】　攻坚散结，助阳化气；主治前列腺增生症。

【简释】　方中穿山甲为脊椎动物鲮鲤科动物穿山甲鳞片炒后入药，具有活血化瘀、通经下乳、消痈排脓之功能。近年临床上常用此药治疗前列腺增生症，常与肉桂伍用，诸如济生肾气汤加味、益气通关汤、愈氏经验方、三黄桂甲汤、黄芪甘草通癃汤、癃闭通丸、通前汤、消癃汤。实验室研究表明，癃闭散混匀液于 350mg/kg 剂量之下，对由丙酸睾丸素引起的小鼠前列腺增生可产生显著抑制作用，能使由组织胺引起的小鼠毛细血管通透性显著下降，并抑制小鼠的棉球肉芽肿组织生长。

处方 2　癃闭通丸

【方药与用法】　熟地黄、山药、山茱萸各 12g，泽泻、茯苓各 24g，肉桂 9g，炮山甲 15g；先将上药打成细粉，遂炼蜜为丸；治疗时，每次 1 丸口服，每日 3 次。有必要时，还可配合实施体腔红外线仪治疗，每日 1 次，连用 10 次为 1 疗程。

【功能与主治】　补益肾气，活血化瘀；主治前列腺增生症。

【简释】　此方系六味地黄汤加用肉桂、炮山甲。通过药物用量分析证实，六味地黄汤以"三泻"为主，若重用泽泻、茯苓即可利水、标本兼治。

处方 3　消坚通窍汤

【方药与用法】　黄芪 50g，蛤壳、炮山甲各 25g，皂角刺、川牛膝各 10g，海藻、王不留行各 15g，木通 9g，马鞭草 30g，水蛭 6g。上药加水煎 2 次，分 2 次口服，每日 1 剂。另选大黄、芒硝、桂枝、虎杖、当归尾、路路通、地龙各等份，水煎候温后，坐浴或会阴部熏洗，每日 2 次。气虚时，宜加党参；阳虚时，宜加菟丝子、巴戟天；阴虚时，可加生地黄、熟地黄；患者发生湿重，可加用薏苡仁、猪苓；热盛明显时，可加入黄柏、栀子同煎。

【功能与主治】　益气活血，软坚通窍；主治老年性前列腺增生症。

【简释】　此方系活血破血药与益气药及软坚药伍用，其主药用量已达 25～50g；并且采取内服与外治并用。注意方 3 中木通宜选择川木通、不应用关木通替代，以防关木通发生肾功能损害。

处方4　三黄桂甲汤

【方药与用法】　生黄芪30~50g，生大黄9~15g，生地黄20~25g，肉桂3~6g，穿山甲6~10g。上药加水煎2次分服，每日1剂。

对肾气亏虚者，宜加菟丝子、覆盆子、山茱萸、枸杞子各10g；对脾虚气陷者，须加用党参20g、白术15g、升麻6g、柴胡6g；对气滞血瘀者，可加王不留行、赤芍各10g、琥珀（研末冲服）5g；对湿热下注者，可加黄柏10g、滑石30g、车前子30g。

【功能与主治】　益气活血，养阴清热；主治前列腺增生症。

【简释】　方中重用生大黄、生地黄，能养阴清热；同时与少量肉桂伍用，有反佐之意，能温阳以助膀胱之气而通利小便。因此，本方更适用于湿热瘀滞兼有气阴两虚的前列腺增生症。

处方5　解癃汤

【方药与用法】　刘寄奴、黄芪各30g，桃仁、山茱萸各10g，熟地黄、山药、石韦各15g，蝼蛄、沉香各7g，甘草梢5g。上药加水煎2次滤汁，分2次口服，每日1剂。

患者湿热显著，宜加用鱼腥草、车前子、黄柏；出现肾阳虚，宜加入淫羊藿、肉桂；伴有大便干结，可加酒大黄等同煎。

【功能与主治】　补肾益气，活血化瘀，行气利水；主治老年性前列腺增生症。

【简释】　方中刘寄奴是菊科植物奇蒿的全草，具有活血通经、消积、止痛的功能，并多用于妇科疾病，如血滞经闭、痛经、产后瘀滞腹痛以及跌打损伤等。蝼蛄是蝼蛄科昆虫非洲蝼蛄和华北蝼蛄的干燥尸体；《本草纲目》曾记载，蝼蛄能够"利大小便，通石淋"。通常此方在煎服1~2h后排出小便，尚且不见出现明显的不良反应。

处方6　黄芪琥珀汤

【方药与用法】　生黄芪、琥珀末（冲服）30g，车前子15g，王不留行、夏枯草、山茱萸各10g，肉桂、桔梗各5g。上药加水煎2次口服，每日1剂，连服30剂为1疗程。

患者有尿频、尿急、尿痛，宜去掉肉桂，加用瞿麦、萹蓄、金钱草；合并大便秘结，宜加用大黄；如发生严重血尿时，可加仙鹤草；触诊见前列腺质地变硬，可加三棱、穿山甲、莪术等。

【功能与主治】 益气补肾，化瘀散结；主治前列腺增生症。

【简释】 此病产生排尿困难有两个重要原因：①膀胱瘀阻；②膀胱气化无力。针对气化无力，应予益气、助阳，故可重用黄芪及与适量肉桂配伍，以助膀胱气化。历代文献均记载，琥珀具有散瘀止血、通利小便的功能，琥珀散单味吞服也能医治小便赤涩不通、淋沥作痛等。

处方7　补肾活血汤

【方药与用法】 蒲公英、石韦、路路通各30g，怀牛膝、知母、炮山甲、赤芍、桃仁、莪术、山茱萸各10g，肉桂3g，皂角刺、生地黄各15g。上药加水煎2次分服，每日1剂，连用30剂为1疗程。

患者腹胀甚重，宜加入小茴香、泽泻等；若发生尿频尿急，可加用冬葵子、川黄柏等。患者气虚甚重，须加升麻、党参等；若伴大便秘结，应加入生大黄同煎。

【功能与主治】 清热解毒，活血化瘀，益肾利湿；主治老年性前列腺增生症。

【简释】 方中重用蒲公英、石韦、路路通，其剂量各为30g，为本方治疗前列腺增生症的主药，且偏重于清热利湿。方中路路通又谓枫实、枫果，为金缕梅科植物枫香的成熟果实，它可以产生比较强的通络利水作用。

处方8　羊藿菟丝验方

【方药与用法】 淫羊藿20g，半枝莲、牡蛎（先煎）各30g，菟丝子、山茱萸、仙茅、车前子、怀牛膝、王不留行、巴戟天各15g，炮山甲、桃仁、红花各12g，大黄（后下）6g。上药加水煎2次滤汁，混合后分2次口服；每日1剂，连用1～2个月为1疗程。

患者肾阴虚，宜加黄柏、知母；发生肝阳上亢，可加用生地黄、生龙骨；出现肾阳虚，宜加制附子；出现气血虚，须加黄芪、党参；患者出现明显血尿，宜去红花、桃仁，加入三七、茜草、白茅根；合并大便溏稀，宜去大黄，加入山药、白扁豆；若有咳喘，可加入葶苈子和大枣同煎。

【功能与主治】 温肾助阳，活血化瘀；主治前列腺增生症。

【简释】 此方组成以温肾助阳、活血化瘀为主，而且更适合于治疗肾阳不足、膀胱瘀阻所致的前列腺增生症。

处方 9　启癃汤

【处方】　菟丝子、王不留行各 30g，山茱萸、山甲珠、枸杞子、冬葵子、仙茅各 15g，肉桂 4g，沉香 5g。上药加水煎 2 次，分 2 次口服，每日 1 剂。

患者肾虚，宜加鹿角胶、附片；若瘀阻甚重，可加丹参、桃仁、红花；夹热者，可加琥珀、黄柏、知母同煎口服。

【功能与主治】　益肾活血，行气利水；主治前列腺增生症。

【简释】　方中王不留行具有利尿通淋之功能。《外台秘要》记载，此方能治诸淋和小便不利，亦可与石韦、滑石、冬葵子、瞿麦等伍用。

第三节　男性不育症

【概要】　生活在一起的正常育龄夫妇，有正常规律的性生活，又未采取任何避孕措施，两年以上未生育者，可笼统地称为不育症。由男方导致不育的比例约占 40%，常与生殖器官异常、性功能障碍、精液异常以及自身免疫因素等有关。中医学称男性不育为"绝育""无子"等，主要由于肾阳不足、肾阴亏损、阴阳两虚、湿热内蕴或气血瘀滞等因素所致。治疗时，多以补肾为主，配用活血化瘀、化痰通络、清热利湿的中药。部分男性不育症病例可能是因阴囊精索静脉曲张或隐睾症引起的，对此应尽早配合或采取外科矫正性手术治疗。

处方 1　加味芍药甘草汤

【方药与用法】　杭白芍 20g，炙甘草、当归各 10g，黄芪、枸杞子、淫羊藿各 15g，麦芽 30g；每剂水煎 2 次滤汁，混合后分 2～3 次口服，每日 1 剂。

患者如为气虚、精子活动力低，宜加用党参、白术；若出现阳虚，可加附子；若为阴虚时，宜加知母、麦冬；血虚明显时，须重用当归，另加阿胶等；男性阳痿时，应加肉苁蓉、巴戟天；伴精索静脉曲张，可加赤芍、牡丹皮。患者若有精液不液化或液化不良，宜试加液化丸，加入熟地黄、知母、丹参、黄柏、茯苓、薏苡仁、砂仁等同煎。

【功能与主治】　补脾肾，养阴血；主治因高泌乳素血症导致的男性不育。

处方 2　丹兰鸳鸯汤

【方药与用法】　丹参、泽兰各 12g，水蛭 6g，虎杖、薏苡仁各 20g，黄柏、知母、淫羊藿、车前子各 10g。上药加水煎 2 次取汁，混合后分 2～3 次口服，每日 1 剂。

患者伴有腰部酸痛，宜加菟丝子、巴戟天；患者小腹下坠或前列腺肿痛甚重，宜加蒲公英、败酱草；腹部发胀时，须加用白扁豆、焦三仙；伴口干舌燥时，加用玄参、麦冬；气虚明显者时，加山药、黄芪同煎。

【功能与主治】　清热利湿，益肾化瘀；主治精液不液化症。

处方 3　补肾益精方

【方药与用法】　菟丝子 20g，何首乌、肉苁蓉、熟地黄各 15g，枸杞子、丹参、牡丹皮、淫羊藿、巴戟天、锁阳、山茱萸、覆盆子、女贞子各 12g，鹿角胶、龟甲胶、山药各 10g，桃仁、红花、海马、蛤蚧各 6g。上药加水煎 2 次，分 2～3 次口服；每日 1 剂，连服 3 个月为 1 疗程。倘若患者病程较长，尚可将上药制成药丸服用。患者如果发生肝胆湿热或下焦湿热，应事前服用龙胆泻肝汤；待湿热清后再煎服本方。对同时伴有高泌乳素血症者，宜加用柴胡、麦芽、白芍、甘草等。

【功能与主治】　能益肾填精，活血化瘀；主治重度少精症。

处方 4　淫羊藿汤

【方药与用法】　淫羊藿、车前子各 30g，肉苁蓉、女贞子、枸杞子、白芍、山茱萸、墨旱莲、黄芪各 15g，菟丝子、制首乌、当归、续断各 20g，甘草 6g。上药加水煎 2 次，分为 2～3 次口服，每日 1 剂。

对遗精、滑精、早泄者，宜去肉苁蓉，加锁阳、芡实、金樱子；阳痿加补骨脂、巴戟天、核桃肉、鹿茸；精子数少、活动能力差，加紫河车、鹿角胶、龟甲胶；气虚明显时加大黄芪用量，宜加党参、白术；合并前列腺炎时，可加金银花、知母、黄柏、蒲公英。

【功能与主治】　此方能益肾生精；主治少精症。

【简释】　患者死精子过多，其原因有诸多方面，方 4 以补肾生精为主，结合辨证或伍用清热利湿药、益气药、壮阳药、补肾填精药，故能获得令人满意的疗效。

处方 5　生精冲剂

【方药与用法】　基础方：黄柏、知母、炙龟甲、炙鳖甲、鹿角片、枸杞子各 9g，仙茅、巴戟天各 12g，淫羊藿、肉苁蓉各 15g。

生精冲剂Ⅰ号：上方加金樱子 9g，覆盆子、菟丝子各 12g，五味子 15g。

生精冲剂Ⅱ号：上方加党参、蛇床子各 12g，炙黄芪 15g，菟丝子、车前子、韭菜子各 9g。

上药宜制成干膏或粉剂，使用时取适量冲服即可；每次 3g 冲服，每日 3 次，连用 3 个月为 1 疗程，一般使用 2～3 个疗程。

【功能与主治】 生精冲剂Ⅰ号滋肾生精；主治肾阴虚所致的男性不育症。生精冲剂Ⅱ号温肾生精；主治肾阳虚所致的男性不育症。

有一组研究报道，用此方治疗男性不育症 51 例，在服药 2 个疗程后，精液明显改善者 47 例、使女方妊娠者 2 例。

处方 6　周氏清精汤

【方药与用法】 金银花、蒲公英、土茯苓各 20～50g，败酱草、连翘、萹蓄各 15～30g，黄柏、虎杖、车前子各 10～15g。上药加水煎 2 次，分 2～3 次口服，每日 1 剂。

湿热蕴结型患者，热重时宜加紫花地丁、野菊花、鱼腥草、大黄、生地黄、白茅根，湿重时可加瞿麦、石韦、萆薢、滑石，兼有瘀滞时应加赤芍、牡丹皮、川牛膝、炮山甲、王不留行；兼有肾虚时应加枸杞子、菟丝子、蛇床子、淫羊藿。

【功能与主治】 清热解毒，利湿；主治由慢性前列腺炎或附睾炎引起的不育症。

处方 7　羊睾验方

【方药与用法】 公羊肾 1 具（取用 2～4 岁公羊肾输尿管、睾丸，禁止用水冲洗，经食盐卤 3～7 天后，晒干后切片，接着焙干研粉），另加熟地黄、山药、肉苁蓉、巴戟天、枸杞子各 80g，山茱萸 50g，菟丝子、淫羊藿各 60g，五味子 30g，当归 40g。上药共研细粉，炼蜜为丸，每丸约重 9g；治疗时，每次 2 丸用淡盐水送服，每日 4 次，连服 50～60 天为 1 疗程。

患者肾阳虚，可加黑附子 30g、肉桂 15g；肾阴虚，宜去淫羊藿、菟丝子，加生地黄 80g、知母 60g、墨旱莲 70g；若兼有前列腺炎，出现小便发黄涩痛时，宜去五味子，加知母、车前子、泽泻各 60g，黄柏 50g；若气虚或精子活动力下降，须加黄芪 120g、党参 100g 或人参 60g，补骨脂 80g；

出现气滞或睾丸胀痛时，可加白芍 60g、乌药 60g、柴胡 60g、小茴香 50g、川楝子 50g。

【功能与主治】　有温肾壮阳、益肾填精功效；主治男性不育症。

处方 8　健脾补精方

【方药与用法】　黄精、山药、党参、炙黄芪、续断各 20g，五味子、覆盆子、菟丝子、车前子、当归、茯苓各 10g。上药加水煎 2 次滤汁，混合后分 2～3 次口服；每日 1 剂，连用 1 个月为 1 疗程。

阴虚火旺者，宜加知母、黄柏、地骨皮、胡黄连；肾阳虚者，宜加补骨脂、仙茅、淫羊藿、肉苁蓉；出现心脾两虚时，须伍用归脾汤；肝火旺盛者，宜加用龙胆、黄芩；肝郁气滞者，可加柴胡、郁金、川楝子、延胡索；痰湿明显者，须伍用半夏、陈皮等。

【功能与主治】　此方能健脾、益肾、生精；主治因精液异常引起的不育症。

处方 9　痰瘀液化汤

【方药与用法】　瓜蒌 15g，丹参 30g，竹茹、陈皮、白术、赤芍、路路通、巴戟天、牡丹皮各 9g，茯苓、山药各 12g，甘草 6g。上药加水煎 2 次取汁，一次服完；每日 1 剂，连服 24 剂为 1 疗程。

若患者精液不液化、易结成"团"或棉絮状，宜加玄参、夏枯草、牡蛎、浙贝母；若瘀血较重，宜重用赤芍、丹参，及加用桃仁、红花、泽兰叶；若伴有前列腺炎、死精子过多，须加蒲公英、金银花、大青叶、续断、当归、山药等；精子数明显下降或活力低下，可伍用生精汤，如淫羊藿、何首乌、黄芪、续断、当归、桑椹、五味子、枸杞子、菟丝子、覆盆子、车前子等。

【功能与主治】　化痰祛瘀；主治精液不液化症。

处方 10　育子汤

【方药与用法】　菟丝子 20g，熟地黄、黄芪各 30g，覆盆子、车前子、当归、白芍、牡丹皮、山药各 15g，枸杞子、山茱萸、人参、白术、五味子各 10g；茯苓 12g，泽泻 9g。上药加水煎 2 次滤汁，混合后分 2～3 次口服，每日 1 剂。

患者如有阴虚火旺，宜加用知母、黄柏、地骨皮、胡黄连；出现肾阳虚时，应加淫羊藿、补骨脂、肉苁蓉、仙茅；若发生阳痿，可加仙茅、阳起石；经常性遗精、早泄、盗汗，应加用金樱子、煅龙骨、芡实。患者心脾两虚，须伍用归脾丸等；若出现肝郁气滞，应加柴胡、郁金、延胡索、川楝子；出现肝火旺盛时，应加龙胆。

【功能与主治】 健脾补肾益精；主治精液异常所致的不育症。

【简释】 此方源自五子衍宗丸、六味地黄汤、健脾养血汤3方加减。

第四节 男性性功能障碍

【概要】 男性性功能障碍是指男性发生的性行为和性感受障碍，通常表现为性生理反应异常及缺失，而且发生在性生理整个过程的任何环节，既可出现以阳痿为代表的勃起障碍，也可出现射精障碍，比如早泄或不射精等；另外，还有相当一部分患者是因出现了性欲减退、性厌恶之类的性欲障碍。本节主要介绍阳痿、早泄和不射精的中药治疗。

处方1 温肾治痿汤

【方药与用法】 山茱萸、枸杞子、菟丝子、沙苑子各30g，仙茅、蛇床子、淫羊藿、巴戟天各25g，当归、熟地黄各20g；胡芦巴、肉桂各10g。上药加水煎2次，分2次口服；每日1剂，连用15剂为1疗程。

患者心脾两虚，宜加党参、黄芪；出现肝郁时，须加柴胡、香附；伴恐惧伤肾，应加用龙骨、牡蛎、远志等。

【功能与主治】 温肾助阳，益精起痿；主治阳痿，更适用于命门火衰证，出现阳事不举、精薄清冷、畏寒肢冷、精神委靡、腰膝酸软等。

【简释】 此方系《景岳全书》的赞育丹加减而成，去掉杜仲、肉苁蓉、白术、韭菜子、附子，另外又与菟丝子、沙苑子、胡芦巴等伍用，功效倍增。

处方2 亢疾灵

【方药与用法】 干蜈蚣16g，当归、白芍、甘草各60g；先将当归、白芍、甘草晒干，共研细末，过90～120目筛；再把干蜈蚣研细；混合两种粉末后，分制成40包药粉；治疗时，每次取半包或1包，用白酒或黄酒送服，每日2次，连服15天为1疗程。个别患者在服药期间可出现轻度水肿，但能逐渐自行消失，无须进行特殊处理。

【功能与主治】　养血柔肝，通经起痿；主治因肝血不足、经气不通引起的阳痿。

【简释】　蜈蚣有毒，其剂量不可任意增加。现代临床观察认为，蜈蚣能通络止痉，带有头足者为上品，若去头足会影响本品治疗效果。经药理实验证明，蜈蚣水溶性蛋白提取液具有直接扩张血管的效应。近20年以来，除用上方治疗阳痿外，还可见到其他与蜈蚣配伍的中药处方，如活血胶囊、振阳起瘀汤、疏肝医痿汤、兴阳饮、兴阳起瘀散等，这些验方也有比较不错的临床疗效。

处方3　二仙三子汤

【方药与用法】　淫羊藿、仙茅各10g，菟丝子、枸杞子、当归、生白芍各15g，五味子6g，蜈蚣2条，炙刺猬皮12g。上药加水煎2次，分2～3次口服；每日1剂，连用15剂为1疗程。

肾阳虚者，可加用生地黄、龟甲、鳖甲；命门火衰者，宜加肉苁蓉、附子、鹿角片、巴戟天；脾肾气虚者，宜加山药、生黄芪、炒白术；肝郁气滞者，可加用柴胡、郁金、枳壳；湿热下注者，宜加生地黄、龙胆、牡丹皮、栀子；出现心神不宁者，可加用麦冬、龙骨、牡蛎、酸枣仁同煎。

【功能与主治】　温肾益精，活血通络；主治阳痿、不育症。

处方4　黄连阿胶汤加减

【方药与用法】　黄连5g，白芍、石莲子、远志、茯苓各15g，黄柏、桑螵蛸、五味子、柏子仁、阿胶（烊）各10g，鸡子黄1枚；上药加水煎煮滤汁，待阿胶烊化后，将鸡子黄倒入药液，搅匀后一次服，每日1剂。

患者心火亢盛，可加用栀子；肝火旺盛，宜加用龙胆；若肾阳不足，可加菟丝子、韭菜子等。患者阳痿甚重，须加用锁阳、淫羊藿；若以早泄为主，应加用牡蛎、龙骨、芡实等。治疗期间忌食辛辣刺激食品，禁忌性生活。

【功能与主治】　滋阴降火，养心安神；主治阳痿、早泄、不育症等。

处方5　补阳求偶汤

【方药与用法】　蛤蚧、马钱子、蜈蚣各等份；上药共研细末，装入口服胶囊备用，每次 2 粒口服，早、晚各 1 次温开水送服，连用 20 天为 1 疗程，停药 1 周，无效续服；服药治疗期间，须停用其他西药。

【功能与主治】 滋肾益精，温肾通阳；主治因肾虚引起的性欲低下或勃起不坚。经此方治疗 37 例阳痿，显效 19 例、好转 13 例、无效 5 例。

【注意事项】 古籍记载"马钱子有毒，本方中病即止，不可久服"；另须注意使用前要行认真炮制。服药期间一定要避免不良反应。马钱子含生物碱士的宁，过量易出现毒性反应，初为嚼肌及颈肌有抽搐感、咽下困难、烦躁不安，继则出现典型的强直性惊厥发作，表现为躯体呈角弓反张、握拳、牙关紧闭、"苦笑"状面容，此时须立即停药救治。

处方 6　龙胆地龙汤

【方药与用法】 龙胆、当归各 15g，地龙 20g，茯苓 30g。制大黄、生地黄、泽泻、蛇床子各 12g，车前子 18g，木通 10g，蜈蚣 5 条；上药水煎 2 次取汁，混合后分 2～3 次口服；每日 1 剂，连服 20 剂为 1 疗程。

患者出现肝郁，宜加合欢皮及重用柴胡；若伴有脾虚，宜加党参、苍术、白术；若伴有遗精时，须加莲须；若伴有心神不宁，宜加炙远志、酸枣仁等同煎。

【功能与主治】 清湿热，通宗筋，助勃举；主治湿热证的阳痿。

【简释】 湿热下注型阳痿，症见阴茎萎软，阴囊潮湿、臊臭、小便黄赤，苔黄腻，脉濡数等。煎服方 6 龙胆泻肝汤 4～16 剂即能见效，方中使用毛茛科川木通而不是马兜铃科关木通。

处方 7　金樱子汤

【方药与用法】 金樱子 30g，莲肉、五味子、菟丝子、莲须各 10g，沙苑子、芡实、煅龙骨（先煎）、煅牡蛎（先煎）各 15g。上药加水煎 2 次滤汁，一次口服；每日 1 剂，连服 10 剂为 1 疗程；此外，也可使用男士香露，如配用细辛、公丁香、海马各 5g，蛇床子、淫羊藿各 3g，然后用 75% 乙醇 50ml 浸泡 30 天，滤其药液装瓶备用，于房事前，作局部喷洒，每次 0.5～1ml。

①脾肾阳虚时，可加用补骨脂、淫羊藿、山茱萸、党参、制附子；②若发生心肾不交，可加用黄连、肉桂；③若产生阴虚火旺，可加黄柏、知母；④若有肾阴虚时，可加生地黄、龟甲、枸杞子、女贞子；⑤伴有大便干燥时，可加当归、肉苁蓉；⑥伴有明显腰酸背痛时，可加用杜仲、续

断；⑦若患者阴茎勃起不坚，宜加淫羊藿、锁阳、阳起石、仙茅同煎。

【功能与主治】 补肾涩精；主治早泄。

【简释】 早泄多与遗精、阳痿等病症并见，应从滋阴降火或温肾滋肾加以论治，此主为补肾涩精，重用金樱子等药，临床收效较好。

处方8　王不留仙茅汤

【方药与用法】 路路通、王不留行、五味子、牛膝、仙茅、淫羊藿各15g，枸杞子、菟丝子、肉苁蓉、巴戟天各20g。上药加水煎2次取汁，混合后分2～3次口服；每日1剂，连用28天为1疗程。

若有阴虚火旺，宜加服知柏地黄丸；肾气不足时，可加红参10g、鹿茸1.5～2g。

【功能与主治】 补肾益精，活血化瘀；主治功能性不射精症。

【简释】 功能性不射精多起因于命门火衰、阴虚火旺、心脾两虚、肝郁化火、湿热郁阻或瘀血阻滞等因素。本方温补肾阳的同时，选用路路通、王不留行、牛膝等活血通络。

第五节　血　精　症

【概要】 精液正常呈乳白色或乳黄色，倘若射出后为鲜红色或暗红色、甚或带有血丝或血块等，统称为肉眼血精；倘若仅经显微镜涂片检查发现大量红细胞，可称为镜下血精。此病以25～45岁的年轻男性多见；绝大多数患者于性交后出现。诊断中须排除前列腺癌、精囊炎、精囊癌、生殖系统结核、坏血病、门静脉高压、各类紫癜等。精囊炎属中医"血证"范畴，十分类似于血精症。此病可按以下分型选择中药：①阴虚火旺型，患者出现少量鲜红色血精、性欲旺盛、口干心烦、晚间盗汗、午后潮热、大便干结、舌红、苔少、脉细数；②湿热蕴结型，多为急性发病期，血精量较大、呈鲜红色，有尿频尿急、尿道灼痛、口干而苦，常因酒后诱发，舌质红、舌苔黄、脉数；③气不统血型，患者血精反复发作，症状时轻时重，精色淡红、时多时少，多伴有疲乏无力、食少便溏、阴部坠胀、舌淡红、苔薄白、脉细弱，治宜益气摄血方药。

处方1　凉精汤

【方药与用法】 藕节、白茅根、大蓟、小蓟各15g，血余炭100g。

上药加水 600ml 同煎，先用武火煎沸，后改用文火续煎 30min，取药汁一次服下；每日 1 剂，连服 7 剂为 1 疗程。

【功能与主治】 凉血滋阴；主治血精症，以阴虚火旺型为主，如有性欲旺盛、血精鲜红量少、口干心烦、盗汗、午后潮红、大便干结等。

处方 2　桂芪饮

【方药与用法】 黄芪 30g，肉桂 6g；将两味药共研细末，装入胶囊备用，每次黄酒 3g 送服，每日 3 次。

【功能与主治】 补气统血；主治血精症，证属气不摄血者，如有血精反复出现、时轻时重，精色淡红、时多时少，伴有全身乏力等。

处方 3　马鞭三妙汤

【方药与用法】 马鞭草 30g，地锦草 20g，苍术、牛膝各 10g。上药加水 600ml 同煎，先用武火煎沸后，改用文火续煎 30min，取药汁一次服完；每剂煎 2 次，每日 1 剂，连服 10 天为 1 疗程。

【功能与主治】 清热利湿；主治血精症，以湿热蕴结型为主，如有血精量较大、呈鲜红色、尿频、尿道灼热、口干而苦，时常由于饮酒而复发。

第六节　慢性睾丸、附睾炎

【概要】 慢性睾丸、附睾炎是一种睾丸或附睾的慢性非特异性炎症，常由急性炎症治疗不彻底所致，青、壮年比较多见。主要临床表现为睾丸肿大、质硬和轻微触痛，有时也可发展成睾丸组织纤维化、曲精管基底膜玻璃样变性或者退行性变等。本病中医学称"子痛"或"卵子瘟"等。常辨证分为以下两个类型：①肝络失和型，患者睾丸隐隐胀痛，皮色不热、不变，附睾头部结节和压痛，一并放射至胯腹部，舌淡、苔薄白、脉细弦；②肝肾不足型，患者出现一侧或双侧睾丸萎缩，坠胀不舒、偏小偏软、口干溲黄、腰酸乏力，检查舌红、苔少、脉细数。

慢性附睾炎多有急性附睾炎病史，临床表现为局部坠胀不舒、阴囊肿大、触痛，也可向下腹部和大腿内侧放射，常因过度疲劳或尿路感染而导致经常性复发。患者存在免疫反应，一并累及附睾，可影响到精子成熟，故容易发生不育症。本病中医学属于"子痛"或"子痈"等范畴，常分为以下类型：①肝脉瘀滞型，表现为阴囊疼痛、坠胀不舒，疼痛放射至下腹部和股内侧，检查舌淡、苔薄白、脉沉弦；②痰瘀互结型，多因急性期误诊误治，长久不愈、附睾硬结隐隐作痛，伴有阴囊下坠感，会阴区不舒，舌淡、苔薄白腻、脉细涩。

处方1　王氏验方

【方药与用法】　海藻 30g，炒橘核、炒小茴香各 10g。上药加水 600ml 同煎，先用武火煎沸，后改文火续煎 30min，取药汁一次服下；每日 1 剂，连服 10 剂为 1 疗程。

【功能与主治】　此方能疏肝和络；主治慢性睾丸炎，以肝络失和型为主，如见有睾丸隐痛、引及胯腹、脉细弦等。

处方2　秘藏汤

【方药与用法】　当归、牡丹皮各 10g，生地黄 15g，黄连 5g，升麻 3g。上药加水 500ml 同煎，先用武火煎沸，改用文火续煎 30min，每剂水煎 2 次，每日 1 剂，连服 12 日为 1 疗程。

【功能与主治】　补益肝肾，活络定痛；主治慢性睾丸炎，症见一侧或双侧睾丸萎缩、坠胀不舒，偏小偏软，并伴腰酸乏力等。

处方3　海昆汤

【方药与用法】　海藻、昆布各 15g，生大黄 10g，芒硝 3g。上药加水 600ml，先用武火煎沸后，改用文火续煎 20min，取药汁一次服下；每剂水煎 2 次，每日 1 剂，连服 8 日为 1 疗程。

【功能与主治】　软坚散结，祛瘀化痰；主治慢性附睾炎，以痰瘀互结型为主，出现附睾硬结、隐隐疼痛、会阴不适、阴囊下坠、舌黯、苔薄白、脉细涩。

处方4　子痛汤

【方药与用法】　生黄芪 20g，橘核、苍术、川楝子各 10g，肉桂 9g。上药加水 500ml 同煎，每剂水煎 2 次，取药汁一次服下；每日 1 剂，连服 10 日为 1 疗程。

【功能与主治】　疏肝理气，通络止痛；主治慢性附睾炎，以肝脉郁滞型为主，出现阴囊疼痛、下坠不适，可放射至下腹部或股内侧区。

第七节　男性更年期综合征

【概要】　男性更年期综合征又称为成人睾丸间质细胞衰竭，为男性进入一定年龄段后逐渐发生间质细胞功能减退，并导致睾丸内分泌功能和精子生成能力降低，部分患者也可能是源于睾丸本身病变或全身性疾病所致。本病多发生在50～60岁之间，有睾丸炎或睾丸手术史者起病时间也许更早。主要表现为情绪不稳、焦虑、失眠，出现孤独感，伴有头痛、血压升高、心悸、性欲减退甚至阳痿等。中医学称本病为"天癸竭"或"男子脏躁"等。临床辨证论治中，应按照以下4型选用中药治疗：①肝肾阴亏型，患者烦躁易怒、忧郁紧张、头晕目眩、健忘多梦、潮热盗汗、五心烦热、阳痿、腰膝酸软，舌红少苔、脉细弦；②脾肾阳虚型，患者神疲乏力、情绪低落、形寒怯冷、性欲减退、阳痿早泄、腰膝或少腹冷痛、纳差、大便溏稀、小便清长、舌淡胖、苔白滑、脉沉细；③心肾不交型，患者心烦不定、多梦易惊、怔忡不安、忘前失后、潮热汗出、口咽干燥、头晕耳鸣、阳痿早泄、舌红、苔少、脉细数；④肝郁胆热型，患者表现情志不畅、忧郁敏感、易生幻觉、胆怯多梦、性欲减退、早泄、头晕目眩、口苦咽干、舌红、苔黄腻、脉弦数等。

处方1　冷氏验方

【方药与用法】　巴戟天、补骨脂各10g，山药20g，熟地黄、山茱萸各15g。上药加水600ml同煎，先用武火煎沸后，改用文火续煎20min，取药汁一次服下，每日1剂，连服6天为1疗程。

【功能与主治】　温补脾肾；主治男性更年期综合征，以脾肾阳虚型为主，如见形寒怯冷、神疲乏力、性欲减退、阳痿早泄、纳呆便溏。

处方2　加味二至丸

【方药与用法】　枸杞子20g，墨旱莲、丹参各10g，女贞子15g，煅牡蛎30g。上药加水700ml同煎，先用武火煎沸后，改用文火续煎30min，取药汁一次服完；每日1剂，连服8剂为1疗程。

【功能与主治】　此方能滋补肝肾；主治男性更年期综合征，以肝肾阴亏型为主，表现头晕目眩、五心烦热、忧郁易怒、腰膝酸软等。

处方 3　李氏温胆汤

【方药与用法】　白芍 15g，枳实、川楝子、制半夏各 10g，黄连 5g。上药加水 500ml 同煎，先用武火煎沸，后改为文火续煎 20min，取药汁一次服下；每日 1 剂，连服 6～12 剂为 1 疗程。

【功能与主治】　疏肝清胆；主治男性更年期综合征，以肝郁胆热型为主，出现忧郁烦闷、胆怯心悸、口苦咽干。

处方 4　菟仙汤

【方药与用法】　当归、莲子各 10g，菟丝子、淫羊藿各 15g，薏苡仁 30g。上药加水 600ml 同煎，先用武火煎沸，后文火续煎 30min，药汁一次服完；每日 1 剂，连服 8 剂为 1 疗程。

【功能与主治】　补脾益肾生精；主治男性更年期综合征，以脾肾阳虚型为主，出现形寒怯冷、性欲减退、阳痿早泄、大便溏稀等。

处方 5　百合大枣加减汤

【方药与用法】　百合 120g，浮小麦 30g，生地黄 15g，炙甘草、大枣各 10g。上药加水 500ml 煎煮，先用武火煎沸后，改文火续煎 30min，将药汁一次服下；每日水煎 1 剂，连用 6～12 天奏效。

【功能与主治】　此方能交通心肾；主治男性更年期综合征，以心肾不交型为主，出现心烦不宁、怔忡不安、潮热出汗、头晕耳鸣等。

第十一章
妇产科病症

第一节　妊　娠　剧　吐

【概要】　正常妊娠早期，可出现择食、食欲下降、头晕、轻度恶心呕吐、倦怠等早孕反应，并不需采取特殊治疗，多在妊娠 12 周自然消失。然而，也仍有一部分女性早孕反应非常明显，出现剧烈而频繁的呕吐、不能进食，由此而导致代谢障碍和体液平衡失调，身体健康状况下降，甚至危及孕妇和胎儿的健康。目前认为，此病与妊娠后激素变化及下丘脑自主神经系统功能障碍、维生素缺乏等因素有关。中医学称此病为妊娠恶阻，与冲脉之气上逆、胃气失于和降有关。要按照以下分型予以辨证论治：①脾胃虚弱型，妊娠后有恶心呕吐、口淡食少、呕吐清涎、神疲嗜睡，舌质淡、苔白腻、脉缓滑无力；②肝胃不和型，妊娠后呕吐酸水或苦水、胸满胁痛、嗳气叹息、头胀而晕、烦渴口苦，舌淡红、苔微黄、脉弦滑；③气阴两虚型，患者呕吐不止，饮食少进，精神委靡、形体消瘦、眼眶凹陷、双目无神，四肢无力、发热口渴、呕吐物夹带血样物，舌质红、苔薄黄或干光、脉细或滑数无力。

处方1　加味苏叶黄连汤

【方药与用法】　紫苏叶、黄连、陈皮、乌梅各 6g，法半夏、竹茹各 10g。上药加水 800ml 同煎，取其药汁 100ml 缓慢服下；每日 1 剂，连用 10 剂为 1 个疗程。

【功能与主治】 疏肝和胃，降逆止呕；主治妊娠剧吐，以肝胃不和为主者，可见口吐酸水、胸胁胀满。

处方2 紫连汤

【方药与用法】 茯苓、姜半夏各 20g，紫苏叶 5g，黄连、竹茹各 10g。上药加水 600ml 同煎，先用武火煎沸后，改用文火续煎 20min，把药汁浓缩至 150ml，分 2 次徐徐服下；每日 1 剂，连服 6 日为 1 疗程。

【功能与主治】 疏肝理气，和胃止吐；主治肝胃不和型妊娠剧吐。

处方3 加味左金丹

【方药与用法】 紫苏叶、香附、竹茹各 10g，乌梅、黄连各 6g，吴茱萸 2g。上药加水 600ml 同煎，先用武火煎沸，后改用文火续煎 20min，取其药汁分 2 次口服；每日 1 剂，连服 6 剂为 1 疗程。

【功能与主治】 清肝和胃，降逆止吐；主治肝胃不和型妊娠剧吐，可见口吐酸水、胸胁胀满、口苦烦渴等。

处方4 加味四君汤

【方药与用法】 党参、茯苓、法半夏各 20g，白术 15g，甘草 3g。上药加水 400ml 同煎，先用武火煎沸后，改用文火续煎 20min，浓缩药汁为 150ml，分 2～4 次口服；每日 1 剂，连用 8 剂为 1 疗程。

【功能与主治】 健脾和胃，降逆止吐；主治脾胃虚弱型妊娠剧吐，可见体倦神疲、面黄、舌淡、苔白、脉滑无力等。

处方5 半夏陈茯汤

【方药与用法】 茯苓、姜半夏各 20g，陈皮 10g，紫苏叶 5g，黄连、竹茹各 10g。上药加水 400ml 同煎，先用武火煎沸后，改用文火续煎 20min，将药汁浓缩至 150ml，分 2～4 次口服；每日 1 剂，连用 6 日为 1 疗程。

【功能与主治】 理气化痰，降逆止吐；主治痰湿阻滞型妊娠剧吐，用于痰涎增多、形体偏胖者。

处方6 参麦梅汤

【方药与用法】 人参 10g，法半夏 20g，乌梅 6g，生姜 15g。上药加水 400ml 同煎，先用武火煎沸后，改用文火续煎 20min，将药汁浓缩至

150ml；分 2～4 口服；每日 1 剂，连服 6 剂为 1 疗程。

【功能与主治】 益气养阴，和胃止吐；主治气阴两虚型妊娠剧吐，如可见呕吐剧烈、带有血丝、形体消瘦、眼眶凹陷、舌质红、苔少、脉细滑数时。

处方7 平安汤

【方药与用法】 赭石 15g，姜半夏、谷芽、莲肉各 10g，北五味子6g。上药除赭石以外加水 600ml 浸泡 20min，把赭石先煎 30min，后再加入余药同煎，取其浓缩药汁 100ml 缓慢口服；服前宜用鲜姜擦舌或饮用生姜汁 3ml；每日 1 剂，连用 6 剂为 1 疗程。

若兼有肝热胎火，宜加用黄连、竹茹、知母；若兼有气阴两损，可加党参、南沙参、麦冬等。伴虚寒者，须加党参和干姜同煎。

【功能与主治】 降逆和胃，止呕；主治妊娠剧吐。

处方8 平冲降逆汤

【方药与用法】 赭石、太子参各 15g，旋覆花、五味子、竹茹各12g，黄连 3g；事先取水 500ml，加入鲜姜片数克后浸泡，接下来把赭石预煎 30min，然后下入余药同煎；使药汁浓缩至 150ml 左右，分 2 次口服，连用数剂即可。

【功能与主治】 平镇冲气，和胃降逆；主治重症妊娠呕吐。

处方9 恶阻停胶囊

【方药与用法】 紫苏梗、姜竹茹各 20g，砂仁、黄连各 12g。上药共研细末，装入胶囊，每次取 3g 口服，分别于三餐后和睡前用白开水送服，连服 6～10 剂为 1 疗程。

【功能与主治】 平冲降逆，顺气安胎；主治妊娠剧吐，证属肝胃不和、脾胃虚弱者。

第二节 先兆流产

【概要】 先兆流产指妊娠早期有少量阴道出血，伴有轻度下腹疼痛或腰痛下坠感，并且存在早孕反应。进行妇科检查，子宫口未开、子宫增大与妊娠月份相符。时常是孕妇及家人的不幸。中医学称此症为"胎漏"

"胎动不安""妊娠腹痛"等，起因于脾肾气虚、肝气郁滞或血热等，治宜补肾益气、安胎固摄。对兼有气滞者，宜加用理气解郁之品；对兼有胎热者，宜加用清热安胎药；对血流不止者，可加收敛止血的中药。

处方 1　寿胎丸加味

【方药与用法】　菟丝子、川续断、阿胶（加入冰糖烊化冲服）、党参、炒白术、山药、白芍、黄芩各 10g，桑寄生 25g。上药加水煎 2 次滤汁，混合后分 2 次温服；每日 1 剂，连服 10 剂为 1 个疗程。必要时，宜伍用黄体酮及维生素 E 治疗；患者出血较多时，应视具体病情加用止血药物。

【功能与主治】　补肾益气，安胎固摄；主治妇女肾虚滑胎、先兆流产。

【简释】　此方源自《医学衷中参西录》，由菟丝子、桑寄生、川续断、阿胶四药组成，补肾时应重用菟丝子。其安胎作用主要有以下 3 个方面：①抑制子宫平滑肌收缩活动；②增强垂体-卵巢促黄体生成功能；③发挥雌激素样作用，尤其以黄芩、菟丝子、续断的功效更为明显。

处方 2　安胎合剂

【方药与用法】　党参、山药、制首乌、桑寄生各 15g，白术、炒杜仲、菟丝子、续断各 10g。上药加水煎 2 次取汁，混合后分 2 次口服，每日 1 剂。患者血热重，宜加苎麻根 15g、黄芩 10g；若阴道出血量大，宜加入阿胶 10g、藕节 20g 同煎。

【功能与主治】　益气固摄，补肾安胎；主治先兆流产。

【简释】　胎漏和胎动不安时，以补肾益气、固摄安胎为主，同时还可酌情加用止血或清热安胎药。

处方 3　安胎止血汤

【方药与用法】　菟丝子、桑寄生、杜仲、熟地黄、白芍、党参、山药各 15g，当归身、山茱萸、阿胶（烊化冲服）各 10g；墨旱莲、苎麻根各 30g，生甘草 6g。上药加水煎 2 次，分 2 次口服，每日 1 剂。

【功能与主治】　补肾益气，固摄安胎；主治先兆流产。

处方 4　固肾益气汤

【方药与用法】　黄芪、菟丝子各 40～60g，桑寄生、续断、白术、煅龙骨各 30g，人参 6～9g（党参 30g），阿胶、荆芥炭 10～15g。上药加水煎 2 次取汁，分作 2 次口服，每日 1 剂。

腹痛明显时，可加白芍 12～15g；出现气滞时，可加柴胡 6g、香附 10g；伴有血虚时，可加熟地黄 20g；血热明显时，可加黄芩 10g、生地黄 30g。

【功能与主治】 补肾安胎，益气固冲；主治先兆流产。

处方 5　益肾安胎饮

【方药与用法】 菟丝子 20g，续断、党参、女贞子、山药各 15g，白芍 12g，阿胶、白术各 10g。上药加水煎煮，分早、晚 2 次口服，每日 1 剂；注意方中阿胶要烊化后冲服。

【功能与主治】 补肾固胎，健脾益气；主治先兆流产。

处方 6　益气固肾汤

【方药与用法】 黄芪 30g，山药 20g，续断、桑寄生、菟丝子、白芍、生地黄、熟地黄各 15g，黄芩 10g。上药加水煎 2 次，分 2 次口服，每日 1 剂。

若有脾虚，宜加砂仁 6g、茯苓 12g；若为血虚，可加用何首乌 20g；阴道出血不止，须加用阿胶 10g（烊化）；腹痛明显，宜重用白芍和配用甘草 10g 同煎。

【功能与主治】 益气补肾，安胎；主治先兆流产。

处方 7　安胎饮

【方药与用法】 党参、黄芪、山药、杜仲、枸杞子、续断、阿胶（烊化）、紫苏梗、黄芩、白芍各 15g，白术 20g，砂仁 3g，甘草 9g。上药加水煎 2 次，分 3 次口服，每日 1 剂。

【功能与主治】 益气补肾，理气安胎；主治先兆流产。

处方 8　安奠二天汤加减

【方药与用法】 党参、白术各 24g，山药 20g，熟地黄、菟丝子各 15g，墨旱莲 30g，炒杜仲、续断、白扁豆各 10g，炙甘草 3g。上药加水煎后分 2 次口服，每日 1 剂。

出血量较大，宜加地榆炭 15～30g、阿胶 10g（烊化冲服）；若伴恶心呕吐加重，须加法半夏 10g、陈皮 6g。

【功能与主治】 健脾益气，补肾安胎；主治先兆流产，症见妊娠腹痛、胎动不安、伴坠痛感等。

【简释】 此方出自《傅青主女科》，原方包括人参、熟地黄、白术（土炒）各30g，山药（炒）、山茱萸（蒸）、白扁豆（炒去皮）各15g，炙甘草3g，枸杞子、杜仲（炒黑）各8g；此方更善治妊娠腹痛、胎动不安、先兆流产。

第三节 异位妊娠

【概要】 异位妊娠是指受精卵在子宫体腔以外着床发育，俗称"宫外孕"，其实二者略有不同。一般来说，异位妊娠包括输卵管妊娠、卵巢妊娠、腹腔妊娠、宫颈妊娠和子宫残角妊娠等；而宫外孕则不包括宫颈妊娠、子宫残角妊娠。此类病变是妇产科常见急腹症，倘若处理不及时可危及孕妇的生命。本病多在妊娠6～8个月时引起输卵管妊娠流产、输卵管妊娠破裂、陈旧性宫外孕、继发性腹腔妊娠等。最好借于外科治疗。

此病属于中医学"妊娠腹痛""胎动不安""胎漏"等范畴。主因少腹宿有瘀血、冲任胞脉胞络不畅、先天肾气不足、后天脾气受损所致，可以产生脉破损绝、阴血内溢、血虚、厥脱等一系列病证。在辨证论治中，宜将本病分成以下类型：①胎阻络型，患者有明确的停经史和早孕反应，伴有阴道淋漓出血，一侧下腹部隐痛，腹腔检查可触及包块，超声显示异位妊娠未破，脉象略滑；②气虚血脱型，患者产生破裂和大流血，突然下腹部剧痛、面色苍白、四肢厥冷、大汗淋漓、头痛、头晕、烦躁不安、血压下降，脉微欲绝或细数无力；③气虚血瘀型，多为输卵管妊娠破裂不久，患者腹痛拒按、检查触及边界不清的包块，并伴少量阴道流血、头昏神疲、舌质暗红、苔薄。脉细弦滑；④胎块瘀结型，胎损于胞脉过久，或输卵管已破裂、流产日久，伴有血肿形成，腹痛延缓或趋于消失，小腹疼痛。

处方1 异位杀胚汤

【方药与用法】 紫草30g，大血藤20g，丹参、失笑散、炒赤白芍各10g，制大黄9g，牡丹皮、水蛭、血竭、甘草各6g。上药加水600ml同煎，先用武火煎沸，改为文火续煎20min，分2次口服，每日1剂；通常要3～6剂。待病情稳定以后，宜加用皂角刺、穿山甲、三棱、莪术等。

【功能与主治】 活血化瘀，清热杀胚；主治异位妊娠。

处方 2　宫外孕验方一

【方药与用法】 丹参、赤芍各 15g，桃仁、三棱、莪术各 9g。上药加水 500ml，每剂水煎 2 次，取药汁分 2 次口服，连服 3～4 剂为 1 疗程。倘若胚胎成活，须另加天花粉、蜈蚣，或加蜈蚣、全蝎、紫草同煎。

【功能与主治】 活血化瘀，消块杀胚；主治异位妊娠。

处方 3　宫外孕验方二

【方药与用法】 丹参、党参、赤芍各 15g，黄芪 20g，桃仁 9g。上药加水 600ml，每剂水煎 2 次；取药汁分 2 次口服，每日 1 剂。

若伴发热、舌红、苔黄、脉数，宜加用金银花、大血藤等，若有腹部胀痛、大便秘结、舌苔黄腻，可加大黄、厚朴等。

【功能与主治】 活血化瘀、佐以益气；主治异位妊娠。

处方 4　参附汤

【方药与用法】 人参 12g，丹参 15g，炮附子、桃仁、赤芍各 9g。上药加水 500ml 同煎，武火煎沸后，改为文火续煎 20min，取药汁一次口服，每日 1 剂。

患者流血不止，须加三七粉；气虚明显，可加用黄芪、黄精等。

【功能与主治】 回阳固脱，活血化瘀；主治气虚血瘀型异位妊娠。

处方 5　失笑散

【方药与用法】 蒲黄、五灵脂各 6g，人参 12g，附子 9g，三七粉 3g（对用）；上药加水 500ml 同煎，取浓缩药汁 250～300ml，分 2 次口服；每日 1 剂，连服 6 剂为 1 疗程。若血虚明显，宜加用熟地黄、当归、白芍、川芎等。

【功能与主治】 活血祛瘀，止血止痛；主治异位妊娠。

处方 6　大黄牡丹汤

【方药与用法】 大黄、冬瓜子各 12g，牡丹皮、芒硝各 9g，桃仁 6g。上药加水 500ml，每剂水煎 2 次，取药汁分 2 次口服，每日 1 剂。

【功能与主治】 活血化瘀，益气通便；主治气虚血瘀型异位妊娠。

处方 7 加味易产汤

【方药与用法】 当归15g（另包先入），桑寄生12g，紫苏梗、川芎各10g，桔梗8g，炒枳壳6g；取上药加水600ml，煎煮30min，滤汁混合后分2次口服；每日1剂，连服3～6剂为1疗程。如出现胸脘痞闷、明显腹胀，宜加用大腹皮、土藿香；若心悸口苦、烦闷不安，可加竹茹、瓜蒌皮、茯苓；若伴呼吸急促，宜加川厚朴；出现形寒肢冷，宜加生黄芪、山药、续断、菟丝子、桂枝、紫苏梗等。

【功能与主治】 调营气、益肝肾；主治气虚血瘀型异位妊娠，更适合于妊娠32周后的胎位不正者。

处方 8 补阳还五汤加味

【方药与用法】 炙黄芪、赤芍、地龙各12g，当归、桃仁、水蛭各9g。上药加水600ml，每剂水煎2次，每天煎服1剂。腰部酸痛时，宜加杜仲、续断；如果表现经血过多，可加服震丹灵；淋漓不净时，宜加蒲黄炭、花蕊石；气滞明显时，可加用川楝子、延胡索等。

【功能与主治】 益气化瘀，消块散结；主治胎块瘀结型异位妊娠。

处方 9 桃红活血汤

【方药与用法】 桃仁、大黄各9～15g，川楝子、赤芍、牡丹皮各12g，丹参15～30g，穿山甲9～12g。上药加水600ml，每剂水煎2次，分早、晚各服1次，连服6天为1疗程。

患者发生休克或低血压，宜加用黄芪、人参、附子；病情已稳定、血肿或囊肿吸收较慢时，应加鳖甲、地鳖虫、三棱、莪术等；如出现血肿伴有感染时，可加入金银花、蒲公英、益母草、连翘同煎。

【功能与主治】 活血化瘀、止血等；主治异位妊娠等。

第四节 妊娠高血压综合征

【概要】 妊娠高血压综合征简称"妊高症"，通常是指在妊娠24周以后出现血压升高、水肿、蛋白尿等症状。病情加重可出现抽搐、昏迷、心肾功能衰竭，甚至母婴死亡，属于妊娠期妇女的特征性常见疾病，目前已积累许多成功抢救的经验。本病中医学称为"子肿""子晕""子痫"等。治疗时要采取健脾行水、温阳利水、滋阴潜阳、活血化瘀等法。

处方1　加味五苓散

【方药与用法】　茯苓、桑寄生、大腹皮各15g；白术12g，猪苓、泽泻各9g，桂枝6~9g，木瓜30g，砂仁6g。上药加水煎2次取汁，遂混合后分2次口服，每日1剂；水肿逐渐消退、血压稳定后，可改为2天或3天煎服1剂。

血压过高、头晕目眩时，宜加夏枯草、钩藤、石决明各15g；出现头痛、视物不清、恶心欲吐时，应加半夏10g、羚羊角粉（冲服）1g、珍珠母30g。

【功能与主治】　健脾补肾，利水消肿；主治妊娠高血压综合征。

处方2　右归饮

【方药与用法】　熟地黄6~9g或加至30~60g，山药、杜仲（姜制）、枸杞子各6g，山茱萸3g，炙甘草、肉桂、制附子各3~6g。上药加水煎2次，分2次口服，每日1剂。

患者食欲不振，宜加白术、砂仁、焦山楂；伴恶心呕吐，可加竹茹、陈皮；水肿明显，须加车前子、赤小豆、桑白皮、泽泻、大腹皮等；若有内热旺盛，宜加黄芩、大血藤、板蓝根等。

【功能与主治】　温补肾阳，填精补髓；主治妊娠高血压综合征，尤对于治疗肾阳不足的效果更明显。

【简释】　此方源自《景岳全书》，更适用于肾阳不足的治疗，故以温补肾阳、重在填精补髓、阴中求阳为主，有益于平衡阴阳，保持妊娠的正常进程。

处方3　黄芪腹皮汤

【方药与用法】　黄芪、山药各30g，白术、茯苓各20g，当归、大腹皮、车前草、党参各15g，泽泻10g。上药加水煎2次口服，每日1剂。

对兼有肾阳虚者，宜去党参、当归，加用制附子15g、白芍15g、生姜3片；对兼有气滞者，宜去党参、山药，外加香附15g、乌药10g；对兼有血虚者，宜加阿胶20g、熟地黄30g；若有频发胎动者，可另加桑寄生20g、杜仲15g。

【功能与主治】　健脾利水；主治妊娠水肿。

【简释】　脾虚水泛，易于导致妊娠水肿，故应采取健脾利水之法，重用黄芪、白术、山药，并加用利水之类的组方。

处方 4　复方当归散

【方药与用法】　当归、川芎、泽泻各 9g，白芍 20g，茯苓、白术各 12g。上药共研细末，装入胶囊，每粒重 0.5g；治疗时，每次取 3g 口服，每日 2 次。

【功能与主治】　养血调肝，健脾利湿；主治轻、中度妊娠高血压综合征。

【简释】　本源自《金匮要略》当归芍药散。方中采用大剂量白芍，与当归、川芎进行伍用，可以发挥缓解小动脉痉挛和降低血压的治疗作用。

处方 5　活血化瘀合剂

【方药与用法】　①猪苓 30g，玄参、大腹皮各 20g，丹参、赤芍、葛根各 15g；②玄参、钩藤（后下）、生石决明各 20g，丹参、赤芍、葛根各 15g，怀牛膝 10g；以上两个加减药方，水煎分 2 次口服，每日 1 剂。

水肿明显者，可煎服方①；血压升高明显者，可煎服方②；倘若两者均较明显，可两方交替服用。一旦发生肝风内动、抽搐昏迷时，须在本方②内另加羚羊角粉 0.5～1g，竹沥 30g，采用药汁冲服。

【功能与主治】　方 5①能活血化瘀、理气行水，主治本病以水肿为主者；方 5②能活血化瘀、平肝潜阳，主治本病以高血压为主者。

第五节　胎位异常

【概要】　通常，胎儿枕前位为正常娩出胎位，其余位如横位、臀位均为异常胎位，是造成难产的主要原因。此病的形成可与羊水过多、经产妇腹壁过松、胎儿在子宫腔内活动范围过大以及双胎或羊水过少、子宫畸形等有关。中药治疗只可选用帮助纠正胎位的方剂，一般宜在妊娠 28 周以后开始使用，治宜以调补气血为主。

处方 1　当归芍药散

【方药与用法】　当归、川芎各 9g，芍药 18g；茯苓、白术、泽泻各 12g；先将上药杵为散剂，每次取 6g 口服，以温酒送服，每日 3 次；也可把药粉制成药片，每次 5 片温水吞服，每日 3 次。

【功能与主治】　疏肝健脾，调补气血；主治肝郁气滞型胎位不正。

处方2 加味补中汤

【方药与用法】 党参 15g，黄芪 20g，当归、白术、茯苓、炙黄芩各 12g，柴胡、升麻、陈皮各 9g，炙甘草 6g。上药加水煎 2 次，分 2 次口服，每日 1 剂。服药之前宜排尿、排便，入睡前服药须取侧卧位，煎服3～6 剂为 1 疗程。

【功能与主治】 补中益气，升阳举陷；主治中气不足型胎位不正。

【简释】 此方内加入茯苓、炙黄芩等，黄芩能清胎热、茯苓可健脾利水，二者伍用均有安胎作用，适用于治疗患者中气不足、胎位不正。

处方3 加减四物汤

【方药与用法】 当归、川芎、白芍、白术、茯苓各 15g。上药加水煎 2 次，晚间一次口服，每日 1 剂，连用 3 剂为 1 疗程。

【功能与主治】 养血调肝，健脾益气；主治胎位不正。

处方4 转胎方

【方药与用法】 菟丝子 20g，桑寄生 15g，当归、党参、白术、泽泻各 10g，赤芍、续断各 12g，川芎 6g。上药加水煎 2 次滤汁混合，每日分早、晚各 1 次；每日 1 剂，连服 3 剂为 1 疗程。服药后须叮嘱孕妇平卧 1h，待 1 周后复查尚未被纠正者，宜继续进行第 2 个疗程。

【功能与主治】 调补气血，固肾安胎；主治胎位不正。

处方5 保产无忧散

【方药与用法】 当归、川芎各 4.5g，生黄芪、荆芥穗各 2.4g，白芍 3.6g，菟丝子、川贝母各 3g；枳壳 1.8g，厚朴、艾叶各 2.1g，羌活、甘草各 1.5g，生姜 3 片；上药水煎 2 次口服，每日 1 剂；煎服 6～10 剂为 1 疗程。

【功能与主治】 调补气血，固肾安胎；主治胎位不正。

第六节 产后尿潴留

【概要】 产妇产后 6～8h 不能排尿，子宫底仍高达脐以上水平或在子宫前方扪及囊块，可谓尿潴留。中医学称此病为"癃闭"，主要因膀胱和三焦气化功能失常所致，常涉及肺、脾、肾三脏病变。治疗时，应从调补肺、脾、肾之气入手，若有膀胱瘀阻、有湿热或气滞时，须选择活血化瘀、清利湿热或理气行水的中药治疗。

处方 1 加味生化汤

【方药与用法】 当归、桑白皮各 10～15g，川芎、炮姜各 6～10g，桃仁、紫菀、马兜铃各 10～12g，炙甘草 4～6g，白通草 3～5g。上药加水煎滤液分 2 次口服，每日 1 剂。

【功能与主治】 活血化瘀，通阳利尿；主治产后尿潴留。

【简释】 此方源自《傅青主女科》，原主方有当归、川芎、桃仁、炮姜、炙甘草，主治产后血瘀恶露不行、小腹冷痛等。现方 1 中又伍用桑白皮、紫菀、马兜铃、白通草、炮姜等，旨在宣肺通阳、利尿。注意，马兜铃中含有马兜铃酸，此物对肾脏产生损害，故对肾功能不全者须慎用。

处方 2 产后尿潴留方

【方药与用法】 黄芪、党参各 10～20g，焦白术 10g，丹参 30～60g；王不留行 30g，穿山甲 5～10g，金钱草、车前子各 20g，柴胡、杏仁、凌霄花、茯苓、当归各 10g，陈皮、桔梗、升麻、甘草各 6g。上药加水煎取汁，分 2 次口服，每日 1 剂。

若大便不通，可加肉苁蓉 10g；若伴外阴肿痛，可加生蒲黄 3～6g。

【功能与主治】 活血化瘀，益气利尿；主治产后尿潴留。

【简释】 本方源自补中益气汤伍用活血化瘀药。妇女产后元气大伤、中气不足，膀胱气化无力，故易于发生尿潴留或恶露未尽，治疗时宜益气利尿、活血化瘀并举，以达扶正祛邪、标本兼治。

处方 3 补气通脬饮加味

【方药与用法】 炙黄芪 30g，麦冬、车前子、党参、冬葵子、茯苓各 12g，泽泻、王不留行、炙升麻、炒枳壳各 10g，通草 5g。上药加水煎滤出混合分 2 次口服，每日 1 剂。

对兼有湿热者，宜加用炒知母、炒黄柏及少量肉桂或金银花；对瘀血阻滞于胞宫者，可加入琥珀同煎口服。

【功能与主治】 益气利尿；主治产后尿潴留。

处方 4 益气活血通癃汤

【方药与用法】 黄芪、党参各 30g，当归、赤芍、白芍、桔梗、乌药、桃仁、牛膝、车前子各10g，枳壳、路路通各12g，川芎6g，肉桂2g。上药加水煎2次，分为2次口服，每日1剂。

患者阴虚，可加生地黄、玄参各10g；脾气虚弱时，宜加白术、茯苓各10g；湿热明显时，可加泽泻12g、通草6g；大便秘结时，可加火麻仁、熟大黄各10g；恶露难下时，可加生山楂10g、益母草20g。

【功能与主治】　益气活血，通阳利尿；主治产后尿潴留。

处方5　益气通尿汤

【方药与用法】　炙黄芪12g，荆芥穗、炙升麻各9g，肉桂（后下）2g，琥珀（冲服）、甘草梢各3g。上药加水煎，分早、晚2次口服，每日1剂。

【功能与主治】　益气温阳，利尿通闭；主治产后尿潴留。

处方6　黄芪通脬汤

【方药与用法】　黄芪30g，桂枝、车前子、乌药、通草、王不留行各10g，桔梗、沉香（后下）各6g，益母草、泽泻、白术各12g，琥珀（吞服）3g；取上药水煎后分2次口服，每日1剂。

若伴尿路感染，宜加野菊花、连翘；若腹痛、恶露不止，可加制香附、生蒲黄；如流血量较多时，宜去王不留行。

【功能与主治】　益气活血，利尿通闭；主治产后尿潴留。

处方7　黄茯通脬汤

【方药与用法】　黄芪、茯苓各15g，白术、木香、知母、泽泻、黄柏、荆芥各10g，车前子12g，生大黄5g，肉桂、沉香各3g；取上药水煎2次，分2次口服，每日1剂。留其药渣再加生姜、葱、醋适量一起炒热，布包外敷小腹，每日1～2次。

【功能与主治】　健脾理气，清热利尿；主治产后尿潴留。

【简释】　此方伍用滋肾通关、清热利尿之品，能够治疗偏于脾虚兼湿热气滞的患者。此方还可与桔梗和荆芥同煎，意在发挥"宣上通下"的功效。

第七节　产后缺乳症

【概要】　产后乳汁甚少或全无，称为缺乳，俗称"下奶"。中医学认为此病有虚实之分，虚者多因气血虚弱、乳汁化源不足所致，通常以乳房柔软尚无胀痛为辨证要点。实者多因肝气郁结或气滞血瘀所致，乳房可发生硬结或胀痛，以伴发热为辨证要点。在治疗时采取"虚者宜补而行之、实者宜疏而通之"的原则。

处方 1　通乳灵

【方药与用法】　黄芪 40g，党参 30g，当归、生地黄、麦冬各 15g，桔梗、木通、炒王不留行各 10g，炮山甲、通草、皂角刺、漏芦、天花粉各 6g。上药共研粗末，待用；将猪蹄 1 对，煮烂后，去除浮油，以汤煎药，共煎 500ml 左右，顿服。此外还可将上药研细末，每次取 30g，用猪蹄汤冲服，每日 2 次。

【功能与主治】　补气血，通母乳；主治产后缺乳症。

处方 2　归芪通乳汤

【方药与用法】　黄芪 40g，当归 20g，王不留行、白芍各 15g，炙穿山甲、川芎、桃仁、炮姜、焦枳实各 10g，桔梗、甘草各 6g。上药加水煎 2 次，分 3 次口服；每日 1 剂，连用 3 天为 1 疗程。

【功能与主治】　益气养血，活血通乳；主治产后缺乳症。

处方 3　催乳散

【方药与用法】　穿山甲 5g，维生素 E 200mg；把穿山甲炮焦，研末，每日 1 剂分 3 次口服，连用 10 剂为 1 疗程；必要时可与维生素 E、土鳖虫伍用，施以辅助治疗。

【功能与主治】　催乳、助乳；主治产后缺乳症。

处方 4　通肝生乳汤

【方药与用法】　白芍（醋炒）、当归（酒洗）、白术（土炒）、麦冬（麸炒）各 15g，炮穿山甲、熟地黄各 10g，炙甘草、柴胡、远志、桔梗、白芷各 3g。上药加水煎 2 次取汁，分 3 次口服，每日 1 剂。倘若有气血不足，宜去掉远志，将诸药用纱布包好，与猪蹄 1 只同煮后，食饮。

【功能与主治】　疏肝解郁，通乳；主治肝郁气滞所致产后缺乳症，患者多有乳房胀痛或触之硬结等。

处方 5　下乳方

【方药与用法】　党参 15g，当归 12g，茯苓、白术、桔梗、穿山甲、王不留行、路路通各 10g，木通、通草各 5g。上药加水煎 2 次滤汁混合后，分 3 次口服，每日 1 剂。

【功能与主治】 益气养血，通乳；主治产后缺乳症。

处方 6 复方催乳饮

【方药与用法】 黄芪、当归各 20g，川芎、穿山甲、王不留行、漏芦、路路通各 10g，柴胡、通草各 6g。上药加水煎 2 次，分 2～3 次口服，每日 1 剂。

【功能与主治】 补益气血，疏肝通乳；主治产后缺乳症。

第八节 产后严重恶露

【概要】 正常情况约在分娩后 3 周恶露即净，如超过 3 周恶露不止即为病理现象，此时产妇可伴有腰酸痛、下腹坠痛，部分患者还可伴有发热、头痛等。此病类似于产后感染，或胎盘、胎膜残留等其他原因引起的子宫恢复不全。中医学认为恶露是因血而化，分娩后出现气血两虚或瘀血停留都能造成恶露不绝，因此治疗时要着重补虚及祛瘀。补虚须以补益气血为主，祛瘀要伍用理气之药。此外，当产后发生子宫内膜感染时，常要加用清热解毒的中药治疗。

处方 1 缩宫逐瘀汤

【方药与用法】 川芎、当归、刘寄奴、桃仁各 12g，重楼、枳壳各 20g，益母草、焦山楂各 30g，炮姜 6g，甘草 3g。上药加水煎 2 次口服，每日 1 剂，连用 2～10 剂为 1 疗程。

【功能与主治】 行气活血，化瘀止痛；主治血瘀型恶露不绝。

【简释】 方中益母草、焦山楂、枳壳能缩宫逐瘀，但用量要偏大，通常须用 20～40g，若用量较小，其效果不显。方 1 内重楼又叫七叶一枝花，还有清热解毒、缩宫逐瘀之功效。当宫腔残留组织粘连而疗效不佳，可及时实施清宫术治疗。

处方 2 银黄汤

【方药与用法】 金银花炭、益母草、党参各 15g，贯众炭 30g，炒黄芩、炒牡丹皮、炒蒲黄、茜草、焦山楂、焦六曲各 10g，大黄炭 6g。上药加水煎 2 次口服，每日 1 剂，连用 5 剂为 1 疗程，最多不超过 2 个疗程。

【功能与主治】 清热解毒，化瘀止血；主治产后恶露不绝。

【简释】 此方重用贯众炭、伍用大黄等，更适用于治疗宫腔瘀热之证。若有发热表现，还可重用连翘、蒲公英、金银花等。

处方 3 红酱饮

【方药与用法】 大血藤、败酱草各 30g，白花蛇舌草 15g，贯众、蒲黄炭、谷芽各 12g，牡丹皮、栀子、金银花炭各 9g；每剂水煎 2 次口服，每日 1 剂。

若兼有气虚下陷，宜加党参、黄芪、升麻；若为肾虚证，宜加桑寄生、狗脊、续断；如果瘀血显著时，可加当归、益母草、川芎；如兼气滞时，还可加入广木香、制香附同煎。

【功能与主治】 清热解毒，行瘀止血；主治产后子宫内膜炎等。

【简释】 方中重用君药大血藤和败酱草，既能清热解毒又可活血化瘀。

处方 4 生化逐瘀止血汤

【方药与用法】 黄芪、当归各 15g，党参、川芎、桃仁、生炒蒲黄、五灵脂各 10g，炮姜 5g，生甘草 3g。上药加水煎 300ml 2 次口服，每日 1 剂。

患者出现瘀血停滞，宜加益母草、牡丹皮；若有气血不足，可加白术、阿胶、熟地黄、艾叶炭；若伴瘀热内阻，可加用牡丹皮、败酱草、鱼腥草同煎。

【功能与主治】 祛瘀生新，补气摄血；主治产后气血不足证患者恶露不止。

【简释】 方中加入加黄芪、党参即能补气，加用生炒蒲黄、五灵脂可化瘀止痛。

第九节　产褥期感染

【概要】 产褥期感染是指在分娩和产褥期生殖道遭受病原体侵害而导致的局部或全身性感染，如患者多在分娩 24 小时到产后第 10 天能使体温升达 38℃以上。局部感染主要包括急性外阴、阴道、子宫内膜、子宫颈感染，急性盆腔炎、弥漫性腹膜炎等；显然，也会发生产后的生殖道外感染，如乳腺炎、泌尿道或呼吸道感染、血栓性静脉炎、脓毒血症、败血症等。产褥期感染是一种产科严重并发症，发生率在 1%～18%，是导致产妇死亡的重要原因。中医学称此病为"产后发热"，主因是由患者感染邪毒、正邪交争、营卫不和、败血停滞所致。①邪毒瘀结型，患者发热恶寒、腹痛拒按、恶露较多，呈紫暗色，伴有烦躁口渴、尿少而赤、大便秘结、舌红苔黄、脉弦数；②血瘀发热型，产妇乍寒乍热、恶露不畅、量少，呈暗紫色，夹杂有血块，伴口干不欲饮、腹痛拒按、便秘不畅，舌暗、有瘀点瘀斑、脉弦或弦涩；③热入营血型，患者持续高热、心烦汗出、皮肤斑疹，舌红绛、苔黄燥；④热入心包型，产后高热不退、神昏谵语、昏迷不醒、面色苍白、四肢厥冷，脉细微而数。

处方 1　五味消毒饮加减

【方药与用法】　蒲公英、紫花地丁、鱼腥草各 15g，金银花、赤芍、益母草各 12g，野菊花、天葵子、蒲黄、牡丹皮、五灵脂各 9g。上药加水 600ml 煎煮，每日 1 剂口服，连用 2～10 剂。

患者汗出烦渴、高热不退，宜加生石膏、天花粉、沙参、知母、石斛；高热、腹痛拒按、大便不通，宜加大黄、桃仁、芒硝、败酱草、益母草、冬瓜子等。

【功能与主治】　清热解毒，凉血化瘀；主治产后感染，症见发热、恶露不止、烦躁口渴、小便赤少、大便秘结等。

处方 2　白虎加人参汤

【方药与用法】　生石膏（先煎）30g，苍术、白术、香薷、知母、陈皮、厚朴、青蒿、鲜荷叶各 10g，碧玉散 6g。上药加水 500ml 煎煮，分 2 次口服；每日 1 剂，连服 6 剂为 1 疗程。

【功能与主治】　清热凉血，解毒利湿；主治产后感染。

处方 3　银翘红酱解毒汤

【方药与用法】　金银花、连翘、大血藤、败酱草各 30g，赤芍、桃仁、栀子、薏苡仁、川楝子各 12g，牡丹皮、延胡索各 9g，炙乳香、炙没药各 4.5g。上药加水 600ml 煎煮，分 2 次口服；每日 1 剂，连服 6 剂为 1 疗程。

热证明显者，宜去乳香、没药，加用生地黄、黄芩；血瘀明显者，宜加丹参、当归、益母草；出现显著伤阴，可加入当归、知母同煎。

【功能与主治】 清热解毒，凉血化瘀；主治产后感染。

处方4 加减半夏泻心汤

【方药与用法】 半夏、黄芩、枳实、川芎、杏仁、郁金、陈皮、厚朴各9g，黄连6g。上药加水600ml煎煮，分2次口服；每日1剂，连服6～8剂为1疗程。

患者出现发热、头痛、鼻塞者，宜加紫苏叶、柴胡、荆芥；若血瘀经络、小腹疼痛、舌质紫暗，可加用当归、赤芍、蒲黄、五灵脂等；若小腹胀痛，须加香附；腰部酸痛时，应加川牛膝；恶露不止时，可加桃仁、红花、益母草。

【功能与主治】 清热除湿，和胃降逆，理气开窍；主治产后感染，伴有胸脘痞闷、恶心呕吐、脉滑数。

处方5 桃花消瘀汤

【方药与用法】 败酱草20g，牛膝15g，丹参、当归尾、桃仁、红花、乳香、益母草、川楝子各10g，甘草6g。上药加水500ml煎煮，分2次口服；每日1剂，连服8剂为1疗程。

【功能与主治】 清热解毒，凉血化瘀；主治产后感染，出现午寒午热、恶露不畅、夹血包块、小腹拒按、脉弦或涩。

处方6 加味当归补血汤

【方药与用法】 黄芪30g，柴胡、当归、酒炒白芍、地骨皮各10g。上药加水500ml，水煎350ml后分早、晚2次口服；每日1剂，连服8剂为1疗程。

【功能与主治】 益气补血、活血，行瘀止血；主治产后发热等。

处方7 生化汤加减

【方药与用法】 生地黄、白芍、牡丹皮、地骨皮、桃仁、金银花、连翘、升麻各9g，没药、红花、柴胡各6g。上药加水600ml，水煎2次口服；每日1剂，连用6～8剂为1疗程。出现腹满、便结，宜伍用调味承气汤或犀角地黄、神犀丹等。

【功能与主治】 此方能清热、凉血、开窍；主治产后发热，出现高热、恶寒战栗、谵妄昏迷、脓性恶露、脉滑大而数。

处方 8　清营汤

【方药与用法】　水牛角（先煎）15g，蒲公英、紫花地丁、金银花各 15g，丹参、连翘、竹叶、栀子、牡丹皮各 12g，生地黄、玄参、黄连各 10g。上药加水 800ml，煎煮 2 次口服；每日 1 剂，连服 8 剂为 1 疗程。

【功能与主治】　清营解毒，凉血养阴；主治孕妇产后发热，出现持续高热、心烦汗出、皮肤斑疹、舌质红绛、苔黄燥等。

处方 9　清营汤送服紫雪

【方药与用法】　水牛角、寒水石、磁石、滑石、石膏各 30g，生地黄 15g，金银花、丹参、麦冬各 12g，连翘、玄参、青木香、黄连、消石各 9g，沉香、丁香、甘草各 6g，升麻、甘草各 3g，麝香、朱砂各 0.3g。上药加水 800ml，水煎 2 次口服；每日 1 剂，连服 6 剂为 1 疗程。必要时可伍用西黄丸，每次取 3g 口服，每天 2 次。

【功能与主治】　清热解毒，开窍醒神；主治孕妇产后发热，出现高热不退、神昏谵语、面色苍白、四肢厥冷、脉细微而数。

处方 10　清透活血汤

【方药与用法】　石膏 20g，苍术、桃仁、山楂各 15g，当归 12g，连翘、竹叶、知母、黄连、川芎各 10g，甘草 5g。上药加水 600ml 煎煮，分 2 次口服；每日 1 剂，连服 8 剂为 1 疗程。

患者如壮热口渴、舌红苔黄，须重用石膏，伍用栀子；若出现少腹坠痛、恶露不止，可加苏木、红花、少量大黄等。

【功能与主治】　宣泻清透，活血行瘀；主治产后盆腔感染发热等。

第十节　阴　道　炎

【概要】　阴道炎分为非特异性阴道炎、滴虫性阴道炎和真菌性阴道炎。非特异性阴道炎通常是由理化因素及阴道分泌物增多而引起的感染，主要表现白带增多，时有脓液，阴部灼热及下坠感，伴有尿频、尿痛等。滴虫性阴道炎是由感染阴道毛滴虫所致，患者出现阴部瘙痒、白带增多呈泡沫状、有臭味，并伴阴部灼热或疼痛等。真菌性阴道炎是因感染白色念珠菌引起，多见于幼女、孕妇、糖尿病以及绝经后过量应用雌激素的患者，主要症状为外阴瘙痒、灼痛，可有白色豆渣状白带，伴尿频、尿痛、性交疼痛等。本病在中医学属于"带下""阴痒"等范畴，大多源于脾虚生湿、湿郁蕴热，治疗宜选用健脾利湿、清热利湿、杀虫解毒的中药。

处方 1　阴道炎外洗方

【方药与用法】　①土茯苓、苦参、蛇床子各12g，黄柏、雄黄、地肤子各9g，花椒、枯矾、乌梅、苦楝皮各6g。②土茯苓、苦参、蛇床子各12g，百部、黄柏、地肤子、土槿皮、儿茶各9g，乌梅、苦楝皮各6g。以上两方均可研成粗末，取40g用温水冲开，先熏后洗，之后再把此药制成药栓纳入阴道；每日1次，连用6次为1疗程。

【功能与主治】　方①能清热解毒、杀虫止痒；主治滴虫性阴道炎。方②能清热解毒、收湿止痒；主治真菌性阴道炎。

处方 2　百蛇煎

【方药与用法】　百部、蛇床子、苦参、白鲜皮、鹤虱、蒲公英、紫花地丁、黄柏各30g，花椒15g，枯矾10g。上药煎汤浓缩至500ml，作阴道冲洗液；每日1次，连用6次为1疗程。重度滴虫性阴道炎，还可合用甲硝唑（灭滴灵丸）纳入阴道治疗，其效果更佳。

【功能与主治】　清热燥湿，杀虫止痒；主治滴虫性阴道炎、真菌性阴道炎。

处方 3　苦参妙洗方

【方药与用法】　苦参60g，蛇床子、黄柏各30g，苍术、薏苡仁各15g。此方加水煎煮取汁，乘温洗涤外阴及阴道；每日1剂，连洗7天为1个疗程。若有必要，还可选加中药泡腾片或洁尔阴液帮助冲洗。

【功能与主治】　清热利湿，解毒杀虫，止痒；主治湿热下注所致的阴痒、带下、真菌性阴道炎、滴虫性阴道炎或者非特异性阴道炎。

处方 4　苦参蛇床子方

【方药与用法】　苦参、蛇床子各50g。上药研细、过筛、混匀备用；另取上药一份，煎汤250ml为阴道冲洗液，待冷却后加入食醋10ml、混匀备用。治疗时，于每天上午用此冲洗液作阴道彻底冲洗，接下来再将2g药粉均匀撒入阴道；每日1次，连用7天为1疗程。

【功能与主治】　清热利湿，解毒杀虫；主治滴虫性阴道炎。

处方5　熏洗方

【方药与用法】　白花蛇舌草 60g，紫花地丁 30g，苦参、黄柏、蛇床子、白鲜皮、白矾各 15g，花椒 9g，冰片（烊化）3g。上药加水煎，过滤去渣，倒入盆内，加冰片溶化，先熏阴部，待水温适度后坐浴，每次熏洗 30min，每日 2 次，连用 5 剂为 1 疗程。若患者有阴部破损，应去花椒。

【功能与主治】　清热解毒，祛湿止痒；主治各种类型的阴道炎。

处方6　真阴炎洗剂

【方药与用法】　黄精 30g，苦参、蛇床子、地肤子各 20g，黄柏、苍术、茜草各 15g，龙胆、乌梅各 12g，花椒 10g。上药加水 2000ml 煎煮，去渣取汁，混匀后，熏洗阴部，待温后坐浴，同时以消毒纱布浸入药液进行阴道内清洗；每日 3 次，连续熏洗 5～6 次为宜。

【功能与主治】　清热解毒，祛湿止痒；主治真菌性外阴炎或（和）阴道炎。

第十一节　盆　腔　炎

【概要】　盆腔炎是子宫内膜炎、子宫肌炎、输卵管卵巢炎和盆腔结缔组织炎的总称。急性期可有发热甚或高热，伴有寒战、下腹疼痛、白带增多等临床表现。慢性期常表现为白带增多、下腹隐痛、月经不规则等。本病属中医学"带下""腹痛""发热""癥瘕"等范畴，系由外感湿毒、热毒入侵、壅滞胞宫、气滞血瘀、冲任受损所致。外感湿毒或热毒时，容易导致营卫不和而发热；出现湿热下注而白带增多；出现气滞血瘀而下腹疼痛。治疗时须采用清热解毒、理气活血、化瘀散结、利湿和止痛之法。

处方1　康宁汤

【方药与用法】　紫花地丁、蒲公英各 50g，败酱草、白花蛇舌草各 30g，苦参 15g。上药加水煎煮，浓缩成 100ml，加入防腐剂备用。治疗时，每次取 50ml，加入开水稀释至 100ml，行保留灌肠，速度宜慢；每日 1 次，连用 10 次为 1 疗程。

【功能与主治】　清热，解毒，利湿；主治盆腔炎。

处方2　盆腔炎方

【方药与用法】　①连翘、金银花、黄柏、苦参、生薏苡仁、赤芍、白芍各 15g，牛膝、当归、川芎各 12g，栀子 10g，木通 9g，甘草 6g。②丹参、益母草、黄柏、金银花各 20g，当归 15g，牛膝、泽兰、川芎各 12g，土鳖虫、醋炒香附、醋炒柴胡各 10g，三棱、莪术、甘草各 6g。上药均可共研粗末，加入大血藤、防风各 20g，益母草 30g，桂枝、白芷、高良姜各 10g，小茴香、花椒各 12g，艾叶、牛膝各 15g；然后，将全部中药一同装入布袋、扎口，煮沸 10～15min，取出袋挤净药汁，趁热敷于腹部，每次 15～20min，反复煎煮使用 2～3 日后更换。连续治疗 1 周为宜。

【功能与主治】 方 2 中①能清热解毒、活血化瘀；主治热毒瘀滞型盆腔炎。方 2 中②能清热活血、散结止痛；主治瘀热互结型盆腔炎，出现明显疼痛和盆腔包块者。

处方 3　败酱合剂

【方药与用法】 败酱草、夏枯草、薏苡仁各 30g，丹参 20g；赤芍、延胡索各 12g，木香 10g。上药加水煎 2 次，得煎汁约 500ml，每次 50ml 口服；每日 2 次，连服 15 日为 1 疗程。

【功能与主治】 清热化瘀，行气止痛；主治慢性盆腔炎。

处方 4　红藤败酱汤

【方药与用法】 大血藤、败酱草、蒲公英各 30g，紫花地丁、野菊花、金银花各 20g。水煎 2 次去渣，浓缩至 100ml，药温宜保持在 30℃左右，行保留灌肠 2h；每日 1 次，连用 10 次为 1 疗程。

【功能与主治】 清热解毒，活血化瘀；主治慢性盆腔炎。

处方 5　除癥汤

【方药与用法】 丹参 20g；牡丹皮、赤芍、桃仁、鳖甲、海藻、三棱、莪术、猫爪草各 15g，桂枝 10g。上药加水煎 2 次，分 2 次口服，每日 1 剂。应用此方治疗 64 例患者，均获得令人满意的效果。

【功能与主治】 活血止痛，化瘀软坚；主治盆腔炎及其炎性包块。

【简释】 猫爪草又叫小毛茛，它具有解毒、散结、消肿的功效，宜用于治疗颈淋巴结核，与其他活血药伍用还能软坚和消散结肿。

处方 6　琥升汤

【方药与用法】 琥珀、升麻、大青叶、生地黄、当归、茵陈、薏苡仁、连翘、香附（醋炒）各 15g，赤芍、五灵脂、牡丹皮各 10g，败酱草

25g，甘草梢6g。上药加水煎2次，分早、中、晚饭前温服，每日1剂。下腹疼痛明显时，宜加用乌药；白带增多、月经量大、淋漓不断时，宜去赤芍、牡丹皮，宜加用三七（研末冲服）、地榆炭等。

【功能与主治】　清热解毒，行气化瘀；主治输卵管炎。

处方7　加减逍遥散

【方药与用法】　丹参30g，炒柴胡10g，炒白芍、茯苓、炒橘核、炒荔枝核各15g，当归、白术、香附、延胡索各12g，甘草3g。上药加水煎2次滤汁，混合后分2次口服，每日1剂。

患者疼痛严重，宜加用炙乳香、没药各6g；若腰酸痛明显，可加用桑寄生30g，续断12g，菟丝子15g；若包块明显，可加入三棱、莪术、桃仁、穿山甲各10g，对伴有热盛者，可加用栀子、牡丹皮各10g同煎口服。

【功能与主治】　疏肝理气，活血止痛；主治慢性附件炎及其包块。

处方8　大血藤汤

【方药与用法】　大血藤、败酱草、蒲公英各30g，桃仁、赤芍各15g。上药浓煎2次，取汁400ml，分早、晚2次灌肠，连用7天为1疗程。

【功能与主治】　清热解毒，活血化瘀；主治急慢性盆腔炎。

处方9　加味三黄汤

【方药与用法】　黄芩、黄柏、黄连各15g；虎杖30g。上药加水煎浓缩成100ml，温度调至38℃左右，进行保留灌肠；每日1次，连用10次为1个疗程。

【功能与主治】　清热解毒；主治慢性盆腔炎。

第十二节　功能性子宫出血

【概要】　功能性子宫出血是由内分泌功能失调引起的异常子宫出血，表现为月经周期、经期、经量改变或不规则变化，常见于青春期和更年期，前者称为"青春期功血"，后者称为"更年期功血"。此类疾病属于中医学的"崩漏"范畴，主要原因为阴虚内热、迫血妄行、肝郁气滞、气滞血瘀、瘀阻冲任等。治疗原则为"急则治其标，缓则治其本"。

处方 1 加味五子衍宗汤

【方药与用法】 菟丝子、枸杞子、覆盆子、五味子、车前子各 15g，益母草 30g，茜草 15g，白及 10g。上药加水煎滤液混合 2 次分服，每日 1 剂；连用 7 天为 1 疗程，以连服 3 个疗程为宜。

【功能与主治】 补肾固精，化瘀止血；主治青春期功能性子宫出血。

【简释】 此方源自《摄生众妙方》，曾用于治疗男性阳痿遗精、早泄、精冷不育，本方另加益母草、茜草、白及，重用益母草，即能标本兼顾、调补冲任。

处方 2 加味调经止血汤

【方药与用法】 熟地黄 15g，杭白芍 10g，当归 10g，黄芪 30g，贯众炭 30g，益母草 15g，三七（研末另外冲服）10g。上药加水煎、分 2 次口服，每日 1 剂；于每次月经来潮 3 天后开始服药；连服 3～6 天，并视出血量而定。

月经量少、色暗有块及下腹胀痛者，宜加肉桂 3g，炮姜炭 6g，橘核、乌药、荔枝核各 10g；月经量多、色淡及短气者，宜加党参 30g；月经量多、色红、心烦口渴、舌红、脉细数者，可加牡丹皮、地骨皮、麦冬各 10g，黄柏 6g。

【功能与主治】 益气养血，化瘀止血；主治功能性子宫出血。

处方 3 疏肝养血汤

【方药与用法】 生龙骨、生牡蛎各 20g，柴胡、郁金、白芍、三七（研末冲服）、地榆炭、茜草各 12g，半夏、生姜、黄芩、当归各 10g，党参 15g，大枣、甘草各 6g。上药加水 1200ml 约浸泡 15min，文火煎煮 2 次，取药汁 300ml 混合，分成早、晚各 1 次温服，连用 7 天为 1 疗程。

【功能与主治】 疏肝养血，益阴固涩，化瘀止血；主治更年期功能性子宫出血。

处方 4 当归芍药散

【方药与用法】 当归 150g，芍药 500g，川芎、泽泻各 250g，茯苓、白术各 200g。上药共研细末，装入口服胶囊备用，每粒含生药 0.4g；治疗时，每次 5 粒服下，每日 3 次，连服 15 剂为 1 个疗程。

【功能与主治】 养血柔肝，健脾利湿；主治功能性子宫出血。

处方 5 青功饮

【方药与用法】 山药 20g，熟地黄、菟丝子、海螵蛸、牡蛎各 15g，山茱萸、茯苓、白术、阿胶各 10g，炒当归 12g，肉桂 5g。上药加水煎 2 次滤汁，混合后分 3 次口服，每日 1 剂。

偏为热证，宜加牡丹皮、墨旱莲；偏为寒证，可加炮姜、制附子；若血瘀明显，宜加蒲黄、益母草；若气郁较重，应加用柴胡、香附等同煎。

【功能与主治】 补肾健脾，养血止血；主治青春期功能性子宫出血。

处方 6 茅红汤

【方药与用法】 茅膏菜全草 12.5g，红花 4.5g。上药加水 300ml，煎煮 20min，取汁外加红糖 30g，于月经来潮第 2 天上午（月经量增多时）口服；服此药后视患者酒量大小饮适量白酒，卧床休息 1h 左右；然后药渣加水 200ml 续煎，下午如法再服 1 次；每日 1 剂，连服 3 剂为宜。

【功能与主治】 调经止血；主治可排卵性功能性子宫出血。

【简释】 茅膏菜全草具有活血止痛、祛风除湿之功效。但此药对皮肤黏膜尚可产生一定的刺激，故须选择于餐后服药。

处方 7 固本止崩汤

【方药与用法】 熟地黄 30g，黄芪、焦白术各 25g，海螵蛸、牡蛎、茜草、阿胶（烊化）各 20g，党参、山药各 15g，陈皮 10g，升麻 7.5g。上药加水煎 2 次，分 3 次口服，每日 1 剂，连用 4 剂为 1 个疗程。

患者流血量大、色鲜质稠，宜加用地榆炭 20g，牡丹皮、生地黄各 15g；出血色暗夹有瘀块，应去升麻，加茜草 30g、三七片 5 片；流血不止，面色萎黄、畏寒，应予党参易人参，并加用艾叶炭 20g、炮姜 10g 同煎口服。

【功能与主治】 健脾益气，补肾固摄；主治功能性子宫出血。

处方 8 调经汤

【方药与用法】 黄芪、菟丝子、枸杞子各 20g，当归、白芍、茯苓、白术、海螵蛸各 15g，生地黄 25g，茜草 50g，柴胡、牡丹皮、甘草各 10g，川芎 2.5g。上药加水煎 2 次，分 2 次口服；每日 1 剂，连用 15 剂为

1 疗程。

【功能与主治】 益气养血，调经止血；主治功能性子宫出血。

处方 9　调理冲任汤

【方药与用法】 女贞子、墨旱莲、桑寄生、续断、菟丝子、巴戟天、肉苁蓉、枸杞子各 15g，炒山药 30g。上药加水煎后分 2 次口服，每日 1 剂。

【功能与主治】 补肝肾，固冲任，调经血；主治肾虚型功能性子宫出血。

处方 10　温经汤

【方药与用法】 炒白芍、牡丹皮各 10g，党参 15～30g，麦冬 15g，吴茱萸、桂枝、炙甘草、制半夏、炮姜炭各 6g，阿胶 12g，川芎 5g。上药加水煎 2 次，分 2 次口服，每日 1 剂，以经前 3～5 天及行经期服药为宜。

【功能与主治】 温经止血；主治冲任虚寒型功能性子宫出血。

第十三节　月 经 不 调

【概要】 月经不调泛指月经周期、血量、血色和经质异常的病症，包括月经先期、月经后期、月经过多、月经过少等。月经先期多见于血热和气虚，月经后期多见于血寒、血虚和气郁。月经量增多主因为气虚或血热，月经量过少主因为血虚或血瘀。辨证论治时，对实证者可选择清热凉血、温经散寒、活血化瘀、疏肝解郁等法；对虚证者可选用补气养血、滋补肝肾法；在经血量过多时，可适当与收敛固涩和止血药伍用。

处方 1　加味四物汤

【方药与用法】 生地黄、川芎各 10g，白芍 12g，当归、香附各 15g，茯神、甘草各 8g。上药加水煎 2 次，分 2 次口服，每日 1 剂。

若患者月经先期为血热，宜加黄芩、栀子、续断、地榆；月经后期出现血寒，宜加黄芪、干姜、艾叶、丹参；出现血滞、月经量减少时，可加延胡索、青皮、泽兰叶；出现气虚、经量过多者，可加黄芪、白术、酸枣仁、远志等。

【功能与主治】 养血调经；主治月经不调。

处方 2 加味当归补血汤

【方药与用法】 生黄芪 30～60g，当归 9g，生地榆 15～30g，黄芩炭 9g，甘草 3g。上药加水煎 2 次滤汁，混合后分 2 次口服；每日 1 剂，于月经来潮时煎服。

若月经色深、脉滑数，宜加栀子 6g、生地黄 15g；有口苦咽干、脉弦数，应使黄芪减量至 15g，外加柴胡 10g、夏枯草 15g；出现夹瘀，可加三七 3g；若伴有五心烦热、舌红少津，宜加用生地黄 12g、黄柏 6g、墨旱莲 15g。

【功能与主治】 益气固摄，凉血止血；主治月经过多。

【简释】 此方为当归补血汤加用生地榆、黄芩炭、甘草等，它更适用于气虚血热引起月经过多患者。

处方 3 复方宫血安冲剂

【方药与用法】 党参、续断 15g，炙黄芪 12g，白芍、女贞子各 10g，山楂、乌梅、墨旱莲各 8g，甘草 5g；先将上药研细，制成颗粒冲剂，每包约 120g；治疗时每次 1 包口服，每日 3 次；于经前第 5 天开始服药，连用 5 天为 1 疗程。

【功能与主治】 益气补肾，调经止血；主治月经过多。

处方 4 安冲汤

【方药与用法】 黄芪、白术、生地黄、煅龙骨、煅牡蛎 30g，海螵蛸、续断各 20g，白芍、茜草各 15g。上药加水煎 2 次，分 2 次口服，每日 1 剂；连服 3 个月为 1 疗程。

患者肾阳虚，宜去生地黄，外加附子 10g、棕榈炭 15g、五倍子 0.5g；若有肝郁血热，宜减黄芪、白术，外加牡丹皮、炒黄芩各 15g；若有肝郁气滞，须加用柴胡 15g，香附、延胡索各 10g。

【功能与主治】 益气固冲，收敛止血；主治月经过多、过期不止或漏血不止的患者。

【简释】 此方源自《医学衷中参西录》，原方有白术（炒）、生黄芪、生龙骨（捣细）、生牡蛎（捣细）、生地黄各 18g，海螵蛸、续断各 12g，生白芍、茜草各 9g。现方药量有所增加大，并改用煅龙骨和煅牡蛎，则更能加强和发挥固摄和收敛作用。

处方5　归脾汤加减方

【方药与用法】　黄芪、仙鹤草各30g，党参15g，白术、甘草、茯苓、酸枣仁、龙眼肉各10g，熟地黄、茜草各20g；每剂水煎2次，分为2次口服；每日1剂，病情好转，应改为隔日1剂。

若有肝郁，宜加柴胡、香附各5g；伴有肾虚，可加用菟丝子10g、续断15g、桑寄生30g；出现血热，宜去熟地黄，外加生地黄25g，地骨皮、地榆各10g；出现血瘀，应加丹参30g，桃仁、牡丹皮、当归各10g。

【功能与主治】　补益心脾，益气止血；主治月经先期、经量过多或淋漓不尽。

处方6　养阴调经汤

【方药与用法】　生地黄、熟地黄各20g，枸杞子、白芍、玄参各15g，丹参10g。上药加水煎2次滤汁，分2～3次口服；每日1剂，连服1个月为1疗程。

患者内热严重，宜加知母、地骨皮；出现阳亢，可加钩藤、生石决明；若郁热加重，宜加入玫瑰花、川楝子；经血量过大，可加用墨旱莲、女贞子。

【功能与主治】　养阴调经；主治阴虚型月经不调。

处方7　调经三联方

【方药与用法】　① 经前用方：当归12g，炒白芍、柴胡各15g，醋炒香附、泽兰叶、桃仁、青皮、陈皮各10g，红花、栀子、甘草各6g。

② 经期用方：当归12g，川芎、桃仁各10g，红花、炮姜各6g，益母草15g，甘草6g。

③ 经后用方：熟地黄、白芍各15g，当归、茯苓、太子参各12g，黄芪25g，白术、女贞子各10g，甘草6g。

以上处方分别于经前、经期及经后煎服，每日1剂，其疗程视病情而定。

【功能与主治】　方7中①能养血活血、疏肝调经；方②能温经调血；方③能益气养血；主治月经不调。

【简释】　本方用于经前侧重疏肝调气，用于经期注重温经调血，用于经后侧重补养气血。

处方8　圣愈汤加味方

【方药与用法】　党参 20～30g，黄芪 30～50g，白芍、茜草炭各 15g，炒当归 6～10g，川芎 3～6g，熟地黄、仙鹤草、海螵蛸各 15～30g，阿胶 15～20g（烊化），甘草 6g。上药加水煎 2 次，分 2 次口服，每日 1 剂。

患者血热加重，宜选加用黄芩、栀子、生地黄；血瘀加重时，宜选加用益母草、熟大黄等；伴纳差，可加用陈皮、砂仁、白豆蔻等。

【功能与主治】　益气养血，收敛固摄；主治月经提前、量多色淡、气血不足。

【简释】　此方源自《兰室秘藏》，方中重用黄芪、当归，能益气养血；伍用白芍、阿胶、海螵蛸、仙鹤草、茜草，即可标本同治、收敛止血。

第十四节　功能性痛经

【概要】　功能性痛经通常是指原发性痛经，大部分患者并无明显生殖器官的病变，常发生在月经初潮或初潮后不久，多见于未婚或未孕女性，可在生育之后经期疼痛缓解或消失。痛经患者月经分泌物中含有大量前列腺素，后者可引起子宫收缩，从而造成子宫缺血和疼痛，常发生在月经第 1～2 天，下腹部有阵发性绞痛，也可放射至阴部和腰骶部，伴恶心、呕吐或腹泻等症状。疼痛剧烈者，出现面色苍白、手足冰冷、出冷汗。若为膜性痛经，是以月经第 3～4 天开始疼痛加剧。中医学认为本病起因于先天发育不足、肝肾不足、精血亏少、胃寒饮冷、经血凝涩、情志不调、肝郁气滞等，故应选择益气养血、补益肝肾、温宫散寒、疏肝理气、活血化瘀的中药治疗。

处方1　三味痛经膏

【方药与用法】　五灵脂、郁金各 250g，冰片 1g；将上药共研细末，装瓶备用；于月经来潮前第 3～5 天，用白酒调成糊状施以穴位贴敷治疗，如贴敷关元、中极穴等；若至月经来潮后第 2～3 天不出现痛经，宜及时去掉药膏。

【功能与主治】　行气活血，化瘀止痛；主治功能性痛经或月经不调等。

处方2 少腹逐瘀汤

【方药与用法】 当归、川芎、赤芍、生蒲黄、五灵脂、延胡索、肉桂、制没药各10g，小茴香12g，干姜6g。上药加水煎2次口服，每日1剂。每次月经前1~2天或行经期内服、经后停药；下次月经期再服，连续治疗2~3个月经周期，疗效尚好。

若经痛剧烈，宜加乌药；肝郁气滞，可加香附；宫寒明显，可加吴茱萸。

【功能与主治】 活血祛瘀，温经止痛；主治痛经。

处方3 化瘀消膜汤

【方药与用法】 三棱、莪术、炒五灵脂、炒蒲黄、穿山甲、王不留行、香附、菟丝子各10g，当归、山楂、党参各15g，血竭（冲服）2g。上药加水煎2次分服，每日1剂；于月经干净后开始服药，到下次行经时即停药，连服2个月经周期为1个疗程。

同时兼有寒证者，可加肉桂6g，淫羊藿、艾叶各10g；若兼有热证，宜加赤芍，黄芩各10g。

【功能与主治】 行气活血，化瘀止痛；主治膜性痛经。

【简释】 膜性痛经系指子宫内膜整片脱落、排出时疼痛，属于中医学的重证气滞血瘀的范畴，治疗时要以行气活血、化瘀止痛为主，气滞明显者宜伍用青皮、延胡索等。

处方4 乌黄定痛汤

【方药与用法】 丹参15g，赤石脂、乌药各10g，生蒲黄（包煎）、五灵脂、制附片、花椒各5g，沉香（后下）、制大黄、干姜、制川乌、制草乌、细辛各3g。上药加水煎2次口服，每日1剂。轻度或经前期疼痛，宜于经前1周内服药；中度及经期痛，宜在经前3天起服药至经行期1~2天；重度及在经前、中、后3期出现疼痛，应于经前3天至经后持续服药。

对剧痛者，宜加服三七或三七片；对血块增多者，应加用桃仁10g、红花8g。

【功能与主治】 温宫散寒，化瘀止痛；主治原发性痛经。

【简释】 此方源自《金匮要略》乌头赤石脂丸与《太平惠民和剂局方》失笑散。方中乌头赤石脂丸有乌头、附子、干姜、赤石脂、花椒，曾用于治疗阴寒痼结所致的心痛彻背，若伍用失笑散即能化瘀止痛，而适用于宫寒瘀阻型痛经。

处方 5 加减膈下逐瘀汤

【方药与用法】 当归 10g，赤芍、牡丹皮、益母草各 15g，红花 10g；枳壳 20g，延胡索 9g，五灵脂 70g，香附 12g。上药于经期内煎服，每日 1 剂。

【功能与主治】 行气活血，化瘀止痛；主治原发性痛经。

处方 6 泽兰汤

【方药与用法】 泽兰、续断各 14g，醋炒延胡索、当归各 10g，制香附、赤芍、柏子仁各 12g，红花 2g，牛膝 3g。上药文火煎煮 30min，取药汁 200ml 口服，每日 1 剂。

若伴有大的血块，应重用当归和牛膝；月经量较大，宜加阿胶 12g；伴气虚，可加炙黄芪 20g、焦白术 10g；月经提前，宜加牡丹皮、栀子各 10g；伴经期后期，宜加炒小茴香 6g、乌药 10g。

【功能与主治】 补肾调经，化瘀止痛；主治痛经。

处方 7 宣郁通经汤

【方药与用法】 柴胡、郁金、栀子、牡丹皮、黄芩、延胡索、白芍各 10g，制香附 15g，芥子、甘草各 6g。上药于经前 5～7 天煎服，每日 1 剂；见效后应持续服药 3～4 个月经周期。经量少、呈紫色时，宜加红花、桃仁、五灵脂各 10g；月经量多、呈红色时，宜加墨旱莲、紫草各 15g，三七粉 3g；伴头痛，可加蔓荆子 10g、地骨皮 15g。

【功能与主治】 疏肝理气，宣郁通经；主治肝郁型痛经。

处方 8 加味桃红四物汤

【方药与用法】 白芍 15g，桃仁、生蒲黄（包煎）各 2g，红花、地黄、当归、川芎、五灵脂各 10g；取上药水煎至 300ml 分 2 次口服，每日 1 剂；以自月经第 5 天开始连服 20 天为宜。

患者发生气滞，宜加青皮、柴胡、香附各 10g；出现寒凝血滞，可加小茴香 10g，肉桂、吴茱萸各 6g。

【功能与主治】 养血活血，化瘀止痛；主治瘀滞型膜性痛经。

处方 9 痛经灵

【方药与用法】 延胡索 25g，炒小茴香、炒土鳖虫、乌药各 15g，细辛 10g。上药共研细粉，制成药片 100 片。于经前 2 周开始服用，每次 5 片餐后口服；每日 3 次，连用 10 天为 1 疗程。

【功能与主治】 行气活血，温经散寒；主治原发性痛经。

观察此方治疗原发性痛经 117 例，并且随机分两组和另设一组 37 例予以对照。这 117 例患者包括未婚 98 例、已婚 19 例，年龄在 16～30 岁，痛经病程已超过 1～5 年或 5 年以上。对全部患者均经 3 个疗程和 3 个月经周期以上的随访，观察结果表明此方治疗组痊愈者 48 例、有效者 28 例、无效者仅 4 例。

【简释】 此方能通过行气、化瘀、温经，以达调经止痛的功效。

第十五节　盆腔瘀血综合征

【概要】 这是由于盆腔淤血而引起的，主要症状为慢性下腹疼痛、低位腰痛、极度疲乏等，多见于 30～50 岁的经产妇女，与流产、难产、输卵管结扎术后、子宫后位、习惯性便秘有关。患者经血多、白带多，但妇科检查阳性体征较少。属于中医"妇人腹痛""痛经""带下"等范畴，跟情志所伤、起居不慎、多产房劳、六淫侵害相关。常由气滞血瘀、寒湿凝滞、气虚血瘀、肝肾亏损等原因所致。

处方 1　膈下逐瘀汤

【方药与用法】 当归、赤芍各 15g，桃仁 12g，红花、川芎、枳壳、延胡索、制香附、乌药、五灵脂（包煎）各 10g，炙甘草 6g。上药加水 800ml 煎煮，分早、晚 2 次服，每日 1 剂；连用 6 剂，再予调之。如白带增多可酌加椿根皮、茯苓、泽泻等；如有乳房胀痛，宜酌加夏枯草、郁金；二阴坠痛者，可酌加柴胡、陈皮、厚朴。

【功能与主治】 此方能理气活血、化瘀止痛；主治少腹胀痛、拒按，得热痛减、经前加剧、性交疼痛、涩滞不畅、腰骶胀痛、情志不宁的患者。

处方 2　补阳还五汤

【方药与用法】 炙黄芪 30g，当归、赤芍各 15g，桃仁 12g，川芎、红花、地龙、延胡索各 10g，水蛭 9g。上药加水煎服，每日 1 剂；连服 6～8 剂。患者纳差便溏时，宜酌加白术、茯苓、党参；面色萎黄及唇甲色淡时，可酌加丹参；畏寒肢冷时，须酌加桂枝、高良姜、制附子等。

【功能与主治】 此方能益气活血；治疗少腹隐痛，外阴肿胀，阴道和肛门坠痛，月经量少、夹有血块，带下绵绵、色白清稀，神疲乏力、面色萎黄，脉虚弦。

处方3 左归丸加减汤

【方药与用法】 丹参、川牛膝各20g，熟地黄、山药各15g，枸杞子、山茱萸、菟丝子、三棱、莪术、鹿角胶、龟甲胶各10g。上药加水600ml煎服，每日1剂，连用6～10剂为1疗程。兼有胃寒肢冷时，宜酌加桂枝、制附子、高良姜等。

【功能与主治】 能滋肾填精、化瘀调经；主治患者腰骶疼痛、下腹绵痛、月经量少、白带量多质稀、耳鸣、舌质淡暗、苔薄白、脉细弱或涩。

【简释】 盆腔瘀血综合征源自冲任瘀阻，盆腔气血运行不畅、脉络不通，故治疗应以调理阴阳气血、活血、行气、散寒辨证施治，使其冲任疏通，气血畅行，则诸症自除。

第十六节 经前期紧张综合征

【概要】 经前期紧张综合征是指月经来潮前第7～10天部分女性发生生理和精神及行为方面的改变，出现诸如头痛、乳房胀痛、紧张、全身疲乏无力、易怒失眠、腹痛、水肿等一系列临床变化。该反应较严重时，甚至可能影响到患者的生活和工作。本病以20～30岁妇女居多，其发生率为30％～68％，究其原因不明，但在月经来潮后常可自行恢复。中医学将此病称为"经行头痛""经行乳痛""经行发热""经行泄泻""经行浮肿"等，与肝、脾、肾脏腑功能失调，气血和经络受阻有关，可分为肝郁气滞、肝肾阴虚、脾肾阳虚、心脾气虚、瘀血阻滞等证。治疗时重在补肾温脾、疏肝理气、益气祛痰等。

处方1 柴胡疏肝散加减

【方药与用法】 柴胡、陈皮各6g，枳壳、芍药、川芎、香附各5g，炙甘草3g。上药加水500ml煎煮沸，水煎2次，混合后分2次口服，每日1剂，连服4～6剂为1疗程。

【功能与主治】 疏肝解郁，理气止痛；主治经前期紧张综合征。

处方 2　疏肝解郁汤

【方药与用法】　柴胡、合欢皮、制香附各 10g，蒺藜、川芎、赤芍各 9g，娑罗子、路路通、橘叶、橘核各 6g，广郁金 5g。上药加水 600ml 煎煮，每剂水煎 2 次，混合后，分 2 次口服；每日 1 剂，连服 4～6 剂为宜。如有乳部肿痛，可加王不留行、夏枯草；小腹冷痛，可加高良姜或香附。

【功能与主治】　疏肝理气，解郁止痛；主治经前期紧张综合征。

处方 3　疏肝调冲汤

【方药与用法】　八月札 20，青皮、生麦芽、娑罗子、合欢皮各 15g，路路通、郁金各 10g，川芎、当归、香附各 6g。上药加水 500ml 水煎煮，每剂水煎 2 次，混合后分 2 次口服；每日 1 剂，连服 4～6 剂为宜。

经前乳房胀痛明显，宜加老鹳草、羊乳；乳房硬块不退，宜加昆布、海藻、浙贝母、皂角刺、夏枯草、王不留行等。

【功能与主治】　疏理调冲；主治经前期紧张综合征，出现胸胁胀满、乳房或乳头疼痛，或已触及硬结或硬块等。

处方 4　行气开瘀汤

【方药与用法】　香附、合欢皮、路路通、娑罗子各 9g，广郁金、焦白术、陈皮、炒乌药、炒枳壳各 3g。上药加水 600ml，每剂煎 2 次，混合后分 2 次口服；每日 1 剂，连用 4～7 天为宜。

乳房胀痛明显，宜加青橘叶、川楝子、蒲公英；乳房包块不退，宜加昆布、海藻、王不留行；对兼有肾虚者，可加用杜仲、续断；对兼有血虚者，可加用当归、熟地黄等。

【功能与主治】　行气开郁，健脾和胃；主治经前期紧张综合征，可见经前胸闷、乳房胀痛、纳差、欲吐、小腹寒痛。

处方 5　知柏地黄汤加味

【方药与用法】　熟地黄 24g，山药、山茱萸各 12g，茯苓、牡丹皮、泽泻各 9g；黄柏、知母各 6g。上药加水 500ml，每剂水煎 2 次，混合，分 2 次口服，每日 1 剂；若有潮热多汗时，须加用龟甲同煎。

【功能与主治】　滋肾养肝，清热降火；主治经前期紧张综合征。

处方 6　清眩平肝汤

【方药与用法】　白芍、生地各 12g，桑叶、菊花、女贞子、黄芩、

墨旱莲、红花、牛膝各 9g，当归 3g，川芎 4.5g。上药加水 600ml，水煎 2
次取汁，每次 30min，混合分 2 次口服，每日 1 剂。

热重时，宜去当归、川芎，加用马尾莲；肝阳旺盛时，宜加用生龙骨
同煎。

【功能与主治】 滋阴养肝，清热平肝，活血调经；主治经前期紧张
综合征，证属肝肾阴虚、肝阳旺盛，症见头痛、头晕、心烦易怒以及血压
升高者。

处方 7 归脾汤加减

【方药与用法】 黄芪、龙眼肉、酸枣仁各 12g，白术、茯神、当归
各 9g，党参、木香、远志各 6g，甘草 3g，生姜 6 片，大枣 1 枚；上药加水
500ml，水煎 2 次，每次 30min，分成 2 次口服；每日 1 剂，连服 6 剂。

若经行感冒，宜去当归、酸枣仁、龙眼肉，加用防风、荆芥；若皮肤
风疹，宜去龙眼肉、生姜，加用生地黄、蒺藜。

【功能与主治】 健脾升阳，益气固表；主治经前期紧张综合征。

处方 8 趁痛散加味

【方药与用法】 黄芪、牛膝、鸡血藤各 12g，当归、白术、桑寄生
各 9g，独活、肉桂、薤白、炙甘草各 6g。上药加水 600ml，每剂水煎 2
次，混合分 2 次温服；每日 1 剂，连续煎服 4～6 剂。

【功能与主治】 温经通络，活血散瘀；主治经前期紧张综合征。

处方 9 调经验方一

【方药与用法】 益母草 15g，香附 12g，柴胡、当归、白芍、郁金、
川芎各 9g，甘草 3g。上药加水煎 2 次滤汁，混合后分 2 次温服；每日 1
剂，连服 8 剂为 1 疗程。

出现肝郁化火，宜加用炒栀子、牡丹皮；若伴有纳差、腹胀，宜加苍
术、厚朴、陈皮；若有小腹胀痛，应加枳实、青皮、木香或槟榔等。

【功能与主治】 疏肝开郁，理气活血；主治经前期乳房胀痛等，疗
效甚优。

处方 10 调经验方二

【方药与用法】 益母草 15g，香附、槟榔各 12g，乌药、木香、当
归、川芎、牛膝各 9g，甘草 3g。上药加水 600ml，水煎 2 次，每煎约

30min，分 2 次温服；每日 1 剂，连服 6 剂为 1 疗程。

出现小腹胀痛，宜加延胡索、五灵脂、高良姜；出现气郁化火，宜加用炒栀子、牡丹皮。

【功能与主治】 理气活血、调经；主治经前小腹胀痛，如以舌质红、苔薄、脉沉弦者为主。

第十七节　乳腺纤维腺瘤

【概要】 此病是指生长于乳腺的肿瘤，多因患者体内过高的雌激素刺激导致乳腺导管上皮及其间质异常增生所致。好发生于青年女性，偶在个人洗澡或查体时发现。此病多属于中医学的"癥瘕"范畴。

处方 1　消核丹

【方药与用法】 薏苡仁 40g，黄芪 30g，仙鹤草 30g，仙灵脾 15g，白芥子、王不留行、全瓜蒌、香附、七叶一枝花、当归各 12g，炮穿山甲 9g，八角金盆 6g。上药加水 600ml 煎煮，滤汁分 2 次口服，每日 1 剂；连用 6 剂为 1 疗程。

处方 2　八珍汤加减方

【方药与用法】 生黄芪 30～60g，熟地黄、白芍、北沙参、菟丝子各 30g，党参、山药各 20g，白术、茯苓、当归各 12g，麦冬 10g，炙甘草 6g。上药加水 800ml 煎服，每日 1 剂；连用 6～10 剂为 1 疗程。

患者有五心烦热时，宜去菟丝子和北沙参，加入女贞子 20g 和墨旱莲 20g；如伴心烦多梦可加入莲子心 10g；干呕、肢冷时加入干姜 10g，补骨脂 20g，巴戟天 20g；呕吐频繁时，须加香附 6g，鸡内金 30g。当血细胞分析提示白细胞减少时，宜加用西药常量鲨肝醇和/或利血生治疗。

处方 3　二白二参汤

【方药与用法】 党参 30g，玄参、白术、白芍、茯苓、柴胡、郁金、夏枯草各 10g。随症加减，每日水煎 1 剂，分早、晚 2 次服下，每 10 剂为 1 疗程；连用 6～8 个疗程。针对复发性乳腺癌，本方治疗效果也较满意。

【简释】 本病多无症状或略有微微触痛。查体瘤体边界清楚，无周围组织粘连，质韧、有滑动感，表面皮肤无异常，腋下淋巴结无肿大。为明确诊断及与乳腺癌加以鉴别，须实施必要的病理性切片检验，旨在防止误诊和尽早彻底治愈。

第十八节　更年期综合征

【概要】　更年期综合征指妇女绝经前后因卵巢功能不断衰退而出现的一系列以自主神经功能障碍为主的症状，通常表现为潮热、出汗，伴有头晕、心悸，颜面、颈部皮肤潮红；部分患者还可出现忧郁、头痛、失眠等症状。由于体内雌激素水平下降、宫颈和阴道上皮萎缩、阴道分泌物减少，可出现性交疼痛及老年性阴道炎。本病后期还可引起骨质疏松或骨折。中医学认为，妇女"七七肾气衰、冲任虚少、天癸将竭"，导致肾阴不足、阳失潜藏或肾阳虚衰，使正常的脏腑功能下降而出现上述临床诸证。治疗时，须选择滋阴潜阳、补肾温阳或疏肝解郁的药物。

处方 1　清心平肝汤

【方药与用法】　黄连 3g，麦冬、白芍、白薇、丹参、酸枣仁各 9g，龙骨 15g。上药煎汤或制成药片。煎服时每日 1 剂；药片每次 6 片吞服，每日 3 次，连服 30 天为 1 疗程。

【功能与主治】　滋阴清热、安神；主治更年期综合征。

处方 2　活血补肾汤

【方药与用法】　女贞子、鸡血藤各 20g，枸杞子 15g，桃仁、红花、山茱萸各 12g，当归 9g。上药加水煎 2 次口服；每日 1 剂，以连用 2 个月为宜。

【功能与主治】　补肾活血；主治更年期综合征。

处方 3　更年新方

【方药与用法】　生地黄 20g，牡丹皮、炒酸枣仁、朱茯苓、钩藤各 10g，煅紫贝齿、莲子心各 15g。上药加水煎 2 次，取药液混合口服，每日 1 剂，连用 14 天为 1 疗程。

【功能与主治】　补肾潜阳，清心安神；主治阴虚型更年期综合征。

处方4　龙牡加味逍遥散

【方药与用法】　生龙骨、生牡蛎各 30g，当归、女贞子各 12g，柴胡、白术、五味子各 10g，茯苓、白芍各 15g，甘草 10g。上药加水煎 2 次，分 2 次口服，每日 1 剂。

【功能与主治】　补肾潜阳，疏肝健脾；主治更年期综合征。

【简释】　此方源于逍遥散加减，并加入生龙骨、生牡蛎、女贞子、五味子同煎，使之更适于肝郁血虚、脾失健运的治疗。

处方5　更年舒糖浆

【方药与用法】　当归、白芍、菟丝子、黄柏、淫羊藿各 80g，生地黄、熟地黄、知母各 60g，大枣 50g，川芎、炙甘草各 40g，淮小麦 20g。上药浓煎取汁 500ml，酌加防腐剂。治疗时，每次 50ml 口服，连服 15 天为 1 疗程，每个月治疗 1 个疗程。

【功能与主治】　调补阴阳，养血安神；主治更年期综合征。

处方6　更年合剂

【方药与用法】　① 更年 1 号：生地黄、女贞子、墨旱莲、炒酸枣仁、朱茯苓各 12g，煅紫贝齿 20g，钩藤、合欢皮各 10g，紫草 9g，莲子心 1g。

② 更年 2 号：淫羊藿、仙茅各 10g，黄芪、党参各 12g，炒酸枣仁、防己、茯苓、续断、合欢皮各 10g。

将上药制成每瓶 200ml 的浓缩合剂（内加 0.3% 苯甲酸钠防腐）。治疗时，每日 100ml（相当于 1 剂生药量），分成早、中、晚 3 次口服，连服 8 周以上为宜。

【功能与主治】　更年 1 号能滋阴潜阳、养心安神；更年 2 号能温阳益气、养心安神；两方均适用于妇女更年期综合征的防疗。

第十九节　子宫肌瘤

【概要】　子宫肌瘤主要源于不成熟的子宫平滑肌细胞增生，故又称为"子宫平滑肌瘤"。主要临床表现为子宫增大、月经量过多或淋漓不净等。凡瘤体较大、症状明显、西医治疗效果不明显者，即可试用中医中药治疗。本病在中医学称为"癥证"，多由气滞血瘀、湿热瘀结或痰积所致；

治疗时，当以行气活血、活血破瘀、消癥散结、清热化瘀或导痰消积等法，对出现崩漏者，还可采用"塞流""澄源""复旧"等法予以调治。

处方 1　化瘀破癥汤

【方药与用法】　海藻 45g，丹参、瓜蒌各 30g，橘核、牛膝、山楂各 20g，赤芍、蒲黄、五灵脂各 15g，三棱、莪术、延胡索、血竭、连翘、山甲珠、桂枝、半夏、贝母、香附、青皮各 10g。上药加水煎 2 次滤汁，分 2 次口服；每日 1 剂，连服 30 剂为 1 疗程。

患者出现肝郁，宜加柴胡 15g；产生闭经，宜加入红花 10g；月经量过多，可加入地榆炭 30g；白带增多，应加入菟丝子 20g 同煎。

【功能与主治】　活血化瘀，软坚散结；主治子宫肌瘤。

处方 2　加味生化汤

【方药与用法】　当归 24g，川芎 5g，益母草 30g，桃仁、炒荆芥穗各 9g，炮姜、炙甘草各 3g。上药加水煎 2 次口服，每日 1 剂。

伴出血者，可以用生姜 6g 取代炮姜；伴有多结节者，可加三棱 6g、莪术 6g、肉桂 3g；如于月经期或出血量较多时煎服，应尽量减少方 2 中桃仁、当归、益母草的用量。

【功能与主治】　活血化瘀，温中止血；主治子宫肌瘤、子宫肥大等。

现有研究报道，以此方治疗子宫肌瘤 24 例、子宫肥大症 46 例，患者年龄在 30～50 岁者约占 93%；治疗时程在 6 个月至 19 年不等，服药最少 10 剂、最多 86 剂。观察结果证明，24 例子宫肌瘤治愈者 8 例、显效者 13 例；46 例子宫肥大患者治愈 25 例、显效 18 例。

处方 3　地黄通经丸

【方药与用法】　熟地黄 10～30g，水蛭 6～12g，虻虫 3～6g，桃仁 9～18g，丹参 15～30g，穿山甲 9～15g，香附 12～15g。上药加水煎后，分早、晚空腹温服；每日 1 剂，连服 10 剂为 1 个疗程。

若气虚，可加黄芪 30～60g，党参 15～30g；若少腹痛，可加延胡索 9～15g，制乳香、制没药各 9～12g；血瘀明显者，宜加三棱、莪术各 6～12g。

【功能与主治】　行气活血，化瘀破癥；主治子宫肌瘤。

处方4 软坚散结汤

【方药与用法】 海藻、昆布、海浮石（打碎先煎）、生牡蛎（打碎先煎）各30g，山慈菇、夏枯草各15g。上药加水煎2次取汁口服，每日1剂，连用20天为1疗程。

【功能与主治】 化痰软坚，消肿散结；主治子宫肌瘤。

有人报道，研究用此方治疗30例患者，年龄最小者33岁、最大者50岁，煎服此方3～4个疗程后，显效者7例，临床症状消失、子宫缩小、硬度适中、外形规则、月经正常；有效者21例，症状减轻或消失、子宫略增大、外形仍不规则、硬度较适中、经血基本恢复至正常。

处方5 桂苓消瘤丸

【方药与用法】 桂枝12g，茯苓15g，牡丹皮、桃仁、穿山甲各10g，赤芍、鳖甲各12g。上药共研细末，炼蜜成药丸，每丸约重10g；治疗时，每次1丸口服，分早、晚各服1次，连用1个月为1疗程。

【功能与主治】 化瘀软坚；主治子宫肌瘤。

【简释】 此方为《金匮要略》桂枝茯苓丸伍用鳖甲和穿山甲。有时也可加入海藻、山慈菇、三棱、莪术、夏枯草等煎煮滤液，实施保留灌肠治疗，疗效更好。

处方6 消瘤丸

【方药与用法】 党参、白术、莪术、赤芍、桂枝、牛膝各15g，茯苓20g，三棱25g。上药共研细末，炼蜜成药丸，每丸约重9g，每次1丸口服，早、晚各服1次。

【功能与主治】 益气活血，化瘀散结；主治子宫肌瘤。

第二十节 子宫脱垂

【概要】 子宫脱垂是指子宫从正常位置沿阴道下降至宫颈外口达坐骨棘水平以下，甚至全部脱出于阴道口外，部分患者还可伴有阴道前、后壁膨出。本病主要见于经产妇，与生育较多密切相关。本病在中医学文献中统称为"阴挺"，主因身体素虚、分娩时难产、用力太过、产程过长、产后过早参加体力劳动，从而导致脾虚气弱、中气下陷而引起子宫胞络松弛、不能固摄宫体，使之移位或下坠。所以，针对阴挺的治疗，须从补益脾肾、益气固摄、升阳举陷入手。

处方 1　升提汤

【方药与用法】　枳壳 15g；芜蔚子 15g；将上药浓煎成 100ml，加入食糖适量，每瓶 500ml，约含升提汤 5 剂；治疗时，每次 50ml，每日 2 次口服，每 1 个疗程服用 6 瓶，即可奏效。

【功能与主治】　升阳举陷；主治子宫脱垂。

【简释】　方内枳壳能行气宽中，对轻度子宫脱垂和直肠脱垂均有升提固脱作用。在用药治疗时，患者要避免过度劳累及忌用生冷。

处方 2　升麻鸡蛋方

【方药与用法】　升麻 4g（研末），鸡蛋 1 个；先把鸡蛋顶钻一黄豆大小圆孔，将升麻药末放入蛋内搅匀，取纸盖封孔，放蒸笼内蒸熟；每天服食 1 个药蛋，连用 10 天 1 个疗程，间隔 2 天以后，再进行下一个疗程。服药期间，须忌房事或重体力劳动。

【功能与主治】　益气、升阳举陷；主治轻度子宫脱垂。

处方 3　升提固脱煎

【方药与用法】　内服药方：党参、炒白术、生黄芪、炙黄精、炙龟甲、大枣各 15g，枳壳、巴戟天各 20g，当归、升麻各 9g，益母草 30g。上药加水煎分 2 次口服，每日 1 剂；外用煎药，可取益母草、枳壳各 30g，即煎即熏，凉后坐浴，早、晚各熏 1 次，每次持续 5～10min。

【功能与主治】　益气补肾，升提固脱；主治子宫脱垂。

处方 4　缩宫药散

【方药与用法】　肉桂、白胡椒、附片、白芍、党参各 20g。上药共研末，加入红糖 60g，混匀后分制 30 小包，每日 1 包空腹口服，温开水送下；服药前最好先饮少许黄酒或 1 小杯白酒，连用 15 剂为 1 个疗程。

【功能与主治】　温中益气；主治中焦虚寒型子宫脱垂。

处方 5　升麻牡蛎散

【方药与用法】　升麻 6g，牡蛎 12g。上药共研末，每日 1 剂，分 2 次空腹口服。Ⅱ度脱垂者口服 2 个月，Ⅲ度脱垂者口服 3 个月为 1 个疗程，以服药 3 个疗程为宜。有少数服药者在 1 周以内出现轻微下腹痛，则不必停药或减量，继续用药即可自然缓解。

【功能与主治】 升阳举陷，收敛固涩；主治子宫脱垂。

第二十一节 多囊卵巢综合征

【概要】 多囊卵巢综合征是指妇女在生育年龄出现的一种极其复杂的内分泌及代谢异常的病理状态，曾一度称为 Stein-Leventhal 综合征。经大样本流行病学调查研究，发现本病发生率为 0.6%～4.5%；在生育年龄组的发生率为 3.5%～7.5%。本病主要临床特征是生育期妇女发生较长时期不排卵现象，可能与下丘脑、垂体、卵巢、肾上腺、胰腺和遗传等不良致病因素相关，出现闭经、月经不调、子宫内膜增生，经超声检查可进一步证明不同程度的卵巢增大。本病属中医学"崩漏""不孕""闭经"等范畴，患者原有脾、肾、肝脏腑气血运行失调，其外因以痰邪侵袭为主，导致痰湿阻于胞宫，出现肾虚、痰湿阻滞、肝郁化火、气滞血瘀等。治疗时须选用燥湿化痰、补益肝肾、调理冲脉、养血调经、益肾活血的中药。

处方 1 右归丸

【方药与用法】 熟地黄 24g，山药、当归、杜仲、鹿角胶、菟丝子各 12g，枸杞子、山茱萸、当归各 9g，肉桂、制附子各 6g。上药加水 600ml 煎煮，分 2 次口服，每日 1 剂，连服 6 剂为 1 疗程。

月经量增多，须去附子、肉桂、当归，加入黄芪、党参、艾叶炭、炮姜炭等；若出现形寒肢冷、小便清长、性欲淡漠，宜加紫河车、肉苁蓉、淫羊藿、巴戟天等。

【功能与主治】 温补肾阳，填精益髓；主治多囊卵巢综合征。

处方 2 石英毓麟汤加减

【方药与用法】 紫石英、淫羊藿、川牛膝、当归、续断、赤芍、红花、桃仁、川芎、枸杞子、香附、菟丝子、肉桂各 9g。上药加水 600ml 煎煮，分 2 次口服，每日 1 剂，连服 6 剂为 1 疗程。有必要时，应及时临证加减。

【功能与主治】 补肾活血；主治多囊卵巢综合征。

处方 3 苍附导痰丸加味

【方药与用法】 茯苓 15g，苍术、香附、半夏、陈皮、枳实、当归各 10g，胆南星、神曲、川芎、生姜各 9g。上药加水 800ml 煎煮分服，每日 1 剂，连服 6～10 剂为 1 疗程。

患者痰多、体态肥胖、多毛时，宜加山慈菇、皂角刺、石菖蒲、穿山甲；如触及小腹包块，应加用昆布、夏枯草等。

【功能与主治】 燥湿除痰，理气行滞；宜主治多囊卵巢综合征。

处方 4　丹栀逍遥散

【方药与用法】 当归、白芍、柴胡、白术、茯苓各 10g，牡丹皮、栀子、甘草各 6g。上药加水 800ml 煎后分服，每日 1 剂，连服 6～10 剂为 1 疗程。

若有胸胁或乳房胀痛，宜加郁金、王不留行、路路通等；伴大便秘结，宜加入大黄、牛膝、神曲同煎。

【功能与主治】 疏肝解郁，清热泻火；主治多囊卵巢综合征。

处方 5　膈下逐瘀汤

【方药与用法】 赤芍、牡丹皮、枳壳、白芍、延胡索各 12g，当归、香附各 15g，川芎、红花、桃仁、五灵脂各 10g，甘草 6g。上药加水 600ml 煎后分服，每日 1 剂，连服 7～10 剂为 1 疗程。

患者心烦易怒，可加青皮、柴胡、木香；如有腹内包块，可加三棱、莪术等。

【功能与主治】 活血祛瘀，行气止痛；主治多囊卵巢综合征。

处方 6　龙胆泻肝汤

【方药与用法】 栀子、黄芩、泽泻各 9g，龙胆、木通、柴胡、生地黄各 6g，当归、甘草各 3g。上药加水 600ml 煎后分服，每日 1 剂，连服 6 剂为 1 疗程。

肝胆实火旺盛时，宜去木通，加黄连；若有湿盛热轻，可去黄芩和生地黄，加滑石及薏苡仁；若下焦湿热，宜去柴胡，加黄连、大黄、连翘等。

【功能与主治】 清肝泻火，祛除湿热；主治多囊卵巢综合征。

处方 7　补肾化瘀汤

【方药与用法】 生地黄、熟地黄、当归、黄精各 10g，皂角刺 12g，麦冬 9g；取上药加水 500ml 煎煮，分 2 次口服，每日 1 剂，连服 10～12 剂为1疗程。于月经中期治疗，须加用活血化瘀药同煎。

【功能与主治】 滋补肾阴，活血通络；宜主治肝郁型多囊卵巢综合征。

第二十二节 宫环出血

【概要】 是指育龄妇女放置子宫内节育器后引起的经期延长、月经量过多等异常出血的症状，同时还可伴有腰酸、下腹坠痛、胀痛等；其发病率为20%～50%；产生机制尚不十分明确。中医学主要认为是环卧胞宫，胞宫和胞脉为金刀硬物所伤，导致胞宫藏泻失调、胞脉被阻，血不归经并妄行。实证多为血热、肝郁、湿热、血瘀；虚证常是阴虚、气虚、脾肾两虚、肝肾亏虚。治宜清热凉血或清热利湿调经等。

处方1 清热固经汤

【方药与用法】 炙龟甲（先煎）30g，牡蛎粉20g，生藕节15g，地榆12g，阿胶（烊化）10g，生黄芩、生地黄、焦栀子、地骨皮各9g，生甘草6g。上药加水600ml煎后取药汁，分2次口服，每日1剂；连服6剂为1疗程。对口干口苦者宜加熟大黄；有腰痛者可加川断、杜仲；兼有气血不足时可加党参、黄芪各适量。

【功能与主治】 能清热凉血、止血调经；治疗放环后阴道出血不净，量多、紫红色、质稠、气臭，或者经转后月经仍淋漓不止，伴有小腹疼痛、便秘等。

处方2 四草止血汤

【方药与用法】 仙鹤草15g，夏枯草、马鞭草、白芍各12g，旱莲草、炒蒲黄、香附、五灵脂、柴胡、女贞子各9g，甘草6g。取上药水煎，滤汁400ml，分2次口服，每日1剂；连用6剂为1疗程。

【功能与主治】 此方能理气化瘀、止血调经；主治放环后月经期延长、经量较多、呈暗红色、有血块或经行不畅，伴有精神郁闷、胸胁乳房胀痛，舌暗红、苔薄等。

处方3 柴胡疏肝散

【方药与用法】 白芍、白术各15g，柴胡、茯苓、当归、制香附、川芎、延胡索、川楝子、甘草各 6g，生大黄粉 3g。上药加水 600ml 煎煮，滤出药汁分 2 次口服，每日 1 剂；连用 6～8 剂。

【功能与主治】 此方能疏肝理气，养血调经；治妇女月经先后无定期、经行不畅、暗紫色、有血块，血块下行腹痛暂缓，脉沉涩而弦紧。

处方 4 二至丸加味

【方药与用法】 仙鹤草、旱莲草、炒蒲黄各 12g，女贞子、生地、丹皮、茜草、山茱萸、川续断各 9g，甘草 6g。取上药水煎服，每日 1 剂；连用 6 剂为 1 疗程。

【功能与主治】 滋阴化瘀止血；治疗宫环出血阴虚血瘀型，如表现为放环后经量多于以往，色暗红，有血块，潮热颧红、咽干口燥、手足心热、脉细数。

【简释】 本病可起因于无菌性炎症反应，或许有子宫内膜血栓形成，一并发生自由基损伤病变等。治疗中须注意检测血凝机制和前列腺素水平的变化。

第二十三节　不　孕　症

【概要】 不孕症系指夫妇同居 2 年以上未孕或婚后因流产并持续 2 年以上再未受孕者。前者为原发性不孕症，后者为继发性不孕症。女性不孕症的病因主要包括卵子发育不良和排卵异常等。中医认为此病内因为禀赋虚弱、肾气不足、冲任亏损、气血失调，外因可与寒、湿、痰、瘀阻塞于胞宫相关。所以，临床上要选择温肾暖宫、滋肾养阴、益气补血、疏肝理气、活血化瘀、清热利湿的中药治疗。

处方 1 化瘀益肾汤

【方药与用法】 鸡血藤 30g，桃仁、车前子、杜仲各 15g，当归、续断、木香、艾叶、焦三仙（即焦麦芽、焦山楂、焦神曲）各 10g，三棱、莪术、泽泻、佛手各 6g。上药加水煎 2 次口服，每日 1 剂；宜于月经前 3 天开始服药。

【功能与主治】 化瘀止痛，补肾调经；主治痛经或不孕症。

处方 2 化瘀通络汤

【方药与用法】 丹参 30g，赤芍 15g，路路通 12g，当归、桃仁、红花、王不留行、川芎、穿山甲各9g。上药加水煎2次滤汁，混合后分2次口服，每日1剂；此时也可同时伍用丹参注射液10～12ml，经10％葡萄糖注射液500ml稀释之后，进行缓慢静滴；再则，也可采取中药煎汤灌肠治疗，如可加用制乳香9g、制没药9g、川芎9g、土茯苓30g、五灵脂9g、大血藤30g，每晚1次保留灌肠，连用10天为1疗程。

【功能与主治】 养血活血，化瘀通络；主治输卵管阻塞性不孕症。

处方3 艾附暖宫丸加减

【方药与用法】 艾叶10g，香附、五灵脂、当归各15g，吴茱萸、白芍、川芎各12g，续断、淫羊藿、蒲黄、菟丝子、益母草各10g，肉桂5g。上药加水煎2次，混汁后分3次口服，每日1剂；注意在服药期间避免同房，且不应少于3个月。

【功能与主治】 行气活血，补肾暖宫；主治原发性不孕症。

【简释】 此方在艾附暖宫丸基础上去掉地黄、黄芪，另加淫羊藿、蒲黄、五灵脂、菟丝子和益母草，以便增强补肾化瘀功效。

处方4 补肾汤

【方药与用法】 熟地黄、菟丝子、山茱萸、山药各20g，川芎、巴戟天、鹿角胶各10g，女贞子30g，墨旱莲15g。上药加水煎后分服，每日1剂。检查子宫较小时，宜加紫河车10g，芜蔚子10g，覆盆子10g。对月经正常者，宜于经血干净后连服7～10天，每日1剂。

【功能与主治】 补肾填精；主治无排卵性不孕症。

处方5 氤氲育子汤

【方药与用法】 紫石英40g，淫羊藿20g，菟丝子、枸杞子各20g，花椒2g，人参、蜂房、益母草、王不留行、红花、香附、柴胡、枳壳各10g。上药加水煎口服，每日1剂，连服5～12剂。于月经第5天开始服药，如有闭经者宜连服3剂、停药3天后续服3剂。

【功能与主治】 补肾暖宫，行气活血；主治无排卵性不孕症。

处方6 柴胡通任煎

【方药与用法】 柴胡、皂角刺、王不留行、丹参、赤芍、香附、乌药、鹿角霜、山茱萸、延胡索各10g，莪术6g，穿山甲20g。上药加水煎分服，每日1剂，连服3个月为1疗程。通常宜在月经期第5～12天开始服药。

【功能与主治】 疏肝行气，活血通任；主治不孕症。

【简释】 方6中柴胡、香附、乌药、延胡索能疏肝行气；皂角刺、王不留行、丹参、赤芍、莪术、穿山甲等，该方能活血调经以通任脉；如伍用鹿角霜、山茱萸，能补肾敛阴，以防诸药活血太过之弊。

处方7 温阳疏通汤

【方药与用法】 柴胡、香附、王不留行、红花各15g，桃仁、三棱各20g，莪术30g，牛膝17g。上药加水煎2次取汁，分3次口服；每日1剂，连服3个月为1疗程。

肝郁气滞明显，宜加用青皮；伴寒凝，可加肉桂、附子；伴肾阳虚，可加用肉苁蓉等；一旦发生输卵管积水或附件炎，应加用猪苓、蒲公英、车前子、紫花地丁等。

【功能与主治】 疏肝解郁，破血化瘀；主治输卵管阻塞性不孕症。

处方8 促排卵验方

【方药与用法】 ① 当归、续断、桑寄生、赤芍、茺蔚子各10g，川芎、香附、泽兰、怀牛膝各9g，丹参12g。

② 熟地黄20g，女贞子、当归、续断、枸杞子、桑寄生各10g，淫羊藿、党参、泽兰各9g，菟丝子、覆盆子各15g，丹参12g。

③ 在方7②基础上，另加巴戟天、肉苁蓉各15g，鹿角胶（或用锁阳）9g。

④ 麦芽30～60g，柴胡、当归、郁金各9g，香附、茯苓、白芍、王不留行各10g，橘核、蒲公英各15g。加水后煎汤。

基本贯序用法：于月经周期第1～5天，每日选取方①煎服1剂；于第6～11天，每日选取方7②煎服1剂；于第12～15天或B超测得卵泡直径超过15mm时，每日配合交替进行针刺中极、三阴交和气海穴；于第16～18天，隔日取方7③煎服1剂；若出现肝郁气滞、血瘀，即可每日改服方7④煎服1剂。

【功能与主治】 理气活血，益气养血，补肾填精；主治排卵功能障碍性不孕症。

处方 9　免疫性不孕验方

【方药与用法】　生晒参、炙远志各 9g，熟地黄、菟丝子、五味子、炙甘草各 15g，山药 20g，山茱萸 10g。上药加水煎口服，每日 1 剂，连服 30 剂为 1 疗程。第 1 疗程结束后，在月经中期做精子制动试验（SIT）复查，转阴者即可停药。

【功能与主治】　补肾填精；主治免疫性不孕症，患者体内已有抗精子抗体形成。

第十二章
性传播疾病

第一节　非淋菌性尿道炎

【概要】　非淋菌性尿道炎指由除淋球菌外的其他病原体引起的泌尿生殖系统感染，诸如沙眼衣原体、分解尿素支原体等病原体感染。患者经由性接触传播，表现有尿道刺痛、刺痒，伴有轻重不一的尿急、尿频和排尿困难，晨起或初次排尿时，常在尿道口出现稀薄的黏液性分泌物；如对感染处理不当或治疗不及时，患者易于出现各种严重并发症，如感染性附睾炎、细菌性前列腺炎、眼炎、不育不孕症等。常可查找到特异性病原抗体等。此病大致相当于中医学的"淋证"，须按以下分型论治：①湿热下注型，患者有尿道刺痒、轻度尿频、尿痛、排尿困难、余沥不尽，检查见有尿道口黏性分泌物、甚至出现脓性分泌物，伴有口干、舌红、苔微黄、脉弦数等；②气滞不宣型，如患者表现排尿刺痒或疼痛、滴沥不尽、晨起多有尿道口黏液封堵，伴少腹、会阴、阴囊内酸胀不适，检查舌质淡紫、苔薄白、脉细涩等。

处方 1　地柏秦苓泽泻汤

【方药与用法】　生地黄18g，茯苓、黄柏、秦艽各9g，车前子15g，泽泻10g。上药加水600ml同煎，先用武火煎沸，后改为文火续煎30min，取药汁400ml一次口服，每日1剂。

【功能与主治】　清热养阴，利湿通淋；主治非淋菌性尿道炎，证属热湿下注者，出现尿道刺痛，伴尿频、尿急等刺激症状，查体时见少量尿道口分泌物。

处方2　行气汤

【方药与用法】　青木香、瞿麦各 10g，沉香 5g，六一散 20g（包好）。上药加水 500ml 同煎，先以武火煎沸，后改为文火续煎 30min，上药加水煎 2 次，取药汁一次服完，每日 1 剂。

【功能与主治】　理气行滞，清利湿热；主治非淋病菌性尿道炎证属气滞不宣者，出现阴茎中不适、尿道口黏液封堵、会阴部坠痛等。

第二节　急性淋病

【概要】　急性淋病是由淋病双球菌引起的一种泌尿生殖系统化脓性炎症，同时也可导致眼、咽、直肠、盆腔的播散性淋球菌感染，好发于性活跃期的中青年男性，而且本病也越来越趋于低龄化。此病以淋菌性尿道炎发病率最高，患者表现为尿道口红肿、发痒、流出稀薄或黏稠的黄色分泌物，同时伴尿痛、尿频、尿急。尿道口分泌物检验或培养即可找到淋病双球菌。中医学称此病为"淋证"或"毒淋"，分为以下类型：①湿热蕴毒型，患者尿道红肿、疼痛、尿道口溢出大量黄色脓液，同时可伴发热、局部淋巴结肿大、舌红、苔黄、脉细数；②湿热瘀阻型，患者排尿疼痛、困难，脓尿，且以晨起时更加明显，可伴有心烦口干、失眠多梦，甚至经久不愈，舌暗红或有瘀斑、苔薄腻、脉涩；③肾气虚弱型，患者病程较长、迁延不愈，尿道口脓性分泌物较少，有排尿不畅和疼痛、会阴部坠胀不适，可伴有头晕、耳鸣，舌淡红、苔白、脉细弱。治疗时应以温补肾阳、化瘀利湿为主。

处方1　消淋解毒汤

【方药与用法】　土茯苓、蒲公英、马齿苋、败酱草、天花粉各 30g，车前子、连翘 15g，蜂房、牛膝、甘草各 15g。上药加水煎 2 次，分 3 次口服；每日 1 剂，连用 7 天为 1 疗程，以煎服此方 1～3 个疗程为宜。必要时，需结合应用 1∶5000 高锰酸钾液温水坐浴，每日 2 次。

【功能与主治】　清热解毒利湿，活血化瘀；主治急性淋病。

处方 2　通淋祛毒验方

【方药与用法】　龙胆 20g，土茯苓 30g，萆薢 15g，黄芩、金银花各 12g，泽泻、甘草各 10g，杏仁 6g。上药加水煎 2 次，分 2～3 次口服，每日 1 剂。

对肾阴亏虚、湿热蕴结证，宜去龙胆、金银花，另加牡丹皮、生地黄、续断；对肾阳不足、湿浊聚结证，宜去龙胆、黄芩、金银花，另加淫羊藿、巴戟天等。

【功能与主治】　清热解毒利湿；主治淋病。

处方 3　八正散化裁汤

【方药与用法】　制大黄 12～20g，萹蓄、瞿麦各 9g，车前子、滑石各 12g，甘草梢 3g，木通 6g。上药加水煎后口服，每日 1 剂。

若伴有明显血尿，可加白茅根、墨旱莲、地榆炭；若发生尿痛、尿急，宜加用蒲公英、金银花。

【功能与主治】　清热利湿；主治淋病。

【简释】　此方乃"八正散"去栀子，并重用大黄而成。生大黄还宜治大便秘结。方 3 中木通应当选用川木通而不使用关木通，因已有文献报道后者易于导致肾功能障碍。

处方 4　解湿消淋汤

【方药与用法】　土茯苓、鱼腥草、败酱草、紫花地丁各 30g，赤芍 15g，蜂房、牛膝、甘草各 15g。上药加水 900ml 同煎，先用武火煎沸，改用文火续煎 20min，将药汁一次服完，每日 1 剂，连服 1 周为 1 疗程。

【功能与主治】　此方能清热利湿、解毒通淋化瘀；主治湿热蕴毒型急性淋病，症见尿道肿痛，尿道口溢出黄色脓性分泌物，伴发热和局部淋巴结肿大等。

处方 5　化瘀消淋汤

【方药与用法】　黄柏、鸡血藤各 30g，赤芍、泽兰各 12g。上药加水 800ml 同煎，先用武火煎沸后，改用文火续煎 30min，每剂复煎 2 次，将药汁一次服下，每日 1 剂。

【功能与主治】　利湿通淋，活血化瘀；主治湿热瘀阻型淋病，如见脓尿，晨起后明显；伴有排尿困难、心烦口渴、失眠多梦、经久不愈、舌质红有瘀斑、脉涩等。

处方6　五神汤

【方药与用法】　紫花地丁20g，金银花、车前子各15g，茯苓、牛膝各10g。上药加水600ml同煎，先用武火煎沸后，改用文火续煎10min，取药汁一次服下；每日1剂，连服6剂为1疗程。

【功能与主治】　清热解毒，利湿通淋；主治湿热蕴毒型淋病，可见尿道肿痛、尿道口溢出黄色脓性分泌物，伴发热和局部淋巴结肿大。

处方7　补肾消淋汤

【方药与用法】　马鞭草20g，熟地黄、石菖蒲各15g，茯苓10g。上药加水600ml同煎，先用武火煎沸后，改用文火续煎10min，取药汁1次服完；每日1剂，连服10剂为1疗程。

【功能与主治】　补肾益气，化瘀通淋；主治肾气虚弱型淋病，患者病程较长、迁延不愈，尿道口脓性分泌物不太多，但排尿仍有疼痛和不畅、会阴部坠胀不舒，常伴有头晕、耳鸣，舌质淡红、苔薄白、脉细弱。临床平均治愈率为90％。

第三节　尖锐湿疣

【概要】　尖锐湿疣是由人乳头瘤病毒感染引起的一种常见性传播疾病，为一种良性表皮起源的肿瘤，主要发生在性活跃期的年轻患者，且在20～40岁发病率最高。此病主要是通过与患病性伴或亚临床感染性伴性交而感染。其病程长短不一，可从数月到数年不等，最初是单个、集簇或散在的淡红色丘疹，逐渐生长而产生具有特征性的乳头状或菜花样病变。有时也可自然消退，但极容易复发，极个别患者还易于转为恶性肿瘤，如阴茎癌、宫颈癌、肛门癌等。尖锐湿疣属于中医学"疣目"范畴，须按湿热蕴毒和正虚邪恋加以论治：①湿热蕴毒型，患者产生阴部或肛门四周瘀肿突起、呈乳头状或菜花状，潮湿、有恶臭味，小便发黄、舌红、苔黄腻、脉滑数；②正虚邪恋型，其病程较长、反复发作，局部仍有不典型皮肤损害，患者体质较差，易患感冒、舌淡、苔薄微腻、脉细，治宜扶正祛邪。

处方1　根叶煎剂

【方药与用法】　金钱草50g，大青叶、板蓝根各30g，大黄10g。上药加水 500ml 同煎，先用武火煎沸，再改用文火续煎 30min，取一半药汁口服，另外一半和药渣一起外洗，每日 1 剂。

【功能与主治】　清热解毒，利湿消疣；主治湿热蕴毒型尖锐湿疣，身体检查舌质红、苔黄腻、脉细数。

处方 2　扶正汤

【方药与用法】　生黄芪 30g，枸杞子、桑椹各 20g，郁金 10g，丹参 15g。上药加水 800ml 同煎，先用武火煎沸，后改为文火续煎 30min，将药汁 1 次服毕，每日 1 剂。

【功能与主治】　利湿通淋，活血化瘀；主治正虚邪恋型尖锐湿疣，如见疣目反复发生、容易受外感等。

【简释】　现代药理研究已证明，本方具有提高 T 淋巴细胞免疫能力的作用。

处方 3　湿疣验方

【方药与用法】　板蓝根 30g，薏苡仁 20g，苍术、莪术、牛膝各 10g。上药加水 600ml 同煎，先用武火煎沸后，改用文火续煎 30min，取药汁 400ml 一次服毕，每日 1 剂。

【功能与主治】　清热解毒；主治湿热蕴毒型尖锐湿疣，如见阴部潮湿、小便赤黄、苔黄腻。若有必要，还配合处方 4～处方 6 进行局部外洗治疗。

处方 4　湿疣外洗方一

【方药与用法】　白花蛇舌草、土茯苓各 60g，苦参、香附、木贼、薏苡仁各 30g；上方加水 3000ml 略泡，煎煮 40min；取药汁坐浴熏洗，分早、晚各洗 1 次，每日 1 剂。

【功能与主治】　清热解毒利湿；主治尖锐湿疣。用此方治疗 32 例患者，痊愈 28 例、好转 2 例、无效 2 例。

处方 5　湿疣外洗方二

【方药与用法】　板蓝根、苦参、香附、蜂房、木贼各 250g。上药加水 5000ml，煎煮 1h，滤取煎汤 2000ml，加入陈醋 500ml，装瓶遮光备用。治疗时，先用干棉签拭干患处，再用新洁尔灭溶液消毒，实施局部药液冲洗，每日 3～5 次，连用 2 周为 1 疗程。

【功能与主治】 清热解毒，化瘀散结；主治尖锐湿疣。

处方 6 湿疣外洗方三

【方药与用法】 狼毒、蒲公英、地肤子、藤梨根各 30g，透骨草 20g，黄柏 15g，白矾、冰片各 10g。上药加水煎 2 次，混匀后外洗，每日 1 剂。必要时，须采取进一步辨证论治，选取相应的中药口服治疗。

【功能与主治】 清热解毒，祛湿散结；主治尖锐湿疣。

【简释】 藤梨根系猴桃或中华猴桃的根，它具有清热解毒、活血消肿之功效。曾在《福建民间草药》内记载，取本药 30～60g，伍用苎麻根等量，煎服还可治疗"淋浊"或"带下"。

第四节　生殖器疱疹

【概要】 生殖器疱疹是由乙型单纯性疱疹病毒引起的一种性病，其发生率依然呈不断上升态势，男女感染机会均等，任何年龄段都可发病，但以20～30岁的青年人居多。传染源为患者和无症状的病毒携带者。感染不久，患者体内可产生相应的抗体。主要临床症状是发热、头痛或肌肉酸痛等；通常，患者局部症状相对突出，多在生殖器处发生丘疹、小水疱或脓疱等，一旦破裂则易于产生糜烂或溃疡等。此病治疗不当也极易于反复发病。中医学曾称此病为"热疮""阴疮"等，属于热证，常按以下分型辨证论治：①湿热下注型，阴部疱疹或糜烂、灼热痒痛、口苦纳差、小便发黄、大便干燥、舌红苔黄、脉滑数；②热毒蕴结型，阴部疱疹糜烂、脓液腥臭、局部疼痛，伴发热、头痛、心烦口干、小便短赤、大便秘结、舌苔黄腻、脉弦数；③肝肾阴虚型，阴部疱疹反复发作、疱液量少、疮面破溃只有少量脓液，伴头晕耳鸣、腰酸背痛、咽干口渴、舌质红苔少、脉细数。

处方 1 龙胆泻肝汤

【方药与用法】 板蓝根、薏苡仁各20g，龙胆10g，泽泻15g，栀子、黄芩、柴胡、生地黄、车前子各12g，木通9g，甘草6g。上药加水500ml煎煮，分2～3次服下，每日1剂。患者大便干结，宜加用大黄、苦参各10～15g；疱疹疼痛明显，可加入蒲公英15g同煎。

【功能与主治】 清热利湿、解毒，主治生殖器疱疹。

处方2　知柏地黄丸加味

【方药与用法】　板蓝根 20g，熟地黄、山茱萸、牡丹皮、云苓、土茯苓、紫草、淮山药各 15g，知母、泽泻各 12g。上药加水 500ml 略泡，煎后分 2～3 次口服；每日 1 剂，连服 7 剂为 1 疗程。肾阳虚重者，可配合右归丸进行加减。

【功能与主治】　此方能清热解毒，活血化瘀，益气养阴；主治生殖器疱疹、软下疳。

处方3　黄连解毒汤

【方药与用法】　板蓝根、土茯苓各 20g，蒲公英、薏苡仁各 15g，黄芩、黄柏、牡丹皮、泽泻各 12g，黄连 9g，甘草 6g。上药加水 500ml 煎煮，分 2～3 次服下；每日 1 剂，连用 6 剂为 1 疗程。伴发热、口渴，宜加用生石膏 30g、芦根 15g。

【功能与主治】　清热解毒、利湿；主治生殖器疱疹、软下疳等。

处方4　疱疹汤

【方药与用法】　薏苡仁 30g，板蓝根、土茯苓、白花蛇舌草、大青叶各 20g，柴胡、黄柏各 10g，甘草 6g。上药加水 500ml 煎服，分 2～3 次服下；每日 1 剂，连用 6～10 天为 1 疗程。

【功能与主治】　清热解毒；主治生殖器疱疹。

处方5　四黄药膏

【方药与用法】　连翘 25g，黄柏 30g，黄芩、黄连、大黄、金银花、大青叶各 15g；先将上药制成粉末，用凡士林调成四黄药膏。治疗时，先将药膏涂于疱疹表面，接下来用氦氖激光器以 50mW 的大功率连续进行局部照射，其功率密度以 4mW/cm^2 为宜，每次 5～10min；每日 2～3 次，须连续治疗 7 天以上。

【功能与主治】　清热解毒，散结消肿；主治生殖器疱疹、软下疳等。

处方6　加减真人活命饮

【方药与用法】　炮山甲、皂角刺各 12g，金银花、天花粉、赤芍、生地黄、紫草、野菊花各 15g，连翘、黄柏各 10g，人参 6g，土茯苓 20g。上药加水煎 2 次，分 2～3 次口服；每日 1 剂，连治 7 天为 1 个疗程。

此外，该方还可加苦参、大黄各 50g，蒲公英、黄柏各 30g。加水 800ml 重煎 2 次，分 2～3 次口服，每日 1 剂；最后，把余渣重煎，取汤浸洗患处，每次须持续 20min。

【功能与主治】 清热解毒，活血化瘀，益气养阴；主治生殖器疱疹、软下疳等。

处方 7 疱疹验方之一

【方药与用法】 龙胆、生地黄、金银花各 12g，栀子、黄芩、柴胡、木通、车前子（包煎）、紫草、生甘草、板蓝根各 10g，苦参 15g。将上药加水 500ml 煎煮，分为 2～3 次口服；每日 1 剂，连用 7～10 天为 1 疗程。

【功能与主治】 该方能清热泻火，解毒利湿；主治生殖器疱疹证属邪毒炽盛者。

处方 8 疱疹验方之二

【方药与用法】 木通、栀子、生大黄（后下）、车前子（包煎）、黄柏、金银花各 10g，滑石 20g，萹蓄、连翘、紫花地丁各 12g，黄连 3g，生甘草 5g。上药加水 600ml 后煎煮，分 2～3 次口服；每日 1 剂，连用 7 天为 1 疗程。

【功能与主治】 能清热利湿；主治生殖器疱疹证属湿热下注者。

处方 9 疱疹验方之三

【方药与用法】 薏苡仁 30g，黄芪、丹参、当归尾各 15g，党参、炒白术、红花各 12g，炙甘草、茯苓、莲子、桃仁各 10g；砂仁 5g。上药加水 600ml 同煎，分 2～3 次口服；每日 1 剂，连服 6 剂为 1 疗程。

【功能与主治】 能健脾利湿、活血化瘀；主治生殖器疱疹证属脾虚血瘀者。

第十三章
儿科病症

第一节　小儿急性上呼吸道感染

【概要】　急性上呼吸道感染是儿科常见疾病，起初多是以病毒感染为主，此后可有继发性细菌感染。本病症状轻者仅有鼻塞、流涕、喷嚏、咽部不适，重者可出现发热、头痛、全身乏力。在婴幼儿患者，会时常产生呕吐、腹泻甚或高热惊厥等。本病中医辨证分为风寒证和风热证两大类型。风寒证治宜辛温解表；风热证治宜辛凉解表。对已有夹痰者，要佐以宣肺化痰；对已有夹食滞者，须佐以消食导滞；对有惊厥者，应佐以安神镇惊、息风之药物。

处方 1　葛根汤

【方药与用法】　葛根 10～15g，麻黄 3～6g，桂枝、芍药各 6～10g，大枣 1～3 枚，生姜 3～9g，甘草 3g。上药加水煎 2 次滤汁，分 3～4 次温服，每日 1 剂。

【功能与主治】　发汗解表，升津解肌；主治小儿外感风寒之表证，出现发热恶寒、头痛无汗、项背强直。

处方 2　柴葛解肌汤

【方药与用法】　柴胡、葛根各 5～15g，黄芩 6～12g，羌活、白芷、白芍、桔梗各 5～10g，生石膏 10～30g，甘草 3～6g。上药儿童用量水煎，取 100ml 分 3～4 次口服，每日 1 剂。

咽痛明显，宜加山豆根、板蓝根；食滞纳少，可加用槟榔、鸡内金；腹泻明显，可加黄连、车前子；大便干结，须加大黄、杏仁同煎。

【功能与主治】 解肌清热，宣肺和营；主治小儿外感发热，如有干咳、咽痛、纳差食滞、腹泻等。

处方3 清解汤

【方药与用法】 金银花、连翘各 10～15g，僵蚕、杏仁、蝉蜕、黄芩、麦冬各 6g，生石膏 20～60g，大黄 2～5g。上药煎汁 100～200ml。3 岁以下每小时口服 10～15ml，4 岁以上每 2h 口服 20～40ml。当患儿体温下降至正常后，再续服 1～2 天，每日 3 次。

【功能与主治】 疏风解表，清热生津；主治小儿外感后高热。

处方4 银翘蒿藿汤

【方药与用法】 青蒿 10g，鲜芦根 15g，金银花、连翘、僵蚕、竹沥半夏、杏仁、神曲各 6g，黄芩、前胡、藿香各 5g，薄荷（后下）3g，蝉蜕 2g。上药加水煎 2 次取汁 150ml，分 3～4 次口服，每日 1 剂。

【功能与主治】 清热解毒，轻宣透表；主治小儿外感后高热、风热夹湿证。

处方5 大柴胡汤

【方药与用法】 柴胡 10g，炙枳实、生姜、黄芩、芍药、半夏各 6g，大黄 4g，大枣 5 枚。上药加水煎 2 次，分 3～4 次口服，每日 1 剂。

【功能与主治】 和解少阳，内泻热结；主治小儿高热，属少阳证或阳明证者。

处方6 清解凉血汤

【方药与用法】 薄荷、荆芥穗各 6g，青蒿、赤芍各 10g，野菊花、蒲公英各 10～15g，黄芩 6～10g。上药加水煎 2 次，分 3～4 次口服，每日 1 剂。

【功能与主治】 疏风解表，清热凉血；主治小儿外感发热。以此方治疗 260 例患者，用药 4 天后退热而痊愈者 201 例、煎服 3 剂后退热而显效者 21 例、煎服 3 剂以上退热而有效者 15 例，临床治疗的总有效率为 91%。

第二节　小儿急性扁桃体炎

【概要】　小儿扁桃体炎是扁桃体发生非特异性急性炎症，同时伴有一定程度的咽黏膜及其他淋巴细胞发炎。患者起病急，出现全身不适感、恶寒、发热、头痛、咽痛、腰背及四肢酸痛、大便秘结。部分患儿常因高热导致惊厥、抽搐等。本病在中医学中称为"乳蛾"，多因内有积热、外感风邪、风热相搏、结于咽旁、气血阻滞、郁而化毒所致。治疗时要以清热解毒、消肿散结为主。对表证应佐以辛凉解表，对里证要佐以通腑泄热。倘若病情反复发作，可灼伤阴津而成阴虚乳蛾，治宜滋阴降火、清燥润肺。

处方1　消蛾合剂

【方药与用法】　蒲公英、夏枯草、连翘、板蓝根各 10g，前胡、桔梗、黄芩 5g，甘草 3g。上药加水煎后，分 3～5 次口服，每日 1 剂。

【功能与主治】　清热解毒，散结消肿；主治小儿急性扁桃体炎。

【简释】　经现代医学研究表明，方中蒲公英、板蓝根、夏枯草、黄芩、连翘有抗溶血性链球菌等病原微生物的作用。桔梗伍用甘草，具有解毒利咽的功效，恰是治疗乳蛾或喉痹的良方。

处方2　牛蒡连桔汤

【方药与用法】　牛蒡子（杵碎）、连翘、玄参、射干、黄芩、板蓝根、牛膝各 10g，桔梗、芦根各 9g，山豆根、胡黄连各 5g。上药加水煎 2 次 200ml，分 3～5 次口服，每日 1 剂。

【功能与主治】　疏风清热，解毒利咽；主治小儿化脓性扁桃体炎。用本方治疗 50 例化脓性扁桃体炎，煎服此方后很快被治愈，平均治愈时间仅 3 天。

【简释】　方内牛蒡子、山豆根、射干均为解毒利咽的要药，常与玄参、板蓝根、桔梗、连翘伍用，可提高清热、解毒、利咽的功效。山豆根为豆科植物柔枝槐的根茎，含有苦参碱、氧化苦参碱等生物碱，小儿用量不宜过大，以防产生恶心、呕吐等不良反应，尤其是针对 5 岁以下儿童的用药。

处方 3 黄花赤芍汤

【方药与用法】 连翘 8g，一枝黄花、鱼腥草各 15g，大黄 3g，赤芍、荆芥各 6g，桔梗、甘草各 5g。上药加水煎 2 次取汁 200ml，分 4 次缓慢咽服，每日 1 剂。对不同年龄的患者，须随时增减用量。

出现外感风热，宜加薄荷、牛蒡子；出现高热烦渴，应加生石膏、金银花；一旦产生化脓，须加用白芷、皂角刺同煎。

【功能与主治】 清热解毒，消肿利咽；主治小儿急性扁桃体炎，如见有发热、咽喉红肿和疼痛等。

【简释】 一枝黄花又名金锁匙，为菊科植物一枝黄花的地上部分。现代药理学研究已表明，一枝黄花煎剂能对金黄色葡萄球菌、肺炎杆菌等产生抑菌作用，同时伍用他药还可治疗上呼吸道感染、急性扁桃体炎及咽喉炎等。

处方 4 通泻利咽汤

【方药与用法】 生大黄（后下）6～10g，柴胡、黄芩、蒲公英各 6～9g，金银花、连翘各 10～15g，射干、夏枯草各 10g。上药加水煎 2 次滤汁 300ml，将药汁分成 3～4 次口服，每日 1 剂。

表热盛者，宜加用薄荷；里热盛者，可加生石膏、黄连。若发生外感风热，应加薄荷、牛蒡子；若有高热烦渴，须加生石膏、白芷、皂角刺等。

【功能与主治】 清热解毒，利咽排脓；主治小儿急性扁桃体炎。

处方 5 乳蛾 1 号

【方药与用法】 大青叶、金银花各 15g，赤芍 10g，板蓝根、马勃各 5g，锦灯笼、桔梗、牛蒡子、玄参、牡丹皮、薄荷、黄芩、甘草各 6g，青蒿、蒲公英各 10g。上药加清水浸泡 30min，一煎煮沸 8min，二煎煮沸 20min，两煎冷却后一次顿服，每日 1 剂。

【功能与主治】 疏散风热，清热解毒；主治小儿急性扁桃体炎。

处方 6 分消利咽汤

【方药与用法】 生大黄 5～12g，柴胡、黄芩、牛蒡子、山豆根、射干、木通各 5～9g，金银花 15～30g，生甘草 5g。上药加水煎 2 次，取药汁一次口服，每日 1 剂。

表热甚盛者，可加薄荷、连翘；里热甚盛者，应加生石膏、黄连；热毒盛者，可加蒲公英、紫花地丁等。

【功能与主治】 疏表利咽，清热解毒；主治小儿急性化脓性扁桃体炎。

第三节　儿童腮腺炎

【概要】 流行性腮腺炎是由腮腺炎病毒引起的一种急性传染病，还包括少数病例的化脓菌感染等。本病主要临床特征是发热、耳下腮腺肿痛。中医学曾将此病称为"痄腮""蛤蟆瘟"等，好发于学龄前儿童，在年长儿童还可同时伴发睾丸肿痛。轻者宜选用疏风清热、清肝消肿法；重者宜采取解毒软坚、消肿止痛法。若有必要，还可配合外表敷药疗法，则更有助于局部肿痛的消退。

处方 1　马氏验方

【方药与用法】 金银花、紫花地丁、浙贝母、炒牛蒡子、玄参各9g，夏枯草、蒲公英、板蓝根各12g，柴胡、薄荷、制僵蚕各5g，升麻、蝉蜕各3g。上药加水煎2次，分2～4次口服，每日1剂。与此同时，宜结合局部中药外敷，如取青黛15g，加入食醋后调敷，每日2～4次换药。

【功能与主治】 清热疏风，解毒消肿；主治儿童腮腺炎。

处方 2　黄氏解毒汤

【方药与用法】 连翘、金银花、防风、黄芩、甘草、荆芥、淡竹叶、夏枯草、大青叶各10～13g。上药加水煎2次取汁260ml，分成3次口服，每日1剂；对4～8岁的患儿，宜取低剂量，8岁以上的患儿须取高剂量。

【功能与主治】 清热解毒，疏风退肿；主治儿童腮腺炎，用药治疗越早越好。

处方 3　黄僵腮腺炎验方

【方药与用法】 黄连、僵蚕、大黄各4.5g，金银花12g，蒲公英、连翘各9g，板蓝根、山豆根、黄芩各6g，牛蒡子、马勃、薄荷、桔梗、甘草各3g。上药加水煎煮，分3～4次口服，每日1剂。

【功能与主治】 清热解毒，疏散风热；主治儿童腮腺炎。

【简释】 此方为普济消毒饮加减，拟现方已去柴胡、升麻、陈皮、玄参，另加金银花、蒲公英、山豆根、大黄等。若同时配合六神丸含化更好。

处方4　加减大柴胡汤

【方药与用法】　柴胡、黄芩、大黄各5～10g，碧玉散（包）10～15g；僵蚕、玄参各10g。上药加水煎取汁300ml，分3次温服，每日1剂。患儿热甚口渴，宜加生石膏；咽红肿痛，宜加用射干。有必要时，还可结合采用局部外敷药物治疗。

【功能与主治】　疏表清里，解毒消肿；主治儿童腮腺炎。

第四节　小儿病毒性心肌炎

【概要】　病毒性心肌炎是由各种病毒感染后引起的心肌局灶或弥漫性炎症，现有报道以儿童和青少年感染居多，男性多于女性。该病在秋冬季节更易于发生。患儿在出现病毒性心肌炎之前，常有急性上呼吸道感染或胃肠道病毒感染史。临床症状可轻可重，轻者无症状或仅有胸闷乏力；重者会出现胸痛、心悸、心力衰竭、期前收缩等，此时已经发生了心肌细胞水肿、坏死、心脏扩大；病情危重时，还可能出现严重房室传导阻滞、休克以及心肌酶谱升高等。本病属于中医学"心悸""怔忡"范畴，须按以下类型辨证论治：①气虚阴亏型，患者有胸闷气短、心悸怔忡、头晕目眩、神疲乏力、多汗、失眠多梦、口干舌燥、小便少、大便干，检查舌淡红、苔少、脉细数；②心阳不振型，患者有胸闷气短、心悸不安、形寒肢冷、面色苍白、舌质淡白、苔薄、脉弱细或沉数。

处方1　瓜蒌薤白半夏汤

【方药与用法】　瓜蒌12g，薤白、法半夏各6g。上药加水500ml同煎，先用武火煎沸，改用文火续煎20min，取药汁一次服下，每天2剂，连服6～8剂为1疗程。

【功能与主治】　通阳豁痰；主治痰瘀互阻型小儿病毒性心肌炎，症见心悸叹息、咳嗽痰多、恶心或呕吐等。

【简释】　据相关文献报道，口服半夏煎剂能产生较显著的抗心律失常作用；另外，使用瓜蒌注射液也能产生动物实验性心肌的保护作用。

处方 2　失笑散

【方药与用法】　五灵脂、蒲黄各 3g，食醋 6ml。上药加水 500ml 同煎，先用武火煎沸后，改用文火续煎 20min，取药汁 200ml 一次服完，每剂水煎 2 次，每天 1 剂。

【功能与主治】　活血行瘀；主治痰瘀互阻型小儿病毒性心肌炎，常见胸闷胸痛、头晕心悸、气短叹息、舌质微紫。

【简释】　动物实验证明，此方能降低心肌舒缩振幅及心率，提高小动物在低氧环境中的存活力。

处方 3　真武汤

【方药与用法】　茯苓、白芍各 10g，白术、生姜、炮附子各 6g。上药加水 500ml 同煎。上药加水煎 2 次，取药汁混合后一次口服，每天 1 剂。

【功能与主治】　温阳强心；主治心阳虚弱型小儿病毒性心肌炎，常见心悸怔忡、神疲乏力、畏寒肢冷、面色苍白等。

【简释】　此方具有明显的强心作用，更适用于病毒性心肌炎伴心功能障碍的患者。

处方 4　黄芪桂枝五物汤

【方药与用法】　炙黄芪、白芍各 10g，桂枝 6g，大枣 5 枚、生姜 3 片。上药加水 700ml 同煎，先用武火煎沸后，改为文火续煎 30min，取药汁一次服完，每天 1 剂。

【功能与主治】　扶正祛邪；主治正虚邪恋型小儿病毒性心肌炎，常见心悸气短、胸闷叹气、神疲乏力、低热、易患感冒等。

处方 5　生脉散

【方药与用法】　人参、五味子各 6g，麦冬 10g；先取人参加水 500ml 后，文火煎煮 20～30min；再以五味子、麦冬加水 600ml 同煎，用文火煎 30min；然后，兑入人参煎汁一次服完，每天 1 剂。

【功能与主治】　益气养阴；主治气阴两虚型小儿病毒性心肌炎，常见心悸不宁、活动后加重、少言懒语、燥热口渴等。

处方 6　心肌炎验方一

【方药与用法】　板蓝根、金银花各 6g，黄连 3g，人工牛黄（冲服）0.6g。先取上药一半加水 200ml 煎浓，再将另一半研成细末，加水 200ml

煎浓，随之混合在一起遂打成药片，共 18 片。治疗时，每次口服剂量，2 岁以内 1 片、2～4 岁 2 片、5～7 岁 3 片、8～10 岁 4 片、11～13 岁 5 片、13 岁以上 6 片；每日 3 次，连服 3 个月为 1 疗程，以 2～3 个疗程为宜。

【功能与主治】 清心解毒；主治邪热侵肺型小儿病毒性心肌炎，常见发热不退、鼻塞流涕、胸闷、心悸气短、肌痛肢楚。

处方 7 心肌炎验方二

【方药与用法】 丹参、川芎、益母草、当归各 3g，木香 2g。取本方一半加水 200ml 煎后浓缩，另一半研成细末，随之混合在一起制成药片，共 18 片；治疗时，每次口服剂量，2 岁内 1 片、2～4 岁 2 片、5～7 岁 3 片、8～10 岁 4 片、11～13 岁 5 片、13 岁以上 6 片；每日 3 次，连服 3 个月为 1 疗程，以连用 2～3 个疗程为宜。

【功能与主治】 活血化瘀；主治痰瘀互阻型小儿病毒性心肌炎，可见胸闷、胸痛、头晕、心悸、气短叹息、舌质微紫。

处方 8 心肌炎验方三

【方药与用法】 附子、甘松各 3g，人参 2g，细辛 0.6g。取本方一半加水 200ml 煎后浓缩，另一半研成细末，随之混合一起制成药片，共 18 片，其药片更方便于保存和使用。治疗时，每次口服剂量，2 岁以内 1 片、2～4 岁 2 片、5～7 岁 3 片、8～10 岁 4 片、11～13 岁 5 片、13 岁以上 6 片，每日 3 次，连服 3 个月为 1 疗程，以连用 2 个疗程为宜。

【功能与主治】 温阳强心；主治心阳虚弱型小儿病毒性心肌炎，可见心悸头晕、胸脘痞满、疲乏无力、四肢不温等。

处方 9 心肌炎验方四

【方药与用法】 太子参、玉竹、生地黄、炙甘草各 3g。先取本方一半加水 200ml 煎浓，再将另一半研成细末，随之混合在一起制成药片，共 18 片；治疗时，每次口服剂量，2 岁以内 1 片、2～4 岁 2 片、5～7 岁 3 片、8～10 岁 4 片、11～13 岁 5 片、13 岁以上 6 片，每日 3 次，连服 3 个月为 1 疗程，以连用 3 个疗程为宜。

【功能与主治】 此方能益气养阴；主治气阴两虚型小儿病毒性心肌炎，可见心悸不宁、活动尤甚、少气懒言、烦热口渴等。

第五节 百 日 咳

【概要】　百日咳是由百日咳杆菌感染而引起的一种常见儿科呼吸道传染病。其临床特征为阵发性痉挛性干咳，时常伴有深长的鸡啼样吸气声。本病多见于 5 岁以下儿童，中医学称之为"顿咳""鹭咳"等，通常将本病分为初咳期、痉咳期和恢复期 3 期，治疗时要以化痰降气、疏利肺气为主，对初咳期患者要注意宣肺，对痉咳期应重视泻肺止痉，对恢复期须侧重于润肺之法。

处方 1　百子平咳汤

【方药与用法】　百部、莱菔子各 5～10g，葶苈子、地龙、蝉蜕、桑白皮各 5～15g，芥子、青黛（包）各 3～5g，僵蚕、枳实各 3～9g，天竺黄 2～5g，甘草 2g。上药加水 300ml 浓煎至 60ml，分 3～4 次温服；每日 1 剂，间服 4 天为 1 疗程。

【功能与主治】　清肺化痰，止痉平咳；主治痉咳期的百日咳。

【简释】　中医学认为，百日咳痉咳现象常与"木火刑金"有关，所以方 1 中已伍用青黛以泻肝火，为了救肺金宜伍用僵蚕、蝉蜕以止痉咳。

处方 2　解痉止咳汤

【方药与用法】　紫菀、杏仁、百部、半夏各 10g，赭石 30g，橘红、蜈蚣、甘草各 3g。上药加水煎 2 次，分 3～4 次口服，每日 1 剂。

痰多气逆时，可加葶苈子、枇杷叶各 6g，伴有鼻衄、目赤、咯血时，宜加白茅根 12g，侧柏叶 10g。

【功能与主治】　能解痉、止咳、化痰；主治百日咳痉咳期。

处方 3　林氏解痉汤

【方药与用法】　僵蚕、全蝎、蝉蜕、杏仁、地龙、胆星、天竺黄各 3g，青黛（包）、甘草、黄芩、地骨皮、瓜蒌、百部各 4g。上药加水煎 2 次，取药汁共 300ml，分 3～4 次口服，每日 1 剂。

患者呕吐明显，宜加旋覆花 3g，赭石 10g；若有白睛充血、痰中带血，应加白茅根、藕节各 6g，菊花 3g。

【功能与主治】　清热化痰，解痉止咳；主治百日咳痉咳期，以痰热交结型为主。

【简释】 方中僵蚕、全蝎、蝉蜕均具有良好的止痉作用；青黛能清肝火，黄芩、地骨皮能清肺热；杏仁、地龙、胆南星、天竺黄、瓜蒌、百部、甘草均具有清热化痰、止咳的功效。

处方 4　顿咳止汤

【方药与用法】 桑白皮、栀子、黄芩、鱼腥草、枇杷叶（布包煎）、百部、北沙参、天冬、麦冬各 10g，生甘草 6g。上药加水 500ml 煎至 200ml。治疗时，每日用量，1 岁以内 50ml、1～2 岁 100ml、3 岁以上 200ml，分 3～4 次口服，连服 3 剂为 1 疗程。

【功能与主治】 清热化痰，解痉止咳；主治小儿百日咳，以痉咳期患者为主。

处方 5　胆汁百部丸

【方药与用法】 鲜猪胆汁 2 份，百部 3 份，白糖 25 份；先将百部研成细粉，把白糖放入砂锅内，加热熔化；接着加入百部粉、猪胆汁，以文火煎煮 2～3min，移去火源，稍冷后制成药丸，如同梧桐子大小。治疗时，1～3 岁每次 1g 口服、4～6 岁每次 2g 口服，每日 3 次。

【功能与主治】 润肺止咳；主治百日咳。

【简释】 现代药理学研究已证明，猪胆汁内含有胆汁酸，可产生显著的止咳作用，而且有利于化痰祛痰。

第六节　小儿急性支气管炎

【概要】 急性支气管炎多由病毒、细菌或其两者混合感染所致，抑或继发于上呼吸道感染，以 3 岁以下儿童更为多见，一年四季均可发病，但以冬春两季居多。中医中药治疗须按风寒证、风热证、痰热证、痰湿证加以辨证论治，常用方法为宣肺、化痰、降气。由于小儿脏腑娇嫩、形气未充、病易多变，临床中须注意与肺炎早期进行鉴别。

处方 1　宣降汤

【方药与用法】 麻黄 2～4g，杏仁、前胡各 6～8g，桔梗 3～6g，紫苏子、葶苈子各 4～6g。上药加水煎 2 次 300ml，分 3～4 次口服，每日

1 剂。

风寒证患儿，宜加紫苏叶、荆芥、防风；风热证患儿，宜加桑叶、薄荷、金银花；咽部肿痛，宜加板蓝根、蒲公英、生地黄；若伴痰热蕴肺，宜加鱼腥草、川贝母、桑白皮；若伴口渴津伤，可加入芦根、生石膏同煎。

【功能与主治】 疏散外邪，宣肺降气；主治小儿表邪未尽、咳嗽不畅、痰稠量多。

处方 2　儿咳清肺汤

【方药与用法】 鲜芦根 90g，生石膏、车前子、净枇杷叶各 30g，桔梗、生甘草、光杏仁、制僵蚕、净连翘、浙贝母、陈皮各 10g。上药加水煎浓缩至 250ml，装瓶备用。治疗时，1～2 岁每瓶药分服 3～4 天、3～4 岁每瓶药分服 2.5～3 天、5～6 岁每瓶药分服 2～2.5 天、7 岁以上每瓶药分服 2 天；每日剂量分成 3 次口服，连用 3 天为 1 疗程。

【功能与主治】 清肺、化痰止咳；主治小儿急性支气管炎。

处方 3　三拗三子汤

【方药与用法】 炙麻黄 6～9g，紫苏子、莱菔子、葶苈子、地龙各 10g，竹茹、枳壳、杏仁、胆南星各 9g，炙甘草各 6g。上药加水 300ml 煎煮，浓缩至 100ml，分 2 次口服，每日 1 剂。上方使用剂量为 2 岁以上小儿，对 2 岁以下或体弱者须减半应用，对久咳超过 1 周或反复发病者，宜煎前加入当归 3～4.5g。

【功能与主治】 化痰止咳，肃肺平喘；主治小儿急性支气管炎，以气喘、咳嗽、痰涎壅盛为主者。

处方 4　麻杏石甘汤合小陷胸汤加减

【方药与用法】 麻黄 1.5～3g，杏仁 4.5g，生石膏 12g，甘草、胆南星各 3g，瓜蒌仁、半夏、木蝴蝶各 3g，黄连 1.5g。上药加水煎 2 次，取煎汁分 2～4 次口服，每日 1 剂。

患儿高热时，宜加羚羊角粉 1g，分 2 次口服；哮鸣音明显时，宜加前胡 6g、白前 3g、紫菀 4g；痰量较多时，须加川贝母 6g；大便秘结时，可加用大黄 1.5～3g。

【功能与主治】 此方能清热宣肺，祛痰止咳；主治小儿急性支气管炎，以痰热咳喘型为主。

【简释】 此方源自《伤寒论》麻杏石甘汤合小陷胸汤加减。方 4 中木蝴蝶，即玉蝴蝶，又称千张纸，此药具有清肺、利咽之功能，于该方中伍用则更适于治疗肺热咳嗽、喉喉肿痛等症。

处方 5　王氏止嗽散

【方药与用法】　半夏15g，川贝母8g，熟大黄、竹沥各6g。先将前3味药烘干、研成细末、过筛，再把竹沥混入药粉当中，包成1包装；治疗时，1岁以下每次口服1/3包，1～3岁口服1/2包，3～5岁口服2/3包，5～10岁口服1包，10岁以上口服2包；服药前将药末用纱布包好，置于茶缸中加水适量，再煎煮5～10min，挤尽药包内药汁，每日分成2～3次服饮。

【功能与主治】　清热化痰，通腑泻肺；主治小儿急性支气管炎。

【简释】　小儿痰热咳喘，除清化热痰，应肺与大肠同治，采用通腑泻肺之大法。方5中如加葶苈子、大黄、杏仁、桑白皮各6g，宜治疗小儿急性喘息性支气管炎，能获得较好的临床疗效。

处方 6　射干麻黄细辛汤

【方药与用法】　射干、钩藤、青黛、乌梅、大枣各10g，麻黄、干姜各5g，细辛3g。上药加水煎2次，滤汁300ml分2～4次口服，每日1剂。

【功能与主治】　温肺散寒，化痰止咳；主治小儿毛细支气管炎，出现频咳、痰鸣、气促等。

处方 7　咳喘汤

【方药与用法】　百部、紫苏子、芥子、莱菔子、葶苈子、款冬花、紫菀、陈皮各10g，制半夏6g，甘草4g。上药加水煎2次，分2～4次口服，每日1剂。

【功能与主治】　止咳化痰，降肺平喘；主治小儿喘息性支气管炎，出现咳嗽、哮喘、气促、痰鸣等。

第七节　小儿厌食症

【概要】　小儿厌食症是指小儿出现较长时间的见食不贪、食欲不振，甚至拒食的一种常见疾病。究其病因，主要为平素饮食或喂养不当，从而

导致脾胃不和、纳运失健，以1～6岁的儿童更为多见。此病治疗应采取
"运脾""养胃""健脾"的基本法则。治疗时既可水煎内服，也可选用相应
的药品敷脐。

处方1　儿宝冲剂

【方药与用法】　① 苍术10g，陈皮4g，鸡内金3g，焦山楂10g。上
药研末混匀，做成颗粒冲剂，约30g；治疗时每次10g以温开水冲服，每
日3次。

② 党参、茯苓、神曲各10g，陈皮3g；上药制成口服性糖浆，约
30ml；治疗时每次取10ml口服，每日3次。

【功能与主治】　方1①能健脾燥湿、消食导滞；主治脾运失健型小
儿厌食症。方1②能健脾益气、消食和胃；主治脾气不足型小儿厌食症。

【简释】　实验研究已表明，此方均能提高患儿D-木糖排泄率和头发
锌、铁、钴、铅等8种元素含量，以及增加血液T淋巴细胞比值与提高唾
液免疫球蛋白A（IgA）水平。

处方2　小儿厌食方

【方药与用法】　太子参、山药、炒白扁豆、鸡内金各5～10g，生麦芽
8～12g，莱菔子、陈皮各3～6g。上药加水煎2次，分3～4次口服，隔日煎服
1剂。

【功能与主治】　益气健脾，消食导滞；主治小儿厌食症。

处方3　运脾消食汤

【方药与用法】　炒白术、茯苓、佛手、焦三仙（焦麦芽、焦山楂、
焦神曲）各10g，陈皮6g，砂仁3g。上药加水煎2次，分4次口服；每日
1剂，连用5剂为1个疗程。

【功能与主治】　健脾化湿，理气消食；主治小儿厌食症。

处方4　芦荟开胃汤

【方药与用法】　芦荟1g，胡黄连2g，苍术6g，使君子、党参、山
楂各8g。上药加水煎2次，药液混合为100ml，再加少许蔗糖，分成多次
频服；每日1剂，连服5剂为1疗程。若有体弱多汗、精神委靡，须伍用
黄芪、山药一同煎服。

【功能与主治】　健脾清热，杀虫消积；主治小儿厌食症。

【简释】 此方对肠胃湿热虫积引起的厌食症最为适用，原方来自《医宗金鉴》肥儿丸，然后由白术、人参、茯苓、黄连、使君子、胡黄连、芦荟、神曲、麦芽、山楂、甘草等加减而成。

处方 5 健脾饮

【方药与用法】 木瓜、乌梅、茯苓各 6～9g，山药 12～15g；白扁豆、薏苡仁、麦芽各 9～12g，鲜荷叶（后下）20g，甘草 3～6g。上药加水煎 2 次滤汁 200ml，分 3 次口服；每日 1 剂，连服 10 剂为 1 疗程。

患儿伴有食积时，可加焦山楂、神曲；若产生脾虚，宜加党参、黄芪；伴湿阻中焦，宜加用砂仁、藿香等。

【功能与主治】 健脾利湿，开胃消食；主治小儿厌食症。此方能提高患者的食欲和食量，以及明显改善患者的临床伴随症状。

处方 6 药米健脾粉

【方药与用法】 山药、薏苡仁各 250g，芡实 200g，大米 500g。上药分别下锅，以微火炒成淡黄色，混匀后共研细末、过筛即成。治疗时，每日早、晚各取 1 汤匙冲服，连用 20 天为 1 个疗程。

若有大便溏稀，宜加白扁豆 150g；出现积滞腹胀，应加鸡内金 100g；伴有口渴多饮，可加天花粉 60g、白芍 60g。

【功能与主治】 健补脾胃；主治小儿厌食症。

处方 7 消化散

【方药与用法】 炒神曲、炒麦芽、焦山楂各 10g，炒莱菔子、炒鸡内金各 5g；上药共研细末，加入淀粉 1～3g，用开水调成糊状，临睡前敷在脐部，以绷带固定，待次日晨起床取下；每日 1 次，连敷 5 次为 1 疗程。

【功能与主治】 消食运脾；主治小儿厌食症。

处方 8 敷脐膏

【方药与用法】 大黄、槟榔、白豆蔻、焦三仙（焦麦芽、焦山楂、焦神曲）、高良姜、陈皮各等份。取上药共研细末、过 120 目筛，加用凡士林调配成药膏备用。治疗时，先将莲子大小的药膏置于一块大小为 4.5cm×4.5cm 的橡皮膏中央，然后把药膏对准脐心进行贴敷，注意要粘牢四周；每次贴敷 8～12 小时，每天 1 次，连用 10 天为 1 疗程。

【功能与主治】 消食运脾；主治小儿厌食症。

第八节 小儿消化不良

【概要】 小儿功能性消化不良俗称"乳积"或"食积"，即指有持续存在或发生反复的上腹痛、腹胀、早饱、嗳气、厌食、烧心、反酸、恶心、呕吐等消化功能障碍，同时经各项检查能排除器质性疾病的临床症候群。究其病因是多种因素综合作用的结果，如可能有内脏感觉异常、幽门螺杆菌感染等。此病属于祖国医学"痞满""胃脘痛"等范畴，多为肝胃郁热、中虚气滞、脾胃虚寒等证型。部分患儿可有上腹部轻度压痛或不适感。

处方1 敷脐方

【方药与用法】 肉桂60g，丁香、苍术、焦三仙各30g，枳壳、玄明粉各10g。取上药共研细末，过筛装瓶备用；治疗时选神阙穴（肚脐）及脾俞穴或肾俞穴贴敷。将选穴常规消毒，取药末加生姜汁或注射用水调成糊状，敷后再以胶布封贴固定。1～5岁每次敷24～30小时，6～12岁每次敷48～60小时。

【功能与主治】 能温脾胃除气滞；治疗功能性消化不良，如表现有腹痛、腹胀、厌食、恶心呕吐等。

处方2 导功散

【方药与用法】 茯苓、陈皮、白术、党参、鸡内金各6g，砂仁4g，甘草2g。取上药加水煎煮，分2次服下，每日1剂；连服4～6剂。

若患儿腹泻宜去砂仁，加苍术6g、泽泻6g、煨肉豆蔻4g；对脾胃虚弱者，加神曲、山楂、麦芽各6g。

处方3 醒脾健儿汤

【方药与用法】 党参9g，白术7g，龙胆草、麦冬、谷芽、赤芍、蝉蜕、黄连、茯苓各6g，谷精草、甘草各3g。取上药加水500ml后文火煎，分2次口服，每日1剂；连用6天为1个疗程。

【简释】 注意本病的诊断须首先排除器质性疾病，以防误诊和拖延治疗，尤其对于重症患儿或有严重脱水者。必要时应当采取中西医结合治疗，如纠正消化不良的输液等支持性疗法。

第九节 新生儿黄疸

【概要】 新生儿黄疸主要是由新生儿期血清胆红素增高而引起的一系列病症，出现特征性的皮肤和黏膜黄染。生理性黄疸常于出生后第2～3天出现，经由4～5天达到高峰，约在2周以后即能消失，即使早产儿生理性黄疸最晚也不可超过3～4周。病理性黄疸多于出生24h以内出现，重症黄疸血清总胆红素＞257μmol/L，当黄疸迅速进展，检测血清胆红素总量每天将以86μmol/L的速度增加，有时还可表现时轻时重，周而复始加剧。中医学将本病称为"胎黄"或"胎疸"，须按以下分型辨证治疗：①湿热熏蒸型，有面部和全身皮肤发黄如橘皮色，小便赤黄、精神疲倦、不愿吸乳；湿热较重时，还可伴有烦躁不安、口渴舌干、呕吐、腹胀、抽搐、舌质红、苔黄；②寒湿内蕴型，有面部和全身皮肤发黄，色泽晦暗，持续不退，可伴有精神委靡、四肢欠温、纳呆、恶心呕吐、大便色灰白质稀、腹胀气急、小便深黄、舌质淡、苔白腻；③瘀积阻滞型，出现面部和全身皮肤发黄，逐渐加深、面色晦暗无华、右胁下痞块发硬、腹胀、青筋显露，部分患儿可伴有瘀斑或衄血、小便黄短、大便稀溏色灰白、舌紫暗、苔黄等。

处方1 茵陈蒿汤

【方药与用法】 茵陈、栀子各10g，生大黄1g。先取茵陈、栀子加水450ml同煎，先用武火，后改文火续煎15min，接着再加入大黄续煎5～8min，共煎2次留取药汁150ml，分2天口服，每次15～20ml口服。

【功能与主治】 清热利湿，退黄；主治湿热熏蒸型黄疸，如新生儿出现烦躁啼哭、皮肤及黏膜发黄、状如橘色。

处方2 茵陈理中汤

【方药与用法】 茵陈10g，党参、白术各6g，干姜、生甘草各2g。先取上药加水580ml同煎，先用武火，后改文火续煎15min，取药汁350～400分5～8次口服，每日1剂。

【功能与主治】 健脾、温中、化湿；主治寒湿内蕴型新生儿黄疸，出现皮肤及黏膜发黄呈晦暗色、精神倦怠、不欲吸乳等。

处方3 茵陈丹参汤

【方药与用法】 茵陈、丹参、车前子各6g，生甘草3g。先取上药加水 500ml 同煎，先用武火后改用文火续煎，取药汁 300ml，分 3～5 次口服，每日 1 剂。

【功能与主治】 化瘀，清热，解毒；主治瘀积阻滞兼湿热熏蒸型新生儿黄疸，出现皮肤及黏膜发黄、较长时间迁延不愈、甚或不断加重、发生胁痞硬块。

处方 4　茵陈茅根汤

【方药与用法】 茵陈、白茅根各 10g，茯苓、车前草各 5g。上药加水 450ml 同煎，先用武火再改文火续煎 20min，取药汁 300ml，分 3～5 次口服；每日 1 剂，连用 7～8 天为 1 疗程。

【功能与主治】 清热，利湿，退黄；主治湿热熏蒸型新生儿黄疸，如见患儿烦躁啼哭，伴皮肤及黏膜黄染、状如橘色。

第十节　婴幼儿腹泻

【概要】 婴幼儿腹泻又称婴幼儿消化不良，是一种儿科常见消化道综合征，以夏秋两季发病率最高。单纯性消化不良，表现为轻度腹泻，每日从数次至十余次，粪便呈黄色或黄绿色稀糊状，有时也呈蛋花样，检测体温正常，无明显脱水貌；中毒性消化不良，每日排便次数可达 20 次以上，常呈水样或蛋花样，多数病例可伴发热、呕吐、明显脱水等临床症状。本病在中医学属于"泄泻"范畴。主因脾胃运化失常、清浊不分、走于大肠所致。治疗时，首先要分清寒热虚实，对实证者或祛寒、或清热、或祛湿消食；对虚证者或补益脾胃、或补益脾肾、或配合收敛涩肠的中药。

处方 1　调气汤

【方药与用法】 紫苏梗、藿梗、煨木香、焦白术、茯苓、扁豆衣、炒藕节、炒竹茹各 10g，煨葛根、陈皮各 5g，白豆蔻 3g。上药加水煎 2 次，分 3～4 次口服，每日 1 剂。

【功能与主治】 能理气健脾、止泻；主治小儿腹泻，尤适于伴有脘腹胀满或呕吐明显的患儿。

处方 2　小儿止泻汤

【方药与用法】 肉桂、肉豆蔻各 3～4g；党参 6～10g，白术、茯苓各 6～8g；藿香（后下）3g。上药加水煎 2 次取 200ml，分 3 次口服，每日 1 剂。

【功能与主治】 健脾化湿，温中止泻；主治小儿秋季腹泻。

处方 3 腹泻效灵汤

【方药与用法】 茯苓、泽泻、车前子、乌梅各 9g，党参、白术 6g，干姜、滑石各 3g。上药加水煎 2 次，分 3 次温服，每日 1 剂。

【功能与主治】 健脾利湿，涩肠止泻；主治小儿秋季腹泻。

处方 4 健脾止泻灵

【方药与用法】 生白扁豆 12g，党参、金银花、莲子、山楂、车前子各 6g，黄连、干姜、黄芩各 3g。上药加水煎 2 次取 300ml，混合后续煎，浓缩为 100ml。治疗时，须酌情增减剂量，1 岁以内每次口服 5～10ml，1 岁以上每次口服 10～15ml；每日 4～6 次，连用 1 周为 1 疗程，并以治疗观察 2 个疗程为宜。

【功能与主治】 调和肠胃，健脾止泻；主治小儿慢性腹泻。

处方 5 丁香散

【方药与用法】 丁香 30g，车前子（炒）20g，荜茇、白胡椒、肉桂、吴茱萸各 5g。上药共研细末，装入瓶内备用。治疗时，取药末 0.1～0.3g，置于脐窝内，以胶布固定；每隔 1～2 天换药 1 次。

【功能与主治】 温中止泻；主治小儿腹泻。

处方 6 丁桂散

【方药与用法】 丁香、肉桂各等份。上药共研细末，过 120 目筛，装瓶备用；治疗时，每次取 2～3g 置于肚脐内，外加胶布固定，每间隔 8h 换药 1 次，连用 3 次为 1 疗程。

【功能与主治】 温中止泻；主治小儿腹泻。

处方 7 小儿敷剂散

【方药与用法】 吴茱萸、苍术、干姜、白术各等份；上药共研细末，过 120 目筛，装瓶备用；治疗时，每次适量加入黄酒调匀，贴敷肚脐，纱布覆盖固定，每日换药 1 次。

【功能与主治】 温中止泻，燥湿健脾；主治婴幼儿腹泻。

处方8 健童散

【方药与用法】 淡干姜、鸡爪黄连、五味子、肉桂、吴茱萸、龙脑；上药以 4∶4∶4∶2∶2∶1 比例制成散剂。治疗时，每次取 1～2g 填入肚脐内；然后，再取 1 枚五味子放置于脐窝正中，外加伤湿止痛膏固定，稍揉片刻；每隔 2～3 日换药 1 次，连用 2 次为 1 疗程。于用药期间，注意应予每日按揉脐部 3～5 次。

【功能与主治】 调和肠胃，敛脾止泻；主治小儿腹泻。

第十一节 小儿营养不良

【概要】 小儿营养不良又称为蛋白质-能量营养不良综合征，是一种缓慢进行性营养缺乏性疾病。此时婴幼儿表现为较长时间的热量和蛋白质不足、逐渐消瘦、皮下脂肪组织逐渐减少、水肿；随着病情发展，患儿还可伴免疫力低下、抗感染能力降低、缺钙、低糖血症、全身各重要脏器功能障碍等。对此须迅速纠正其体液代谢异常、维持机体内环境稳定，挽救以心、肾等为代表的重要脏器功能衰竭。中医学称此病为"疳证"，常分为"疳气""疳积"和"干疳"等：①疳气证，患儿形体消瘦、面色萎黄少华、发稀少泽、精神欠佳、易躁、纳呆或能食善饥、便稀不调、舌质淡、苔薄白或微黄、脉细；②疳积证，出现明显消瘦、肚腹膨胀、伴有青筋暴露、腹大肢细、面色萎黄、毛发稀疏、精神萎软、易躁不宁、咬指磨牙、舌淡、苔薄腻、脉细数；③干疳证，患儿极度消瘦、皮肤干瘪起皱、腹陷如舟、毛发干枯、表情呆滞、啼哭无力、唇淡口干、不思饮食、时有低热、舌红嫩、苔少、脉沉细弱等。

处方1 运脾合剂

【方药与用法】 苍术、焦山楂各 10g，鸡内金、陈皮各 5g。上药加水 600ml 同煎，先用武火、后用文火续煎 30min，取药汁 200ml，1～2 次口服，每日 1 剂。

【功能与主治】 健脾助运；主治疳气证的营养不良，如见面色微黄，形体略瘦、纳差、毛发稀少、大便不调等。

处方2 异功散

【方药与用法】 人参、白术、茯苓、炙甘草各 6g，陈皮 3g。先将人参加水 500ml 用武火煎沸，再改用文火续煎 30min，取药汁待用；另取余药四味加水 600ml 同煎，先武火煎沸、后用文火续煎 30min；最后把二药混匀 1～2 次服下，每日 1 剂，连服 3～6 剂为 1 疗程。

【功能与主治】 健脾理气；主治疳气证的营养不良，如见形体消瘦、面色萎黄、纳差、大便不调等。

处方 3 蟾蜍治疳散

【方药与用法】 蟾蜍 1 只，鸡肝 2 叶；将蟾蜍剥皮、去内脏；鸡肝放入蟾蜍体内，另用荷叶包好；然后，把药包焙干，立即取少量白糖和醋喷其上，使其变酥脆；最后研成粗粉，分 3～4 次食尽，连续治疗 5～14 天。

【功能与主治】 消积补肝；主治疳积证的营养不良，出现面色萎黄、形体消瘦、四肢枯细、腹大腹胀、善食但不易消化。

处方 4 参白姜甘丸

【方药与用法】 人参、白术各 6g，干姜 4g，炙甘草 3g，肉桂 5g。先将人参加水 500ml 煎煮 30min，滤其药汁备用；另将余药四味加水 600ml 煎煮 30min；接着把二药混匀分次口服，每隔 10～12h 1 次，以连服 3～4 剂为宜。

【功能与主治】 益气补血；主治疳积证的营养不良，如见极度消瘦、精神委靡、毛发干枯、杳不知食等。

处方 5 苍术胡黄连验方

【方药与用法】 苍术 2 份，胡黄连 1 份。取上药共研末，每次 1～2g，用蜂蜜少许调服，每日 2～3 次。于服药期间，患儿要忌食生冷或油煎类食品。

【功能与主治】 运脾平肝；主治疳积证的营养不良，如见患儿显著消瘦、面色萎黄、肚腹膨胀、能食但不易消化、伴有烦躁不安。

处方 6 参芪丁糖浆

【方药与用法】 生黄芪、党参各 9g，丁香 1.5g。上药加水 600ml 同煎，先武火煎沸、后换文火续煎 30min，取药汁一次口服，每日 1 剂。

【功能与主治】 益气健脾；主治脾肺气虚所致的佝偻病、营养不良，如见面色苍白、形体虚胖、神疲乏力、多汗、肌肉松软等。

处方 7　龙牡健脾散

【方药与用法】　煅龙骨、煅牡蛎各 50g，苍术 15g，五味子 5g。上药研末，每次取 1～2g 口服，宜加白糖用温开水冲服；每日 3 次，连服 20～90 天为宜。

【功能与主治】　益气健脾平肝；主治脾肺气虚所致的佝偻病、营养不良，如可见形体虚胖、面色苍白、肌肉松软等。

第十二节　儿童流涎症

【概要】　本病是指小儿口中涎液不自觉地自口内流溢，多见于 3 岁以内的婴幼儿，但须除外因出牙而发生的流涎过多。通常认为，流涎症临床检查无其他器质性疾病，很可能是由于儿童生长发育过程中消化功能低下有关。此症预后良好，但应注意口腔卫生，勿捏其腮部、勿暴饮暴食。中医学将此病称为"滞颐"或"流口水"，分成脾胃湿热和脾胃虚寒两个证型，治宜清热利湿、泻脾和胃，抑或健脾益气、温中化湿。

处方 1　控涎散

【方药与用法】　益智仁、滑石各 10g，甘草 3g，车前子、冰片各 6g。取上药共研细末，填敷在脐部，外用胶布固定，每日 1 次 1 剂；连用 3～4 剂为 1 疗程。

【功能与主治】　此方外用能清热燥湿、泻脾和胃；主治脾胃湿热型流涎症，如患儿表现为涎液黏稠、颐间红赤、口角赤烂、大便燥结、小便短赤，舌质红，苔黄腻，指纹紫滞，脉滑数。

处方 2　倍南散

【方药与用法】　五倍子、天南星、吴茱萸各等份，将其研成细末，用米醋调成糊状。治疗时把倍南散贴敷在双足涌泉穴上，入睡前贴好，次日早晨取下，连用 3～4 次为 1 疗程。对 6 岁以内患儿效果更好，平均起效时间为 1～3 个疗程。

【功能与主治】　此方能健脾益气、湿中化湿；主治脾胃虚寒型流涎症，如表现为涎液清稀、颐部肌肤潮湿发痒、面黄神倦、消瘦、大便稀溏、小便清长，舌质淡，苔白滑，脉沉缓无力。

处方 3 明矾散

【方药与用法】 明矾 10～15g。取明矾研成末，用开水化开，再加入适量温水，浸泡患儿双足，水量以浸没足背即可，每日 1 次；连用 2～3 次奏效。

【功能与主治】 本方按"上病取下"的原则发挥功效，适用于不同类型流涎症，如口角流涎、浸渍颐间及前胸甚至导致局部潮红糜烂。

【简释】 以上介绍的 3 个处方均为外治小方，不可以内服，据相关文献报道临床疗效明显。倘若流涎是因原发病如口疮、脑瘫、脑积水等导致，应予参考有关论述而加强原发病的治疗。

第十三节　儿童遗尿症

【概要】 儿童遗尿症通常是指 3 岁以上儿童于睡眠中发生小便自遗、醒后方觉的一种疾病。轻则数夜一次，重则一夜多次。临床表现时轻时重，有的延续至青春期以后才可消失。本病主要是由大脑皮质和皮质下中枢功能失调所致，故可称为功能性遗尿症，其病因可能与遗传因素、泌尿系统功能发育不成熟、精神因素等有关。中医学认为本病是由肾虚则膀胱失养、脾肺气虚则水道约束无权、肝失疏泄则膀胱失约所致，虚证居多，实证源于肝经湿热。治疗时应当分清虚实，虚证采取温肾收涩或益气固摄，实证则以清利疏泄为主。

处方 1　节泉汤

【方药与用法】 酸枣仁 15g，党参、鸡内金各 10g，桑螵蛸、菟丝子 12g。上药加水煎后，分早、晚各 1 次口服，每日 1 剂。若兼有膀胱湿热，宜加用黄柏 6g 同煎。

【功能与主治】 补肾益气，固涩止遗；主治儿童遗尿症。

处方 2　固泉汤

【方药与用法】 益智仁 20g，补骨脂、潞党参、桑螵蛸各 10g，炒白术、石菖蒲各 6g，炒山药、覆盆子各 15g，鸡内金 9g，肉桂 5g，生麻黄3g。上药是 9 岁以上儿童的剂量，对 9 岁以下儿童须酌减。上药水煎 2 次，每日 1 剂；9 岁以上患儿每日分为早、晚 2 次温服，9 岁以下患儿每日分为

3～5 次温服。服药期间注意禁茶、少水，并应防止活动过量。

【功能与主治】 补肾益气，缩泉止遗；主治儿童遗尿症。

处方 3　遗尿合剂

【方药与用法】 生牡蛎（先煎）30g，党参、沙参、白术、生地黄、覆盆子、桑螵蛸、仙鹤草各 9g，当归、石菖蒲各 6g，远志、五味子各 3g。上药加水煎 2 次，滤液合并续煎，浓缩至 100ml；治疗时，每次 20ml，每日 3 次，连服 7 天为 1 疗程。

【功能与主治】 益气健脾，补肾固涩；主治儿童遗尿症。

处方 4　单味麻黄汤

【方药与用法】 生麻黄适量。年龄分组生麻黄用量：5～7 岁为 3g，8～15 岁为 5g，15 岁以上为 10g。上药加水 200ml 水煎 1 次、除去上沫，于每晚睡前顿服，以服用 30 天为宜。

【功能与主治】 宣肺止遗；主治小儿遗尿症。通常在服药 1～3 次被治愈。

【简释】 此病多因下元虚寒、肾气不足，不能温养膀胱，导致膀胱气化失司，故在治疗中应从补肾、益气固涩入手。方 3 内麻黄一味，能宣肺止遗，经药理学研究证实，麻黄中主含麻黄碱，具有中枢神经系统兴奋作用，明显地兴奋大脑皮质，调节中枢功能和导致精神亢奋，当发生尿意时可以促使儿童自醒。

处方 5　遗尿散

【方药与用法】 麻黄 42g，五味子、菟丝子各 28g，益智仁 21g。将上药研细，分成 7 包，每晚临睡前 1 包，用开水冲服，对年幼者用量酌减。

【功能与主治】 宣肺、补肾止遗；主治儿童遗尿症。

【简释】 此方重用麻黄，能使大脑皮质兴奋，伍用菟丝子、益智仁、五味子，则以利于补肾固涩，方能达到治疗遗尿症的目的。

处方 6　止遗合剂

【方药与用法】 当归 60g，车前草 30g，炙麻黄 10g。上药加水煎煮，浓缩至 200ml；14 岁以下儿童，每次取药汁 100ml 口服；14 岁以上儿童，每次取药汁 200ml 口服，于每晚临睡前 60min 温服，连用 7 剂为 1 疗程。

【功能与主治】 此方能养血，利水，宣肺；主治儿童遗尿症。

【简释】 方中以重用当归，能维持膀胱平滑肌兴奋性，达到治疗遗尿症的目的。

处方7 何首乌散

【方药与用法】 何首乌3g，五倍子3g。先将上药研末，以食醋调成软膏状药糊。在临睡前敷于脐部，再用纱布覆盖，加以固定；于次日晨起后取下，以连用药5夜为宜。

【功能与主治】 补肾固涩；主治小儿遗尿症。

第十四节　儿童多动症

【概要】 儿童多动症是以多动、注意力难以集中和情绪不稳、易于冲动为特征的疾病。迄今其发生原因并不十分清楚，可能与大脑额叶发育迟缓、神经纤维髓鞘化过程延迟等因素相关。随着患儿年龄不断增加，临床症状可趋于减轻或消失，大多数可至青春期后消失。中医学认为，此病主因是肾虚、脑髓不充、发育迟缓，患儿出现肝阳上亢、心神不宁仅是一部分的外在表现，治疗时要以补肾、填精充脑之法治其本，以潜阳安神之法治其标。

处方1 加减三甲复脉汤

【方药与用法】 生地黄、麦冬、鳖甲、龟甲各10g，白芍、太子参各12g，阿胶（烊化）、炙甘草、郁金、远志、川芎各6g，生牡蛎20g，石菖蒲、地龙各9g。上药加水煎，分2～3次口服；每日1剂，连用1个月为1疗程。

【功能与主治】 滋阴潜阳，息风安神；主治儿童多动症。

处方2 清脑益智汤

【方药与用法】 鹿角粉、益智仁各6g，熟地黄20g，生龙骨30g，炙龟甲、丹参各15g，石菖蒲、栀子各9g，砂仁、炙远志3g。除鹿角粉外，以上诸药加水煎煮，分成3次口服，每日1剂；鹿角粉备作冲服，每次取2g服下。此方应连服2个月才予生效。

【功能与主治】 补肾填精，宁心安神；主治儿童多动症。

处方3　女贞牡蛎汤

【方药与用法】　女贞子 15g，枸杞子、首乌藤、生牡蛎（先煎）各 12g，珍珠母（先煎）、白芍各 10g。上药加水煎 2 次，滤汁混匀后，分 3 次口服，每日 1 剂。

患儿面色萎黄，宜加熟地黄 10g，阿胶（烊化）12g；若有脾虚纳少、便溏、乏力，应加白术 6g、茯苓 15g；若夜寐不安，可加炒酸枣仁 15g 同煎。

【功能与主治】　滋补肝肾，平肝潜阳；主治儿童多动症，尤以治疗阴血不足型的疗效更好。

处方4　菖志龙牡汤

【方药与用法】　生龙骨、生牡蛎各 30g，九节菖蒲 15g，炙远志 4.5g，琥珀（研末吞服）2g。上药加水煎煮，分 2～3 次口服，每日 1 剂。

肝火旺盛者，宜加龙胆、黄连、钩藤、火麻仁；痰湿加重时，可加半夏、陈皮、茯苓；出现阳虚时，须加鹿角片、附片、黄芪；出现阴虚时，应加龟甲、生地黄、百合、石斛等。

【功能与主治】　镇心安神，益智开窍；主治儿童多动症。

第十四章
外科病症

第一节　疮　痈

【概要】　疮痈主要是由金黄色葡萄球菌感染引发的多个相邻毛囊和皮脂腺急性化脓性炎症。损害以局部红肿热痛的明显浸润为特征，炎症中央可呈现坏死，从而形成脓栓，或似蜂窝改变，治疗不当还可形成大片的溃疡，出现脓性分泌物等。此病好发于颈、项、腰背，伴有高热、寒战等全身性中毒症状。该病属于中医学"痈证"范畴，主因过食膏粱厚味、湿热火毒内生，阴虚内热、复感外邪或热毒阻塞经络所致，治疗时应选择能清热解毒、活血消痈的中药。

处方 1　黄石散（膏）

【方药与用法】　① 黄石散：黄柏、煅石膏、皂角刺、漏芦、连翘；取 5∶4∶3∶3∶2 的剂量进行配伍。

② 黄石膏：黄柏、煅石膏、皂角刺、漏芦、连翘、穿山甲片；取 5∶4∶3∶3∶2∶4 的剂量予以配伍。

先将上药共研细末、过 120 目筛，装瓶备用；黄石膏是用麻油调匀后，装瓶备用。治疗时，取黄石散，用生理盐水或蒸馏水调散成糊状，敷于患处，或取黄石膏适量敷于患处，每日换药 1 次。

【功能与主治】　①黄石散能清热泻火、解毒散结；主治疮疡初起。

②黄石膏能清热解毒、消肿排脓；主治疮疡中后期的脓肿形成。

处方2　大黄蜂蜡膏

【方药与用法】　大黄、川芎各 10g，白芷 6g，冰片 0.5g，蜂蜡适量；先把大黄、川芎、白芷浸泡于麻油之中，待浸透后置于火上烤至呈黑色，冷却后用纱布滤过，去渣留油；再将蜂蜡加入药油中，加热熔化，待油温降至 60～70℃后加入冰片搅匀，放冷即成。治疗时，取适量药膏摊在纱布上，外敷于患处，每隔 2～3 日换药 1 次。

【功能与主治】　清热解毒，化瘀止痛；主治各种皮肤疮痈。

处方3　银芷消疮汤

【方药与用法】　金银花 30g，白芷 9g，当归、丹参各 12g，甘草 6g。上药加水煎煮，轻者每日 1 剂、重者每日 2 剂。疮痈初起相伴寒热，应加白菊花和荆芥各 9g；若伴高热，宜加生石膏 20g，大青叶 15g；痈将化脓，须加穿山甲、皂角刺各 9g；出脓后伤口愈合不良，应加用生黄芪 15g。

【功能与主治】　清热解毒，活血消肿；主治各种疮痈。

处方4　创愈膏

【方药与用法】　黄芪、黄柏、干姜粉各 30g，铅粉 6g，大黄 10g，黄连 20g，樟脑、冰片各 6g。上药共研细末、过 120 目筛，加适量凡士林调制成药膏；治疗时，先用生理盐水冲洗疮面，按疮面大小把药膏均摊在无菌纱布上面，以药膏覆盖疮面后，以胶布进行固定；每隔 1～2 天换药 1 次，直到痊愈为止。

【功能与主治】　清热解毒，消肿愈疮；主治各种疮痈。

处方5　仙方活命饮

【方药与用法】　金银花 30g，穿山甲片、防风、赤芍、白芷、当归尾、贝母、天花粉、皂角刺各 10g，没药、乳香、生甘草、陈皮各 6g。上药加水略行浸泡，每剂水煎 2 次口服，每日 1 剂；倘若病情较重，亦可增至每日煎服 2 剂。

患者热盛，宜加蒲公英、连翘；患者湿重，宜加黄柏、车前子；患者寒重，可加桂枝、生姜；患者气虚，宜加黄芪、太子参等。

【功能与主治】　清热解毒，活血消肿；主治疮痈初起。

【简释】 此方源自《校注妇人良方》，原方治疗疮痈的用量偏小，现方已增加用量 2～3 倍，故更适用于急性乳腺炎、阑尾脓肿和出头痈的治疗；若有必要，还可同时与五味消毒饮伍用，适量加入野菊花、金银花、蒲公英、紫花地丁等药。

第二节　颈淋巴结结核

【概要】 颈淋巴结结核是颈部淋巴结的慢性特异性感染，常以儿童、青年结核杆菌感染为主，其次则是继发于活动性肺结核或支气管结核。初起时颈部结核灶如豆大、皮色不变，其疼痛或触痛不明显，随着病情进展，病灶逐渐增大，超过了胸锁乳突肌的前、后缘；病灶与其周围组织粘连时，也可融合成团，形成不易推动的结节性肿块；疾病晚期也可产生干酪样坏死、液化或寒性脓肿，一旦破溃随即流出豆渣样或米汤样脓汁，从而形成经久不愈的慢性溃疡和窦道；此外，患者时有低热、盗汗、食欲下降、消瘦等全身症状。鉴于该病灶颈部结块重叠，犹如串珠状，中医学曾称其为"瘰病"、"老鼠疮"、"疬子颈"等。疾病初期主要起因于气滞痰瘀，中期多是由于阴虚火旺，后期是源于气血两虚，治宜疏肝理气、化痰散结、益气养血。

处方 1　单味夏枯草

【方药与用法】 夏枯草 60g。上药加水 500ml 后，以文火煎汤口服，必要时也可加入少量食糖调味，每日煎服 1～2 剂为宜。

【功能与主治】 清肝散结；主治气滞痰瘀型颈淋巴结结核，如局部触及增大的淋巴结、呈黄豆大小的孤立串珠样结节、不热不痛、推之可动，可伴结核病全身性中毒症状。

处方 2　蝎蚣散

【方药与用法】 全蝎、蜈蚣、僵蚕、贝母、煅牡蛎各 10g。上药等份混合、共研细末，每次取 1～1.5g，和鸡蛋搅拌均匀，用植物油煎熟食用；每日 1 次，连用 20 天为 1 疗程，食用 3 个疗程为宜。

【功能与主治】 化痰软坚，解毒散结；主治气滞痰瘀型颈淋巴结结核，其包块已如串珠、质地坚硬、推之易动。

处方 3　猫爪草

【方药与用法】　猫爪草 120g（儿童减半）；上药先加水煎沸，再改用文火续煎 60min，滤取汁 200～250ml，加黄酒 50～100ml，一次口服，必要时可加少许红糖进行调味；服药后须立即卧床盖被，令其透彻出汗；隔日 1 剂，连服 6 剂为 1 疗程。

【功能与主治】　散结、解毒、消肿；主治颈淋巴结结核。

【注意事项】　服用本方间期，须忌食母猪肉、马肉、牛肉、公鸡肉，应禁止男女性事。

处方 4　雄黄蚯蚓散

【方药与用法】　雄黄 6g，蚯蚓 2 条，鸭蛋 1 个；先将鸭蛋开一小孔，倒出少量蛋清；把在清中洗净、切碎的蚯蚓与雄黄末共入鸭蛋内；接下来用白面或胶布将小口封好，置于火边焙黄而熟透后食用，每天吃 1 个药蛋，每食用 2～3 蛋为 1 疗程，间隔 3～4 天进行下一疗程。

【功能与主治】　此方能清热、解毒、杀虫；主治气滞痰瘀型颈淋巴结结核，症见局部包块孤立、酷似串珠、质地坚硬，但推之活动、不痛不热。

处方 5　治痨丸

【方药与用法】　煅牡蛎 120g，玄参 90g。上药研成细末，用面粉制丸，如同梧桐子大小；于每日早晨餐后及睡前各服 1 次，以陈酒送服，连用 30 天为 1 疗程。

【功能与主治】　清热解毒，软坚散结；主治阴虚火旺型颈淋巴结结核，随包块不断增大，与周围组织发生粘连，相互融合成片，推之不动、且有隐痛等。

第三节　丹　　毒

【概要】　丹毒是指皮肤及网状淋巴管的急性感染性疾病，好发于下肢或面部，以患有足癣者更为常见。起病紧急、畏寒、发热，皮肤片状红斑、色鲜红、中间较淡、边界清楚、伴有轻度隆起，产生局部的烧灼样痛和四周淋巴结肿大。如治疗不当，炎症范围会不断迅速扩大；如果处理得当亦能消失，但易于复发。倘若下肢反复发作，最终也可出现淋巴性水肿或象皮腿。中医学曾称本病为"抱头火丹""流火""内发丹毒"或"赤游丹"等，临床中须按以下分型进行治疗：①风火邪毒型，于头面部出现小片红斑、迅速蔓延成片、肿胀疼痛、边界尚清；病情加重时，伴有高热，局部出现大小不等的水疱；舌红、苔薄白或薄黄、脉洪大或滑数；②湿热下注型，患者出现下肢皮肤肿胀、潮红、灼热、疼痛、伴口苦咽干、胁痛，舌红、苔黄腻、脉濡数等；治宜清热利湿、凉血解毒；③肝火郁结型，出现胸腹或腰胯部皮肤潮红、灼热、胀痛，伴有口苦咽干、胁痛，舌红、苔黄、脉弦数等；治宜清肝泻火、凉血解毒。

处方1 板蓝牛蒡汤

【方药与用法】 板蓝根50g，马齿苋100g，野菊花30g，牛蒡子15g。上药加水800ml同煎，先以武火煎沸，再改文火续煎30min；滤取药汁一次口服即可；每日1次，连服6剂为1疗程。

【功能与主治】 疏风清热，凉血解毒；主治风火邪毒型丹毒，见有面部片状红斑，蔓延迅速，并产生肿痛等。

处方2 野菊土苓汤

【方药与用法】 野菊花、土茯苓各30g。上药加水600ml同煎，先以武火煎沸后，改用文火续煎30min，分2次口服，每日1次。

【功能与主治】 清热解毒，凉血化瘀；主治肝火郁结或湿热下注型丹毒，局部出现片状红斑，迅速成片、肿胀明显、呈烧灼样痛。

处方3 五神汤

【方药与用法】 野菊花20g，川牛膝、紫花地丁、茯苓、车前子各10g。上药加水600ml同煎，每剂水煎滤汁400ml分2次口服；每日1次，以连用8~10剂为宜。

【功能与主治】 清热利湿，凉血解毒；主治湿热下注型丹毒，如伴发热，下肢皮肤肿胀、潮红、灼热、疼痛，舌质红、苔黄腻、脉濡数。

处方4 银花丹皮汤

【方药与用法】 金银花30g，牡丹皮、蒲公英、紫花地丁各10g，生栀子5g。上药加水500ml同煎，先用武火、后用文火续煎，取药汁一次顿服；每日1次，连用6~8剂。

【功能与主治】 清热解毒，凉血化瘀；主治肝火郁结型或湿热下注型丹毒，可见局部片状红斑、迅速蔓延、有局部灼痛等。

处方 5　野菊丹皮汤

【方药与用法】　野菊花、土茯苓各 30g，牡丹皮、赤芍各 10g，生甘草 5g。上药加水 600ml 同煎，每剂水煎 2 次，取药汁一次顿服；每日 1 次，连服 6～10 剂为 1 疗程。

【功能与主治】　清热解毒，凉血化瘀；主治肝火郁结型或湿热下注型丹毒，如伴发热、下肢肿痛、皮肤潮红，舌红、苔黄腻、脉数。

第四节　急性淋巴结淋巴管炎

【概要】　急性淋巴结淋巴管炎是继发于某些化脓性感染病灶，侵及周围淋巴系统而产生的一种急性炎症。其临床特征为突然发生淋巴管或（和）淋巴结明显肿大、出现疼痛或压痛，有时还易于导致多个淋巴结融合、变硬，不能推动，甚或出现皮肤红线或发红、肿痛；病情严重时还可产生脓肿，时常伴发热、畏寒、头痛等全身性临床症状。倘若治疗不当，还可致使病灶进一步扩散、脓肿破溃等。炎症经久不愈，同样也可形成慢性淋巴结炎，甚至出现全身化脓性感染而危及生命。中医学称此病为"痈"或"红丝疔"等，分为火毒入络、火毒入营、风热湿毒、气血耗伤等类型。①风热湿毒型，表现为出现于皮肉之间的肿胀不适、很快产生硬结、皮肤发红、灼热疼痛，同时伴全身发热、寒战、舌质红、苔黄腻、脉洪数等；②气血耗伤型，表现为局部病灶破溃、稠脓引流不畅，伴面色萎黄、纳谷不佳，舌淡红、苔薄白、脉细。本病治疗则须选用补益气血、扶正祛邪的中药。

处方 1　板蓝银花汤

【方药与用法】　板蓝根、金银花各 60g，甘草 3g。上药加水 600ml 同煎，每剂水煎 2 次，取药汁一次顿服；每日 1 剂，连用 4～6 天为 1 疗程。

【功能与主治】　疏风清热，行气活血；主治风热湿毒型急性淋巴结淋巴管炎，如可见皮下硬结、局部红肿、灼热疼痛等。

处方 2　银花甘草汤

【方药与用法】　金银花、绿豆各 50g，生甘草 15g。上药加水

600ml 同煎，每剂水煎 2 次，取其药汁 400ml 一次顿服；每日 1 剂，连用 6 天为 1 疗程。

【功能与主治】 疏风清热，行气活血；主治风热湿毒型急性淋巴结淋巴管炎，如见皮肉之间突然肿胀不适、局部发红、出现灼热和疼痛。

处方 3　银花桑白汤

【方药与用法】 金银花 15g，土茯苓 24g，桑白皮 12g，甘草 10g。上药加水 600ml 同煎，先用武火煎沸、后用文火续煎 30min，取药汁 400ml 一次口服；每日 1 剂，连服 6～8 天为 1 疗程。

【功能与主治】 清热解毒，托毒排脓；主治急性淋巴结淋巴管炎，伴有淋巴结淋巴管明显肿胀、跳痛加剧、包块变软、化脓。

处方 4　金银刺甲汤

【方药与用法】 金银花、连翘和 15g，皂角刺、穿山甲各 10g。取上药加水 600ml 同煎，先用武火煎沸、后用文火续煎 30min，取药汁一次服毕；每日 1 剂，以连服 6～8 天为宜。

【功能与主治】 清热解毒，托毒排脓；主治急性淋巴结淋巴管炎，出现淋巴结淋巴管肿胀明显、跳痛加剧、包块开始变软而化脓。

处方 5　黄明白及汤

【方药与用法】 黄明胶 15g，白及、泽兰叶各 30g。上药加水 500ml 同煎，先用武火煎沸，再改用文火续煎 20min，取药汁一次服毕；每日 1 剂，连服 6 剂为 1 疗程。

【功能与主治】 能补益气血，扶正祛邪；主治淋巴结淋巴管炎证属气血耗伤者，如局部破溃、脓液黏稠、引流不畅，伴面色萎黄、舌淡红、苔薄白、脉细等。

处方 6　白薇苍术汤

【方药与用法】 白薇 30g，苍术 10g。上药加水 600ml 同煎，每剂水煎 2 次，取药汁一次服完；每日 1 剂；必要时，可捣碎药渣敷于患处，加用纱布包扎固定。

【功能与主治】 清热解毒，凉血和络；主治急性淋巴管炎证属火毒入络者，如局部出现细小红丝、色泽鲜红、略有压痛。

处方7　当归补血汤

【方药与用法】　当归、生黄芪各 30g。上药加水 500ml 同煎，先用武火煎沸，后用文火续煎 30min，取其药汁一次服完；每日 1 剂，连服 6 剂为 1 疗程。

【功能与主治】　补益气血，扶正祛邪；主治淋巴结淋巴管炎证属气血耗伤者，如局部出现破溃，流出稀薄脓液，纳差，伴面色萎黄、舌淡、苔白、脉细。

处方8　加味消毒汤

【方药与用法】　金银花、野菊花、牡丹皮各 30g，生甘草 15g。上药加水 600ml 同煎，先用武火煎沸后，改用文火续煎 20min，取药汁一次服下；每日 1 剂，连服 6～8 天。

【功能与主治】　清热解毒，凉血和络；主治急性淋巴管炎证属火毒入络者，如病灶处出现了红丝、色泽鲜红、略有触痛的患者。

第五节　化脓性骨髓炎

【概要】　化脓性骨髓炎是由金黄色葡萄球菌或溶血性链球菌感染所致的骨膜、骨质或骨髓炎症。患者急性期可出现严重局部及全身性中毒症状，一旦合并败血症则将危及生命。慢性骨髓炎多由急性期炎症失治、病程迁延而成。病变好发于胫骨、股骨、桡骨等长骨骨髓端。患者病初，突然高热、寒战、头痛等，白细胞显著增加，有局部红肿热痛，约经 3～4 周可穿破皮肤，形成脓性窦道。患者晚期可见长骨部位有 1 个或多个窦道、反复流脓、致使疮口长久不愈。局部皮肤及皮下组织常形成坚硬而粗厚的瘢痕，如脓液引流不畅，会导致患者的局部肿痛加剧。配合 X 线摄片检查，可见骨破坏及死骨等。中医学称此病为"附骨疽""咬骨疽"或"附骨流毒"等。主因湿热邪毒内蕴、留于筋骨，导致血凝毒聚、经络阻塞、燎热蕴蒸等，久病还会造成肝肾不足、气血两虚、正气无力抗邪等，此时须选择益气养血、清热化湿的中药治疗。

处方1　骨髓炎糊剂

【方药与用法】　白及 50g，绿豆粉 500g，黄连、细辛、冰片、制乳香、制没药、儿茶、血竭各 25g。上药研成细粉、过筛。治疗时，取适量药粉，用开水调制成药糊，立即敷于患处，涂药面积应略超出病灶 5～10cm 范围，随后覆上一层纱布或薄纸；可每隔 5～7 天换药 1 次。

【功能与主治】 该方外用能提毒拔脓，消肿散结；主治各种化脓性骨髓炎。

【简释】 临床观察结果证明，本方可产生显著的提毒拔脓、消肿止痛、生肌收口以及促进病骨修复之功效；但不可内服。

处方 2 茯苓车前汤

【方药与用法】 茯苓、车前子、紫花地丁各 30g，金银花 10g，牛膝 6g。上药加水 600ml 同煎，先用武火煎沸，后改为文火续煎 30min，滤其药汁，分 3 次口服；每日 1 剂，连服 6～10 天为 1 疗程。

【功能与主治】 清热化湿，化瘀通络；主治骨髓炎证属湿热瘀阻者，出现高热、寒战、肢痛、拒按、多汗、小便赤黄。

处方 3 银花蜈蚣散

【方药与用法】 金银花 60g，干蜈蚣 100 条，三七 45g；上药共研细末，分装成 60 包，每次取 1 包冲服，每日 2 次。

【功能与主治】 清热化湿，化瘀通络；主治骨髓炎证属湿热瘀阻证，伴有高热、寒战、肢痛，但皮肤外观变化不明显。

处方 4 透脓散

【方药与用法】 生黄芪 30g，当归、川芎、皂角刺、炮山甲各 10g。上药加水 600ml 同煎，先用武火、后用文火续煎 30min，滤其药汁一次口服；每日 1 剂，连服 6～10 天为 1 疗程。

【功能与主治】 清热化湿，和营拔毒；主治骨髓炎、热盛肉腐者，患者恰于病变中期，大约在第 3～第 4 周，可见患肢红肿、骨胀明显，伴烦躁口渴、身热不退。

处方 5 复方蜈蚣散

【方药与用法】 蜈蚣 60g，淫羊藿 30g，黄芪、肉桂各 10g，生甘草 5g。上药研成细粉，过 100 目筛，装瓶备用。每次取 15～20g，用温开水送服，每日 2 次。

【功能与主治】 益气养血，清热化湿；主治慢性骨髓炎证属气血亏虚者，出现病灶溃破、迟迟不敛、淋漓难尽、甚或产生死骨和窦道。

处方 6　蛇蜕蜂血散

【方药与用法】　蛇蜕 60g，蜂房 100g，黄芪、血余炭各 10g。上药共研细末，装瓶备用；治疗时，每次取 30g，以黄酒送服，每日 2 次。

【功能与主治】　此方能益气养血，解毒化湿；主治慢性骨髓炎证属气血亏虚者，常见有病灶溃破、切开治疗有大量脓液外溢，迟不敛口、甚或产生死骨和感染性瘘管。

第六节　急性乳腺炎

【概要】　急性乳腺炎是最为常见的乳房急性化脓性疾病，以产后尚未满哺乳期的妇女发病率最高，尤见于初产妇，大致占 80%。致病菌主要是金黄色葡萄球菌或链球菌。病初有乳头皲裂、刺痛，继而出现乳房胀痛和硬结，伴全身不适，甚至有发热和畏寒；严重时乳房肿胀、剧痛和压痛，发生蜂窝织炎的全身性症状表现，如寒战、高热、食欲下降等。中医学称本病为"乳痈"或"吹乳痈"，治疗应选用清热解毒、消肿散结、疏肝理气、活血化瘀的中药，若有硬块变软或积脓，一定要及时实施切开引流术措施。

处方 1　通乳汤

【方药与用法】　金银花、蒲公英各 30g，路路通、王不留行各 15g，赤芍、皂角刺、炮甲珠各 12g，当归、丝瓜络、陈皮各 9g。上药加水煎 2 次，煎液混匀后，分早、晚 2 次口服，每日 1 剂。

【功能与主治】　清热解毒，通乳散结；主治乳腺炎等。

处方 2　乳毒散

【方药与用法】　蜈蚣 2 条，斑蝥、蝉蜕、僵蚕各 5g，全蝎 8g，半枝莲 10g，鸡蛋 4 个，麻油 200g。上药置于油锅内煎炸，随后将油点燃，烧成炭，压碎成粉末后备用。治疗急性乳腺炎，每晚临睡前半小时，取药散约 50g，用温开水 1 次冲服；治疗慢性乳腺炎，宜隔日睡前口服 1 次，嘱其入睡，盖好被子出汗。

【功能与主治】　攻毒散结，通络止痛；主治乳腺炎。局部红肿尚未化脓者，及时口服此药，可使其肿块消散；倘若已化脓或溃烂，口服此药尚可促使其溃破和排脓。

处方 3　乳没蜂黄膏

【方药与用法】　乳香、没药、大黄、蜂房各 10g，蜂蜜适量。先将前四味药研成细末，加入蜂蜜捣成泥状，敷于乳房结块处，然后覆盖纱布，并以胶布固定，每天或隔日换药 1 次。

【功能与主治】　清热解毒，消肿止痛；主治产后乳痈。

处方 4　复方仙人掌糊

【方药与用法】　仙人掌（去皮刺）150g，青黛、朱砂各 30g，冰片 15g，甘草 5g。把仙人掌捣烂如泥，其他药共研细，与仙人掌泥共调成糊。治疗时，取药糊直接涂于患处，轻者每日外涂 3～5 次，重者每日外涂 5～8 次，并且注意保持其湿润。

【功能与主治】　清热，拔毒，化腐；主治不同时期的乳痈。

【简释】　现代药理研究认为，仙人掌具有明显的抗炎作用，捣烂外敷能治疗急性乳腺炎和急性腮腺炎等，仅用 3～5 天即能奏效。

第七节　乳腺增生症

【概要】　乳腺增生症又称为乳腺小叶增生，好发于 25～40 岁的妇女，可能与卵巢功能失调相关。本病主要临床症状是乳房胀痛，常于月经前期出现或加重；检查时可触及乳房单侧或双侧包块，呈结节状、大小不一，质地韧而不硬，与皮肤和深部组织之间并无粘连、推之易动，待到经期后可以缩小。有部分患者的乳头常出现不同程度的溢液。中医学称此病为"乳癖"，主因肝气郁结或冲任失调所致，治疗时要以疏肝理气为主，佐以活血行瘀或化痰散结的中药。

处方 1　乳腺增生汤

【方药与用法】　柴胡 10g，当归、玄参、浙贝母、白术各 12g，茯苓、生牡蛎、鹿角霜各 15g，薄荷、甘草各 6g。上药加水煎 2 次滤汁，混合后分早、晚各服 1 次；每日 1 剂，连服 30 天为 1 疗程。

血虚证，宜加鸡血藤 12g；肾虚证，可加紫石英 15g。若为肝郁化火，应加牡丹皮 15g，栀子 12g；局部痛甚，须加用路路通、川楝子各 15g；伴月经不调，宜加益母草 30g。

【功能与主治】　疏肝解郁，软坚散结；主治乳腺增生症。

处方 2　山甲全蝎胶囊

【方药与用法】　炮山甲、全蝎、蜈蚣、延胡索；药物按 2：1：1：1：6 的比例进行配伍，选择 40～60℃ 的温度对药进行烘干，研末混合，经 100 目过筛，做成口服胶囊，每粒约含生药 0.25g；治疗时，每次取 2 粒口服，于餐后温水送服；每日 3 次，连服 10 天为 1 个疗程。倘若疗效不明显，可将剂量渐加至每次 4 粒，每日 4 次。

【功能与主治】　活血化瘀，散结止痛；主治乳腺增生症。

处方 3　鹿甲散

【方药与用法】　鹿角片、穿山甲各 60g，王不留行、三棱、莪术各 100g，取上药，研细末混合，过 80 目筛；每次取 9g，于餐后用温水送服；每日 3 次，连服 3～4 个月。

【功能与主治】　补肾温阳，化瘀散结；主治乳腺增生症。

【简释】　现已悉鹿角水提物具有抑制催乳素的作用，故须注意以此治疗乳腺增生时应与其他药一起配合使用。

处方 4　消癖汤

【方药与用法】　丹参、穿山甲、延胡索、蛤粉各 20g，月季花、青皮、佛手片、姜黄、香附、蜂房、猫爪草各 15g，生牡蛎 50g。上药加水煎 2 次滤汁，混合后分 2 次口服，每日 1 剂。

乳块较硬时，宜加石见穿、三棱、莪术；气血亏虚时，宜加党参、黄芪；腰膝无力时，可加山茱萸、杜仲、鹿角霜；心烦不宁时，应加栀子、生地黄同煎。

【功能与主治】　行气止痛，活血软坚；主治乳腺增生症。

处方 5　乳癖消

【方药与用法】　天冬、生麦芽各 30g，昆布、海藻各 15g，大贝母、鹿角片（先煎）、荔枝核、橘核各 12g，生牡蛎（先煎）30g，芥子、三棱、莪术、僵蚕、蜂房各 10g。上药加水煎 2 次取汁，分 2 次口服，每日 1 剂。

【功能与主治】　软坚散结；主治乳腺增生症。

【简释】　已悉天冬多糖有抑瘤作用，有人报道每日仅取鲜天冬 60g，剥去外皮，放碗内加黄酒适量，隔水蒸熟，分早、中、晚 3 次口服，治疗乳腺小叶增生，将使 80% 以上的病例产生明显的疗效。

第八节 急性肠梗阻

【概要】 急性肠梗阻是指由不同原因引起的肠内容物通过障碍，其临床特征是腹痛、腹胀、排便和排气障碍，治疗及时能迅速恢复，若处理不当，也可产生肠麻痹、肠穿孔、肠坏死及弥漫性腹膜炎，以至于造成中毒性休克和危及生命。究其病因，一是因机械性因素而导致的肠腔狭窄，以至于发生完全性闭塞，造成肠内容物通过障碍；二是由于自主神经抑制、毒素刺激、肠管收缩和舒缩功能失调所引起的肠内容物通过障碍。本病属中医学"肠结""腹胀""关格"等范畴，通常可分为气滞型、瘀结型和疽结型3型：①气滞型，相当于单纯性机械性肠梗阻，表现为阵发性腹痛、自觉气体窜行、肠鸣音亢进、伴有恶心呕吐、腹软、无排便排气、多无腹膜刺激征、舌淡、苔白或薄腻、脉弦；②瘀结型，相当于绞窄性肠梗阻，表现为剧烈腹痛、中度腹胀、可见到较明显的肠型、有腹肌紧张、固定性疼痛、反跳痛、可触及肠襻、肠鸣音亢进、有气过水声、经常伴有胸闷、发热、呕吐、无排气排便，舌红绛、苔腻、脉弦数或洪大；③疽结型，相当于晚期绞窄性肠梗阻或中毒性肠麻痹等，患者腹痛腹胀持续不止，腹胀似鼓、全腹压痛、腹肌紧张、反跳痛、肠鸣音减弱或消失、剧烈呕吐、自肛内排出血性液体，伴有发热、烦躁、自汗、冷汗、四肢厥冷，舌红、苔黄腻、脉沉细或沉数。

处方1 牛膝木瓜酒

【方药与用法】 牛膝、木瓜各 50g，白酒 500ml。先将上药用酒浸泡 7 天，于每日晚入睡前饮用 1 次，每次用量应依患者的酒量而定，须严防发生酒精中毒。

【功能与主治】 理气通腑；主治气滞型粘连性肠梗阻，例如术后梗阻者，仍有阵发性腹痛、肠鸣音亢进、腹部膨胀等。

处方2 厚朴三物气滞汤

【方药与用法】 厚朴、枳实、莱菔子各 30g，生大黄 20g。上药加水 500ml 同煎，先用武火、后用文火续煎 30min，将药汁浓缩成 200ml，分成 2 次口服。为防止呕吐，也可将每剂分 4 次口服，成人用量为每日 2～3 剂。对高位肠梗阻，有时需要置入胃管后，经由此管注入，但宜在注入前而抽空胃内容物。

【功能与主治】 理气通腑；主治气滞型肠梗阻，如见阵发性腹痛、肠鸣音亢进、腹部膨胀、出现肠型或蠕动波，或者有持续性胀痛、腹部膨胀、恶心呕吐、无排便及排气。

处方3　莱菔大黄汤

【方药与用法】 炒莱菔子 12g，大黄、木香各 9g。上药加水 400ml，先煎莱菔子 10min，再放入木香和大黄续煎 15min，滤取其药汁 150ml，分 2 次口服，每次服药要间隔 6～8h，每日 1～2 剂。

【功能与主治】 理气通腑；主治气滞型粘连性肠梗阻，如外科术后肠梗阻，症见腹痛腹胀、恶心呕吐，无排便排气、无腹膜刺激征。

处方4　黄芪皂刺粥

【方药与用法】 黄芪、皂角刺各 30g，糯米 50g。取黄芪、皂角刺加水 1000ml，以文火煎沸，留汁去渣，再放入糯米和适量开水煮成药粥，每日 1 剂，早晚分食，连用 2 周为 1 疗程。

【功能与主治】 理气通腑；主治气滞型粘连性肠梗阻，如手术后肠梗阻，如腹痛腹胀、肠鸣音亢进，恶心呕吐，见有肠型或蠕动波，无排便排气、无腹膜刺激征。

处方5　硝菔汤

【方药与用法】 莱菔子 25g，大黄、芒硝（冲服）各 12g，蜂蜜 60g；先取上药加水 400ml 于砂锅内煎煮 15min，接着在滤渣后，再加入蜂蜜和芒硝续煎，至温时分次少量多次口服；每日 1～2 剂。

【功能与主治】 理气通腑，安蛔驱虫；主治蛔虫性肠梗阻，如见腹部略膨胀，可触及能移动的条状物，随肠管收缩而变硬，伴有恶心、呕吐，腹软、无排便排气、无腹膜刺激征。

处方6　当归木香汤

【方药与用法】 当归 50g，木香、赤小豆各 15g。上药加水 600ml 同煎，先用武火煎沸，再改用文火续煎 30min，将药汁浓缩成 200ml，分 2 次口服；成人每日煎服 2～3 剂。对高位肠梗阻，要尽早置入胃管，抽出胃内容物后，遂经胃管注入汤药。

【功能与主治】 清热通腑，泻下瘀血；主治瘀结型急性肠梗阻，见有腹痛剧烈、发热、腹胀、轻度腹肌紧张、固定压痛、反跳痛、触及包块、肠鸣音亢进、或气过水声、无排便排气。

处方 7　皂角麻仁汤

【方药与用法】 皂角刺 30g，火麻仁 15g，蜂蜜 360g。先将皂角刺和火麻仁加水 400ml，煎至 200ml，紧接着和蜂蜜冲在一起；晾凉至可口时，1 次口服；每日 1 剂，以连用 6 剂为宜。

【功能与主治】 清热通腑，泻下瘀血；主治疸结型急性肠梗阻，患者发生肠麻痹，腹痛不甚、高度膨胀、轻度腹肌紧张、肠鸣音消失、呕吐、无排便、不排气。

第九节　阑　尾　炎

【概要】 此病起因于各种急性化脓性感染，作为一种外科常见急腹症，如治疗不及时或不彻底，极可能形成化脓性阑尾炎或转为慢性阑尾炎，前者导致穿孔易发生急性腹膜炎、甚至组织坏死而死亡。中医学曾称本病为"肠痈"，即为热毒内聚、瘀结肠中，而生成痈脓的一种病症，以发热恶寒、少腹肿痞、疼痛为特征。

处方 1　红藤饮

【方药与用法】 红藤 30g，金银花、连翘、紫花地丁各 15g，薏苡仁、牡丹皮、败酱草各 10g，白芍药 9g，桃仁、大黄（后下）、甘草各 6g。上药加水煎取药汁 400ml，分 2 次口服，每日 1 剂。

患者如气滞血瘀明显，酌加延胡索、木香等；热重时宜加石膏、黄连；湿重时可加白豆蔻、佩兰；大热时可加生石膏，并重用败酱草、红藤、芦根等。倘若又发生阑尾周围脓肿，在原方中再加用红花、皂角、穿山甲、三棱、莪术等。

处方 2　天台乌药散

【方药与用法】 乌药 15g，小茴香 10g，木香、槟榔、川楝子、青皮、高良姜各 6g，巴豆 7 粒。煎前先把巴豆轻轻打破，同川楝子用麸皮一起炒黑，去巴豆和麸皮不用，将余药文火共煎，二煎药汁混合 1 次顿服。通常在 3 剂后只用麸皮炒川楝子继服即可。

患者气虚较甚宜去巴豆 3～4 粒，加用白术 15～30g；积热明显时须全去巴豆，加用大黄 10g。

处方 3　调和气血散

【方药与用法】　白芍药 20g，当归、槟榔、败酱草各 15g，生大黄、木香、甘草各 10g，肉桂 3g。上药水煎取药汁 300ml，分早、晚 2 次温服，每日 1 剂；连用 6～8 剂为 1 疗程。

【简释】　本病诊断常有腹膜刺激征，如触诊腹部压痛、肌紧张和反跳痛；腰大肌试验阳性和闭孔肌试验阳性；直肠肛门指诊可见右前上方触痛；如果炎症加重，包块形成脓肿时，触及压痛的包块更为明显，结合血细胞分析等实验室检查，则有利于确诊。该病评估不予保守治疗时，应当尽早采取手术治疗，以防炎症蔓延和病情恶化。

第十节　痔　　疮

【概要】　本病又称痔、痔核、痔病、痔疾等，源于直肠末端和肛管皮肤下静脉丛发生扩张和屈曲所形成的柔软静脉团。通常依据痔的发生部位和症状而分为内痔、外痔、混合痔。中医理论认为本病发生可与患者饮食不节有关，如平素嗜食辛辣、膏粱厚味或过量饮酒、邪热内炽、灼烁脉络而形成血瘀。久坐久立、时常便秘也可致气血失调、经络受阻、瘀血浊气下注肛门而发病。患者表现为坠痛、便血、内痔脱出等。

处方 1　痔特灵

【方药与用法】　苦参、生地黄、野菊花、蒲公英、紫花地丁各 30g，黄柏、槐花、五倍子、无花果、威灵仙、白果、花椒各 20g，牛膝、丹参、黄芩、茜草各 15g，黄连 6g。取上药晒干共研细末，装瓶备用；治疗时取 10g，用醋在火上打成稠糊状，放在 15mm×10mm 干净的布块中央，待凉后贴在肛门上，以手压实，胶布固定，每晚 1 贴，每治疗 6 次为 1疗程。

处方 2　三黄汤加味

【方药与用法】　黄连、黄柏各 30g，朴硝 20g，苦参 30g，乳香、没药、五倍子、荆芥、防风、延胡索各 15g。诸药加水 1500ml 煎煮，去渣滤液约 1000ml，先行熏蒸，待药液放温后进行坐浴，并用纱布蘸洗患处，每次 15～20 分钟，每日 2 次，每疗程 6 天。

处方 3　痔疮洗消液

【方药与用法】　苦参、丹参各 20g，皂刺、大黄、苍术、五倍子、地肤子、金银花、红花、赤芍、蒲公英、黄柏各 15g。取上药装入纱布口袋内，煎煮 30 分钟，弃去药袋，用药液先熏后洗，每次 30～40 分钟，每日 2～3 次；每次熏洗后亦可局部涂抹马应龙痔疮膏。

【简释】　本病保守治疗不成，尚可考虑实施手术治疗。中药辨证治疗应以肛门处局部用药为主，内痔晚期大量出血和脱出，易致患者贫血、头晕、乏力、精力不佳、食欲不振等，经常脱出将致肛门括约肌分泌物增多、肛缘潮湿不洁、发生湿疹或瘙痒，甚至摩擦痛或痒痛等，故应保持其干燥和清洁，以利于防止感染细菌。

第十一节　雷　诺　病

【概要】　雷诺病为一种发作性肢端动脉痉挛综合征，大多数是因血管神经功能紊乱所导致的小动脉痉挛，在患者发生情绪波动和受到寒冷刺激时诱发，且以青壮年女性更为多见。患者通常表现为阵发性肢端皮肤发白、发绀和潮红，以前臂和手指更加常见，待其诱因消失后即可恢复常态。中医学将此病归属于"手足逆冷"或"脉痹证"等，须按以下分型辨证论治：①阴寒型，患者肢体发凉，呈苍白色或淡红色，有麻木疼痛感，喜暖怕冷；②血瘀型，患者出现手指持续性青紫、发凉、胀痛，甚至产生瘀肿，舌绛或有瘀斑、苔薄白、脉细涩；③湿热型，患者手指肿胀、潮红、疼痛比较明显，有时可合并局部溃疡，舌质红、苔黄、脉数；④脾肾阳虚型，患者手指苍白，迟迟不能转红、冬季寒冷时更甚，或合并腰酸背痛，舌淡、苔白、脉沉细。

处方 1　丹参胶丸

【方药与用法】　壁虎、丹参各 50g。取上药置瓦片上焙干、共研细末，分装于口服胶囊中；每次取 5g 口服，每日 3 次。

【功能与主治】　活血化瘀，理气止痛；主治血瘀型雷诺病，出现肢端持续性青紫、胀痛、肢体麻木等。

处方2　姜附汤

【方药与用法】　制附子 10g，干姜、葱白各 15g。先取制附子加水 600ml 煎煮，先用武火、后改用文火续煎 20min，取其药汁 400ml，一次口服；每日 1 剂。

【功能与主治】　温经散寒，通络止痛；主治阴寒型雷诺病，可见肢冷、麻木疼痛、喜温怕冷、得温则暖。

处方3　黄苏汤

【方药与用法】　炙黄芪 60g，苏木、川芎各 15g。上药加水 800ml 煎煮，先用武火、后改用文火续煎 30min，取其药汁一次口服，每日 1 剂。

【功能与主治】　健脾益气，活血止痛；主治血瘀型雷诺病，如见肢端青紫、苍白潮红、以冬天变冷时更为明显。

处方4　回阳逐瘀汤

【方药与用法】　桂枝 15g，炮姜 10g，鹿茸 6g，附子 6g。先取鹿茸加水 900ml 同煎，先用武火、后用文火续煎 30min；接下来，再加入余药同煎；取药汁一次口服，每日 1 剂。

【功能与主治】　温阳散寒，通经化瘀；主治阴寒型或脾肾阳虚型雷诺病，症见肢端寒冷、苍白、迟不转红、以冬天发作频繁。

处方5　四妙勇安汤

【方药与用法】　金银花 20g，玄参、当归各 15g，生甘草 6g。上药加水 500ml 同煎，先用武火、后用文火续煎 20min，取其药汁一次口服；每日 1 剂，连服 6~8 剂为 1 疗程。

【功能与主治】　清热解毒，和营止痛；主治湿热型雷诺病，见有手指潮红、时常发生破溃，可伴有疼痛。

处方6　舒脉酒

【方药与用法】　炙黄芪 500g，丹参 500g。取上药加酒 1000ml 同泡，再制成含乙醇 10% 的药酒，每次取 50ml 口服，每日 2 次；连用 3~6 周。

【功能与主治】　益气健脾，和营止痛；主治湿热型雷诺病，患者每遇寒冷即可出现肢端潮红、以至于手指瘀肿、发凉等。

第十二节　血栓闭塞性脉管炎

【概要】　血栓闭塞性脉管炎是一种由周围脉管慢性持续性、进行性血管炎症病变所导致的血栓形成、管腔闭塞、肢体缺血性损害的疾病，并且好发于青年男性。临床上可见患者足趾或手指冷痛、麻木、苍白、发绀，休息或遇暖略可减轻；活动中易于出现典型的间歇性跛行。严重者还可见有患指（趾）剧痛，甚至发展成持续性静息痛，足趾等局部皮肤出现黑斑、坏死或溃疡。本病属于中医学"脱疽"的范畴，可分为血瘀型、阴虚型、气血两虚型、湿热型、热毒型等。急性期以湿热型和热毒型多见，好转稳定期以血瘀型、阴虚型和气血两虚型更为多见。依据坏疽的范围，也可以将血栓闭塞性脉管炎分为局部缺血期、营养障碍期、组织坏死期3级。比如Ⅰ级为坏疽仅局限于趾（指）部，Ⅱ级为坏疽已延及趾（指掌）关节，Ⅲ级为坏疽已上延至足跟、踝（腕）关节以上。

处方1　脉通灵Ⅰ、Ⅱ号

【方药与用法】　① 脉通灵Ⅰ号方：金银花30g，赤芍、玄参、生地黄、当归各15g。

② 脉通灵Ⅱ号方：当归、赤芍、生地黄各15g，红花、生黄芪各10g。

上药均加水浓煎后分2次口服，每次约100ml，于饭后2h温开水送服，连用2个月为1个疗程。

【功能与主治】　此方脉通灵Ⅰ号方能清热凉血、滋阴解毒，主治热毒型血栓闭塞性脉管炎；脉通灵Ⅱ号方能益气活血、化瘀通脉，主治血瘀型血栓闭塞性脉管炎。

处方2　当归四逆汤加味

【方药与用法】　当归、桂枝、芍药各9g，细辛3g，炙甘草6g，地龙、牛膝、丹参、制没药、制乳香各9g，桃仁、红花、通草各6g，大枣5枚。上药加水煎2次，分早、晚各1次温服，每日1剂。

【功能与主治】　此方能活血通脉，温经散寒；主治血瘀型血栓闭塞性脉管炎。

处方3　四妙勇安汤

【方药与用法】　玄参、金银花各90g，当归60g，炙甘草30g。上药加水煎 2 次，分 2 次口服；每日 1 剂，连用 10 剂为 1 个疗程。如要进行益气养阴及活血时，应加用川石斛、生黄芪、党参、牛膝各 12g，土茯苓、鸡血藤各 15g，红花 10g 同煎。

【功能与主治】 养阴清热，活血通脉；主治血栓闭塞性脉管炎。

处方 4　多药通脉片

【方药与用法】 太子参、黄芪、当归、石斛、玄参、金银花、牛膝、水蛭、土鳖虫、乌梢蛇、罂粟壳、檀香木；上药等份加工成生药片，每片含 1.5g。治疗时，每日早、晚各服 8～12 片；另外，也可将其制成通脉散剂，每次 9g 口服，每日 2 次。

【功能与主治】 益气活血通脉；适用于各型血栓闭塞性脉管炎。

处方 5　舒脉宁

【方药与用法】 黄芪、党参、丹参各 15g，红花、石斛、延胡索各 10g，制附子 6g，肉桂 3g，金银花、连翘各 12g，制乳香、制没药各 10g。上药加水煎 2 次后，分早、晚 2 次口服；每日 1 剂，连治 30 天为 1 疗程。

【功能与主治】 益气温阳，活血止痛；主治血栓闭塞性脉管炎。

第十三节　下肢静脉曲张

【概要】 下肢静脉曲张指下肢浅静脉系统血液回流障碍、静脉内压上升、腔壁逐渐扩张、整个血管被拉长，呈蚯蚓状迂曲，其从事站立工作和参与重体力劳动者的发生率最高，好发于下肢大隐静脉、小隐静脉。下肢大隐静脉曲张，出现局部青筋怒张、小腿酸胀感，甚至出现隐痛，或易于疲劳。若站立时间较长，还会发生足踝部水肿；长期静脉曲张，还将导致局部皮肤营养不良、色素沉着等，甚至产生久经不愈的溃疡。本病中医学称为"筋瘤""恶脉""老烂腿"等，应按照以下分型采取辨证论治：①热湿下注型，表现为下肢静脉迂曲、局部红肿热痛、轻度足踝红肿，偶见合并溃疡，检查舌红、苔黄腻、脉细数；②湿阻瘀滞型，表现为下肢静脉迂曲成团、肤色发紫、溃疡经久不愈，检查舌淡、苔薄白、脉涩；③气血两虚型，表现为静脉迂曲成团，多呈囊状、皮肤发绀、溃疡流脓不止、经久不愈，舌淡红、苔薄白、脉细。

处方 1　利湿逐瘀汤

【方药与用法】　黄柏、鸡血藤各 20g，赤芍 15g，苍术 10g。上药加水 800ml 同煎，先用武火煎沸、后用文火续煎 30min，取药汁 500ml 一次口服；每日 1 剂。

【功能与主治】　利湿通络，活血散结；主治湿阻瘀滞型下肢静脉曲张，如见下肢青筋怒张、迂曲成团、状如蚯蚓，皮肤青紫，可触及静脉结。

处方 2　清营解瘀汤

【方药与用法】　益母草 100g，紫花地丁 30g，紫草、赤芍、牡丹皮各 15g。上药加水 900ml 同煎，先用武火煎沸、后用文火续煎 20min，取药汁一次口服，每日 1 剂。

【功能与主治】　清热利湿，化瘀消肿；主治湿热下注型下肢静脉曲张，如见下肢青筋怒张、迂曲成团，局部红肿热痛，可触及静脉结。

处方 3　草术汤

【方药与用法】　熟地黄、当归、川芎各 15g，黄柏、牛膝各 10g。取上药加水 500ml 同煎，先用武火煎沸、后用文火续煎 30min，取药汁一次口服，每日 1 剂。

【功能与主治】　清热利湿，消肿通络；主治湿热下注型下肢静脉曲张，如见下肢静脉迂曲成团、局部红肿热痛、压痛更甚，并伴周围皮肤色素沉着。

处方 4　四物汤

【方药与用法】　熟地黄、当归、川芎各 15g，白芍 10g。上药加水 600ml 浸泡 15min，先经武火煎沸，随后改为文火续煎 30min，取药汁 350ml 一次口服，每日 1 剂。

【功能与主治】　益气生血，化瘀通络；主治气血两虚型下肢静脉曲张，如见下肢静脉迂曲成团、长期不愈、皮肤发绀、溃疡、稀脓、肉芽晦暗。

处方 5　五神汤

【方药与用法】　紫花地丁 20g，金银花、车前子各 15g、茯苓、牛膝各 10g。上药加水 500ml 同煎，先用武火煎沸、后用文火续煎 20min，取药汁一次口服；每日 1 剂，连服 6 剂为 1 疗程。

【功能与主治】 清热解毒，化瘀消肿；主治湿热下注型下肢静脉曲张，如见下肢青筋怒张、红肿灼痛，伴发热、恶寒、大便秘结、小便赤黄。

第十四节　血栓性静脉炎

【概要】 血栓性静脉炎常发生于下肢浅静脉，偶尔可见于上肢或胸腹壁静脉。倘若发生在下肢，患者会出现浅静脉及其四周组织红肿和疼痛，部分患者还可伴有恶寒、高热等全身性临床症状。当局部红肿、疼痛痛消退后，在皮肤上可留下深褐色改变。胸腹壁浅静脉炎可产生触痛、牵拉痛的硬性条索状物，一般不会产生明显全身性症状。急性期患者可以有白细胞及中性粒细胞增高，多数病例有多年的静脉曲张病史。中医学称此病为"恶脉"或"脉痹"，须按照以下分型进行辨证论治：①脉络湿热型，可沿静脉走行区或原来迂曲团突然产生肿胀和灼痛，触及静脉硬结或索状物，有时还可伴不同程度的发热、大便干结、小便赤黄、舌红、苔黄腻、脉滑数；②脉络瘀阻型，主要沿静脉走行区出现长短不一、粗细不等的条索状物，伴有肿胀和灼痛、可有轻微触痛或牵拉痛、舌质淡紫、苔薄白、脉涩。

处方1　三妙丸

【方药与用法】 苍术180g，黄柏120g，牛膝60g；先将黄柏加白酒炒制，再与诸药共研细末，然后水泛为丸；治疗时每次6g口服，每日3次。

【功能与主治】 清热利湿，消肿散结；主治脉络湿热型血栓性静脉炎，常见静脉走行区红肿和疼痛，伴有周围皮肤灼痛。

处方2　五神汤

【方药与用法】 紫花地丁20g，金银花、车前子各15g、茯苓、牛膝各10g。上药加水700ml浸泡15min，先用武火，后用文火续煎20min，取药汁一次口服；每日1剂；连服6～10剂。

【功能与主治】 此方能清热解毒，利湿消肿；主治脉络湿热型血栓性静脉炎，常见静脉走行区条索状硬块、局部红肿灼热、压痛较为明显。

处方3　活血通脉汤

【方药与用法】 当归、赤芍各15g，丹参20g，莪术各10g。上药加水 600ml 同煎，先用武火、后用文火续煎 20min，取药汁一次服下，每日 1 剂。

【功能与主治】 活血化瘀，通络散结；主治脉络瘀阻型血栓性静脉炎，出现静脉走行区硬块，牵引皮肤两端出现凹陷性浅沟、四周皮肤紫黯而经久未愈。

处方 4　四虫丸

【方药与用法】 全蝎、蜈蚣、地龙、地鳖虫各 3g。将上药共研细末，装入口服胶囊，为 1 天的使用量，每次 6g 口服，每日分早、晚各 1 次，连服 6 天为 1 疗程。

【功能与主治】 活血化瘀，通络止痛；主治脉络瘀阻型血栓性静脉炎，患者出现浅静脉走行区硬块、压痛不太明显，但可发生局部皮肤紫黯。

第十五节　褥　　疮

【概要】 褥疮多见于昏迷、半身不遂或下肢瘫痪长期卧床患者，好发于容易受压迫和摩擦的部位，例如尾骶、脊背、坐骨结节、足跟等。最初在上述部位皮肤上出现破损面，或产生褐色红斑，逐渐呈暗红色，终于溃腐，造成局限性浅表性溃疡，并不易收敛。若病情进一步发展，溃疡可向深处的四周蔓延、扩展，严重时也可伤筋损骨。中医中药治疗应以补益气血、和营托毒为主，并须结合严格的科学护理。

处方 1　溃疡速愈散

【方药与用法】 麝香 1g，儿茶、玳瑁、乳香、赤石脂各 30g，冰片 20g，青黛 50g。上药共研细末，装瓶备用。治疗时，先用新洁尔灭消毒局部疮面，接着将药末均匀地撒在溃疡面上，每日或隔日换药 1 次，直到局部病灶彻底愈合为止。

【功能与主治】 清热活血，拔毒生肌；主治各种褥疮性皮肤溃疡。

处方 2　紫油散

【方药与用法】 紫草 200g，青黛、黄连各 20g，滑石 30g。另取西药泼尼松 100mg，及氯苯那敏（扑尔敏）10 片（碎成药粉）。先将紫草加水 300ml，煎取 100ml，加入麻油 10ml，装瓶备用；然后将余药研细末、过筛，装瓶备用。临用时，首先清洗疮口，再以紫草油外涂，最后敷上药粉。要酌情定时换药。

【功能与主治】 解毒生肌；主治褥疮。

【疗效评估】 有人研究报道，此方治疗 30 例长期卧床的患者，全部被治愈。于 1 周以内治愈者 8 例、2 周治愈者 14 例、在 3 周以上治愈者 8 例。

处方 3 红花煎剂

【方药与用法】 红花 60g。取该药加水 300ml，用文火煎至 30ml，然后去渣留汁备用。治疗时，先用 0.9％生理盐水冲，并彻底修剪掉坏死组织，常规使用碘酊及乙醇消毒，接着将本药液搽在疮面上，不要使药液溢在正常皮肤上面，每日或隔日换药 1 次。

【功能与主治】 活血化瘀；主治褥疮。

处方 4 双黄连粉针剂

【方药与用法】 金银花、黄芩、连翘；将上药提取物制成粉针剂，每支 600mg。治疗时，先行局部皮肤常规清创和消毒，把双黄连粉针剂均匀地喷在溃疡面上，盖好无菌纱布，以胶布固定；每日换药 1 次，连续治疗 1～2 周为 1 疗程。

【功能与主治】 清热解毒；主治褥疮。

第十六节 烧 伤

【概要】 烧伤系由火焰、灼热气体、液体、固体、电与放射线或化学物质作用于人体所引起的一种损伤。要正确判断患者烧伤的程度，须首先了解烧伤面积和深度。中医学称此病为"水火烫伤"，治疗宜采用清热解毒、凉血止痛、敛疮消肿或润肤生肌的中药。

处方 1 紫霜

【方药与用法】 紫草 90g，白芷、金银花、大黄各 60g。若有必要，还可取诺氟沙星或氯霉素 5g。将上药分别制成"水包油"性质的乳化剂，此药更适用于较大面积的Ⅱ度烧伤。搽药前，要细心进行清创和引流、彻底剪除腐肉，然后把紫霜涂敷涂在创面，其厚度不低于 5～8mm，并将四肢包扎好；每隔 2～3 日换药 1 次，直到创面表皮化、药层干燥、与患部连接紧密为止。

【功能与主治】 清热，凉血，解毒；主治烧伤，更适用于治疗Ⅱ度烧伤。

【简释】 方中紫草性味苦寒，具有凉血活血、清热解毒之功效，与等量白芷、忍冬藤和少量冰片伍用，能产生更明显的治疗作用。

处方 2 烧伤Ⅰ号油膏

【方药与用法】 紫草、儿茶各 30g，大黄、黄连、黄柏、地榆、白及各 20g，薄荷、冰片各 10g，麻油 1000ml，医用凡士林 150g。先取前 7 味药加入麻油浸泡 24h 后，经文火煎约 30min，过滤去渣，对入凡士林；将薄荷、冰片研极细末，过 90 目细筛，加入对好的药汁内，调匀、冷却，封用。烧伤创面行清创术，剪除水疱，然后均匀涂药后暴露。治疗前 3 天，每日换药 3～4 次，以后每日 1～2 次。此情适于配合采用抗生素和补充血容量治疗。

【功能与主治】 清热凉血，敛疮生肌；适用于治疗Ⅱ度或Ⅲ度烧伤。

处方 3 复方虎杖酊

【方药与用法】 虎杖、黄柏各 1 份，地榆、榆树皮内层皮各 2 份；上药粉碎，经 80 目过筛，混匀；药粉可按每克兑入 95％乙醇 2ml 的比例浸泡 1 周，滤出药汁，余药也以同法加入乙醇浸泡 1 周，再予加压过滤，两液混匀后，装入 500ml 无菌瓶内备用。治疗前，先行清创，再将此药喷洒于创面，每隔 2～4h 1 次；次日，可减少喷药次数，每日 3～6 次即可。

【功能与主治】 清热解毒，敛疮生肌；主治烧伤，适用于Ⅱ～Ⅲ度烧伤。

处方 4 虎枣涂剂

【方药与用法】 酸枣树皮 500g，虎杖 500g，冰片 9g。先将酸枣树皮、虎杖加水 5000ml 煎煮，浓缩至 500ml，过滤后、加入冰片，装瓶密封采取高压消毒。对Ⅰ度、Ⅱ度烧伤面积较小、创面干净、无污染者，把药液直接涂于创面；每日 10～15 次，直至创面结痂愈合为止。对有水疱者，先将其刺破后涂药。创面伴有污染时，涂药前要进行彻底清创和肌注射破伤风抗毒素（TAT）1500U。对Ⅱ度以上面积较大者，在涂搽此药同时，须酌情加强抗感染、补液、抗休克等治疗。

【功能与主治】 清热解毒，敛疮生肌；主治大面积烧伤。

【简释】 酸枣树皮味苦、涩，性温，具有敛疮止血的功效。在《中草药学》中记载，与虎杖按 8∶2 配伍，共熬成膏，用乌桕油调搽，治疗烫伤的效果更明显。

处方5　冷藏复方烫伤酊

【方药与用法】 儿茶、虎杖各 250g，地榆、大黄各 120g，冰片、五倍子各 90g，细辛 60g；另取 80％乙醇 1000ml，先将上药共研细末，兑入乙醇，密封 5 天后，用滤纸或药棉过滤；装瓶后置入 4℃冰箱内备用。首次用药，要用生理盐水反复冲洗清创；接下来用灭菌棉球拭干后涂药，实施暴露治疗法；每日换药 1～2 次。

【功能与主治】 清热凉血，敛疮生肌；主治Ⅱ度烧伤。

第十七节　冻　　伤

【概要】 冻伤是人体在遇到低温侵袭时所产生的病理生理反应之一，此时将导致严重血管痉挛、血液循环障碍等。此病在冬季或寒冷气候更易发生，有时可随着天气变暖而逐渐恢复。正常情况之下，冻伤更易于发生在人体暴露部位，如手背、手指、足趾、足跟、外耳廓、面颊等处。病初为局限性红斑、暗红色或紫色肿块、轻微触痛或发痒、有时出现突然加重；若病情不断加重，将使局部肿胀更加明显突出，即可产生水疱，疱内流出黄色或血性脓液，倘若破溃则易于糜烂或形成溃疡等。中医学称本病为"冻疮"，主因元气虚弱、寒邪外袭所致。治疗时，须采取温经散寒、活血通络的中药方剂。

处方1　桂枝当归饮

【方药与用法】 当归 12g，桂枝、芍药各 10g，生姜、甘草各 5g。上药加水 800ml 同煎，先用武火煎沸、后用文火续煎 30min，取其汁一次口服，每日 1 剂；煎前加入大枣 50g 为引，其临床效果更好。

【功能与主治】 温经散寒，活血通络；主治冻伤属元气虚伤或寒邪外袭证。

处方 2 桂枝汤

【方药与用法】 桂枝、芍药、生姜各 9g，甘草 6g，大枣 50 枚。上药加水 850ml 后同煎，经用武火煎沸后，再改为文火续煎 20min，取药汁 450ml，一次口服，每日 1 剂。

【功能与主治】 调和营卫，解表散寒；主治冻伤属寒邪外袭证，症见耳廓紫红、遇热时瘙痒等。

处方 3 黄芪桂枝五物汤

【方药与用法】 黄芪 12g、桂枝、芍药各 10g，生姜 12g，大枣 15g。上药加水 800ml 后同煎，先用武火煎沸、后用文火续煎 30min，取药汁 400ml 一次口服，每日 1 剂。

【功能与主治】 益气温经，通痹散寒；主治冻伤属元气虚弱、复感外邪证患者。

处方 4 当归疗冻验方

【方药与用法】 当归 12g、桂枝、芍药各 10g，通草 3g，细辛 1.5g。上药加水 600ml 浸泡 15min 后，先经武火煎沸，随后改为文火续煎 30min，取药汁 350ml 一次口服，每日 1 剂。

【功能与主治】 温经散寒，活血通络；主治冻伤属元气虚弱、寒气外袭证。症见面部出现暗紫红斑、灼痛瘙痒等。

第十八节 毒蛇咬伤

【概要】 毒蛇咬伤是一种对劳动人民危害十分严重的虫伤性疾病。目前，我国有毒蛇 60 余种，主要分布在华南地区。被咬伤后，局部可见粗大的毒牙咬痕，银环蛇、金环蛇咬伤后，有微痛，一时不会发生局部红肿和渗液，但所属的淋巴结迅速肿大或有触痛，为神经毒毒蛇咬伤中毒；蝰蛇、竹叶青、蝮蛇等咬伤后，出现剧痛、很快发生肿胀和水疱，导致所属的淋巴结、淋巴管发炎，有时伤口处还可出现坏死和溃疡等，为血循环毒毒蛇咬伤中毒；此外，还有一类混合性的毒蛇咬伤中毒，除了产生局部症状以外，可伴有全身性的临床症状，如肢体麻木或瘫痪、吞咽困难、眼球转动不灵、发生急性心力衰竭或中毒性休克等，此时也很容易导致死亡。中医学将此病辨证分为 3 型：①相当于神经毒的风毒型，宜选用活血化瘀药救治；②相当于血循环毒的风毒型，应选用清热解毒、凉血止血药进行救治；③相当于混合毒的风毒型，应及时选择活血祛风、清热解毒、凉血止血的中药治疗。但中药水煎不及时，故不太适合咬伤的紧急救治。

处方 1　疗蛇伤煎

【方药与用法】　蛇王藤、七星剑、半边莲、三桠苦各25g。上药加水800ml同煎，先用武火煎沸，再改用文火续煎30min，取药汁400ml，一次口服，每日1剂。须注重一定配合加强伤口清创和消毒治疗。

【功能与主治】　活血祛风，清热解毒；主治毒蛇咬伤，局部不肿不红，无过多渗液，仅轻微疼痛。

处方 2　双花解毒煎

【方药与用法】　白菊花、金银花各25g，甘草10g。上药加水700ml后同煎，先用武火煎沸、后用文火续煎20min，取药汁一次口服，每日1剂。服药期间，一定注意伤口清创和消毒治疗。

【功能与主治】　清热解毒，凉血；主治毒蛇咬伤，局部伤口剧痛，迅速产生溃疡。

处方 3　蛇药丸

【方药与用法】　雄黄、细辛各2份，白芷4份。取药共研细末，水泛成丸；每次取3g口服，每日3剂；与此同时须注意局部伤口清创治疗。

【功能与主治】　解毒消肿，祛风止痛；主治毒蛇咬伤，局部不肿不红，虽无过多渗液，但有轻微疼痛。

处方 4　牛角蛇咬方

【方药与用法】　水牛角、芍药各30g，生地黄80g，牡丹皮20g。先取生地黄加水500ml煎煮，先用武火煎沸后，改用文火续煎20min；随后，加入余药续煎30min，取药汁混合，一次性口服，每日1～2剂。此时，须注意及时实施局部伤口彻底清创和消毒治疗。

【功能与主治】　清热解毒，活血祛风；主治毒蛇咬伤，如见伤口疼痛，出现明显肿胀及肢体麻木等。

第十五章
皮肤科病症

第一节　带状疱疹

　　【概要】　带状疱疹是由带状疱疹病毒引起的、同时累及神经和皮肤的常见病，其特征为单侧性、沿被侵犯的三叉神经或脊神经分布区出现带状多片红斑基础上的成簇疱疹，常伴有发热和神经痛，并且可出现区域性淋巴结肿大。因本病好发于胸胁及腰部，所以中医学称其为"缠腰火丹""蛇丹""蛇串疮"。主要病因为肝火脾湿郁于内、毒邪乘虚于外，治疗时应选用清肝泻火、利湿解毒、化瘀止痛的中药方剂。

处方1　二乌酒精浸液

　　【方药与用法】　生川乌、生草乌、生南星、生半夏、白芷、大黄、雄黄各10g，冰片1g，蜈蚣4条。上药共研细末，加入95％乙醇500ml浸泡2周；使用时把浸泡液摇匀，涂搽患处，每日3～4次。

　　【功能与主治】　解毒止痛；主治带状疱疹。

　　【注意事项】　本品有毒，不可内服；对疱疹已溃者不宜用。

处方2　大黄五倍子膏

　　【方药与用法】　生大黄2份，黄柏2份，五倍子1份，芒硝1份。取上药共研细末，外加凡士林制成30％软膏，治疗时外搽患处，每日2～

3次。

【功能与主治】 清热解毒，燥湿收敛；主治带状疱疹。

处方3　王不留行糊剂

【方药与用法】 王不留行适量；上药以文火焙干，呈黄褐色（或爆花状），共研细末，用鸡蛋清调成糊状，涂搽患处，每日3次。

【功能与主治】 活血止痛；主治带状疱疹。

处方4　加减升降汤

【方药与用法】 生大黄（后下）、姜黄、僵蚕、生地黄、赤芍各10g，生栀子、黄连各5g，大青叶15g。上药加水煎2次口服，每日1剂。若患者大便频繁，宜去大黄；高热时宜加生石膏；局部疼痛明显时可加适量乳香同煎。

【功能与主治】 泻火解毒，活血止痛；主治带状疱疹。

处方5　加减龙胆泻肝汤

【方药与用法】 龙胆15g，柴胡、黄芩、车前子各10g，栀子、熟地黄各20g，木通、当归12g。上药加水煎2次口服，每日1剂，连服5～7天。重症者、疱疹面积大、局部刺痛剧烈，宜加重楼20g、大青叶各30g、绿豆衣12g；此外，还可留药渣捣碎，搽于患处，每日换药2次。

【功能与主治】 清肝泻火，利湿解毒；主治带状疱疹。

【注意事项】 方5中木通应该用川木通为宜，因关木通可能产生肾功能损害。

【简释】 此方源自《医方集解》，由龙胆、黄芩、栀子、泽泻、木通、车前子、当归、生地黄、柴胡、甘草等药组成；必要可随证加减。

处方6　金芍一贯煎

【方药与用法】 白芍、生地黄各10～50g，郁金、北沙参、麦冬、枸杞子各10～30g，当归、川楝子各6～15g。上药加水煎2次滤汁350ml口服，每日1剂。

【功能与主治】 滋阴养血，理气止痛；主治老年人带状疱疹，以补为主，疏补同用。

处方7　雄黄散

【方药与用法】 雄黄、白矾各8g，蜈蚣2g。取上药共研细末，用

麻油或冷开水调成糊状；治疗时搽敷患处即可，每日 3～4 次，连用 3 天为
1 个疗程。

【功能与主治】 解毒止痛，收敛燥湿；主治带状疱疹等。

处方 8　龙衣散

【方药与用法】 蛇蜕 5g，灯心草 10g，凤凰衣 3g。先将蛇蜕、灯心
草同烧成灰，再把凤凰衣研成细末，混匀即成。治疗时，取药粉适量，对
入麻油调制成糊状，涂搽敷处，每日 2～3 次。

【功能与主治】 祛风止痒，敛疮生肌；主治带状疱疹。

第二节　荨　麻　疹

【概要】 荨麻疹是一种十分常见的过敏性疾病，表现为突然发生的
皮肤黏膜血管扩张、通透性增加，从而出现的一种局限性水肿反应。主要
临床特征是疹性风团，随起随消，消退后不留瘢痕；在成人或儿童均可发
病。本病中医学称为"瘾疹""风疹块"，是由腠理不密、汗出受风、正邪
相搏、瘀肤发疹、日久化热、伤及阴液、气血亏虚、久病不愈所致。治疗
时，须以祛风为主，并佐以清热或祛寒之法；对年老体虚者，还应与益气、
养血、调冲任的中药伍用。

处方 1　疏风活血汤

【方药与用法】 赤芍、丹参、苦参、蛇床子、地肤子各 20g，地
龙、乳香、独活、防风、没药各 15g、白芷 10g。上药加水煎 2 次滤出口
服，每日 1 剂。

【功能与主治】 疏风活血，止痒；主治皮肤荨麻疹。

【简释】 方中赤芍、丹参、乳香、没药等能活血化瘀，防风、白芷、
独活与地肤子、蛇床子伍用，能疏风止痒，配伍中加入地龙、苦参等，还
可产生清热、燥湿通络的功效。

处方 2　脱敏方

【方药与用法】 蛇床子、地肤子、路路通各 15g，荆芥、蝉蜕、蒺
藜、白鲜皮、乌梢蛇、蜂房各 10g，防风、蛇蜕、全蝎、生甘草各 6g。上
药加水煎 2 次，分早、晚各 1 次口服，每日 1 剂；小儿须酌情减量。应禁

食辛辣、腥膻和蛋类食物。

【功能与主治】 祛风止痒；主治荨麻疹。

【简释】 方2中蝉蜕水煎能发挥良好的抗过敏作用，若与蛇蜕伍用，还可治全身癫癣瘙痒等。

处方3　消顽汤

【方药与用法】 熟地黄、当归、白芍各20g，黄芪、何首乌各30g，蒺藜、荆芥、防风、川芎各12g，蝉蜕、甘草各10g。上药加水煎2次滤汁400ml，每日早、晚各1次口服，每日1剂。服药期间，须忌食腥膻食物。

【功能与主治】 益气养血，疏风止痒；主治顽固性荨麻疹。

【简释】 此方重用黄芪能益气固表，加用何首乌和四物汤能养血以和营，与蝉蜕、防风、荆芥、蒺藜等伍用，还可疏风止痒而标本兼治。

处方4　消风散

【方药与用法】 当归、生地黄、知母各10～15g，石膏15～30g，苦参、亚麻子、荆芥、防风、木通、蝉蜕、牛蒡子各5～10g，甘草3～5g。上药加水煎2次滤出，于每日早餐前口服；每日1剂，连服10剂为1个疗程。

【功能与主治】 养血祛风，清热燥湿；主治慢性荨麻疹。

处方5　变通阳和汤

【方药与用法】 麻黄、炮姜各5g，芥子、红花各10g，熟地黄、桂枝各12g，鹿角霜、荆芥、防风各15g，黄芪18g，甘草6g。上药加水煎口服，每日1剂。

【功能与主治】 温经散寒，益气和血，祛风止痒；主治寒冷型荨麻疹，如皮疹色白，遇冷风则剧、得暖则痊、冬重夏轻、苔薄白或薄腻、脉迟或濡缓。

处方6　过敏煎

【方药与用法】 防风6g，生黄芪、生乌梅、制首乌各15g，地肤子、地龙、牡丹皮、甘草各10g。上药加水煎2次，混合后分早、晚各1次口服，每日1剂。

疹色鲜红、遇热即甚时，宜加生地黄15g，蝉蜕8g；遇冷即发时，可加桂枝8g、制附片6g；伴腹泻腹痛时，须加广木香8g、生薏苡仁30g；嗜酸性粒细胞明显增多，可重用乌梅剂量至 30g、防风 15g、甘草 12g。

【功能与主治】 疏风清热，益气凉血；主治荨麻疹。

【简释】 现有药学研究证明，乌梅单味即具有抗蛋白过敏的作用。

处方 7 地肤白鲜皮汤

【方药与用法】 地肤子 30，土茯苓 20g，白鲜皮、荆芥、秦艽各 15g，防风、蝉蜕、浮萍各 10g。上药加水煎 2 次，分成早、晚各 1 次口服，每日 1 剂。

【功能与主治】 清热利湿，疏风止痒；主治慢性荨麻疹。

【简释】 方中地肤子能清热利湿止痒。现代药理研究表明，地肤子水提取物具有抑制单核-巨噬细胞系统吞噬功能，及其降低迟发型超敏反应。

第三节 结节性红斑

【概要】 结节性红斑是一种局限于皮下组织和真皮深层的毛细血管炎，以冬季发病率最高，而且好发生于青年女性。主要表现特征是皮肤红斑、结节、水肿，以及伴发热等。患者常在疾病最初出现高热、寒战、咽痛、关节痛、疲劳乏力等。皮肤损害呈对称性，于小腿伸侧多发，其次为小腿屈侧和大腿或前臂等处，局部出现 1～5cm 不等的皮下结节，略高于皮面，并且出现散在性皮肤水肿、表面呈鲜红色。待皮肤损害消退后，结节略呈紫红或暗红色，也可以呈黄褐色，质地开始变软而不破溃；部分患者仍有小腿水肿、疼痛或略有压痛。中医学称本病为"瓜藤缠"或"温热流注"等。分型如下：①湿热瘀阻型，急性起病、肢体出现高出表面的皮下结节、比较坚硬，伴有发热、口渴，以及局部红、肿、热、痛，检查舌质红、苔白腻、脉滑数；②气血瘀滞型，反复发作，呈暗红色或紫红色、疼痛如刺，舌紫、有瘀斑或瘀点、苔薄白、脉弦或涩。临床治疗应采用活血化瘀、理气通络的中药。

处方 1 泻心汤

【方药与用法】 黄芩、黄连、黄柏、大黄各 10g，牡丹皮、赤芍各 15g。先将黄芩、黄连、黄柏、牡丹皮、赤芍加水 600ml 后，浸泡 30min，用武火煎沸，再改换用文火续煎 30min，随即加入大黄续煎 10min，取药汁

300ml 1 次温服；每日 1 剂，连用 7 天为 1 疗程，服药 2～3 个疗程后停药。

【功能与主治】 清热利湿，凉血解毒；主治湿热瘀阻型结节性红斑。

处方 2 凉血五根汤

【方药与用法】 白茅根 30～60g，瓜蒌根 15～30g，茜草根、紫草根、板蓝根各 9～15g。上药加水 600ml 同煎，先用武火煎、后改用文火续煎 30min，取药汁约 400ml 一次服毕，每日 1 剂。

【功能与主治】 凉血活血，解毒化斑；主治湿热瘀阻型结节性红斑，患者发病急，局部产生明显的红、肿、热、痛。

处方 3 桃红四物汤

【方药与用法】 桃仁、红花、当归、赤芍、生地黄、川芎各 10g。上药加水 800ml 同煎，先用武火煎沸，再改用文火续煎 20min，取药汁分早、晚各 1 次口服，每日 1 剂。

【功能与主治】 活血祛瘀；主治气血瘀滞型结节性红斑，其皮肤结节反复发作，疼痛如剧，舌紫或有瘀斑、苔薄白、脉弦或涩。

处方 4 四妙药

【方药与用法】 黄柏、薏苡仁各 200g，苍术、怀牛膝各 120g；上药共研细末，水泛成丸，每次取 6g 口服，每日 2 次。

【功能与主治】 此方能清热利湿，凉血解毒；主治湿热瘀阻型结节性红斑，此时起病急，结节略高皮面、触之坚硬、红肿热痛较为明显。

第四节 扁 平 疣

【概要】 扁平疣好发于青少年，主要侵及面部、手背和前臂。基本损害是发生群集或分散的扁平丘疹、质软、顶部光滑、呈粟粒状或绿豆粒样大小、皮色淡褐、不痛不痒或微痒。此病中医学称为"扁瘊"，其发生机理可能与风毒（或夹湿）邪气入侵、阻于经络有关，或肝热搏于肌腠、或痰气交结于络，而终行于皮里膜外时。本病治疗应选用清热解毒、活血软坚、行气、化痰散结的中药。

处方 1　化湿解毒汤

【方药与用法】　土茯苓、紫草、大青叶、薏苡仁各 30g，苦参、白术、徐长卿、甘草各 10g，地肤子、昆布、海藻各 15g，赭石（先煎）30～60g，车前子（包）12g。上药加水煎 2 次，分早、晚各 1 次口服，每日 1 剂；遂把药渣捣碎，敷于患处更好。

【功能与主治】　清热解毒，化痰软坚；主治扁平疣。

处方 2　三子粉

【方药与用法】　芥子、紫苏子、莱菔子各 100g，糯米 750g。上药炒后共研细末，糯米也要炒黄炒熟。混合药粉，制成散剂，为 30 天的应用剂量。治疗时，每晚取 35g，用适量红糖调味、温开水送服；有必要时，还可结合实施复方柴胡注射液局部涂搽。

【功能与主治】　行气化痰散结；主治扁平疣。

处方 3　平疣酊

【方药与用法】　香附 500g，木贼 250g，苍耳子 125g。上药分别研成粗粉，浸泡于 70％乙醇内 10 天左右，滤其药酒待用。每日早、晚各外搽 1 次，连用 2 周为 1 疗程。

【功能与主治】　疏肝理气，祛风除湿；主治扁平疣。

处方 4　平疣汤

【方药与用法】　蒲公英、夏枯草、木贼各 15g，连翘、黄芩、紫草、赤芍、蒺藜、桑叶各 10g，土牛膝 12g，生薏苡仁 15g。上药加水煎 2 次，早、晚各 1 次分服；每日 1 剂，连用 5 周为 1 疗程；儿童用量酌减。病程较长，皮疹呈深褐色时，宜加赭石 15g、桃仁 10g 同煎。

【功能与主治】　清热解毒，疏风活血；主治扁平疣。

处方 5　白胡椒外治方

【方药与用法】　白胡椒 30g，五倍子 20g，薄荷 5g。上药共研细末，经 100 目过筛、备用。使用前以食醋或维生素 B_6 调糊，敷于患处；每日治疗为 1～3 次。

【功能与主治】　疏风，解毒；主治扁平疣或寻常疣等。

处方 6　消疣汤

【方药与用法】　薏苡仁 30g，板蓝根、生地黄、赤芍、桃仁、香附各 15g，柴胡、红花各 9g。上药加水煎口服，每日 1 剂，连用 10 天为 1 个疗程；儿童用量须酌减。必要时还可把药渣趁热敷于患处，注意不可灼伤皮肤，每日 2 次。

【功能与主治】　清热利湿，活血理气；主治扁平疣。

第五节　痤　疮

【概要】　痤疮是毛囊及皮脂腺发生的慢性炎症性皮肤病，在青春期发病率较高，好发于面部、胸部、背部等富有皮脂腺的部位，时常形成丘疹、粉刺、脓疱、囊肿或结节样损害。中医学称本病为"青春痘"或"粉刺"，主因肺气不清、外受风热所致，其次还可由膏粱厚味、胃热上蒸、月经不调、瘀滞化热所致；治疗时应选用疏风清热，凉血化瘀的中药。

处方 1　痤愈汤

【方药与用法】　桑白皮、炒枯芩、知母、生栀子、赤芍、连翘、菊花各 10g，生石膏（先煎）、玄参、丹参各 10～15g，生薏苡仁 15g。上药加水煎 2 次，分早晚各 1 次口服；每日 1 剂，连用 10 剂为 1 疗程。

【功能与主治】　疏风清热；主治痤疮。

处方 2　祛痤散

【方药与用法】　大黄、雄黄、白芷各等份；将上药共研细末，用凉开水或食醋调化，涂于皮损处，每晚 1 次，连 14 天为 1 疗程。

【功能与主治】　清热解毒，祛风散瘀；主治痤疮。

处方 3　美容煎

【方药与用法】　生枇杷叶（去毛）、霜桑叶、麦冬、天冬、黄芩、杭菊花、生地黄、白茅根、白鲜皮各 12g，地肤子、牛蒡子、白芷、桔梗、茵陈、牡丹皮、苍耳子各 9g。上药加水煎 3 次，混合后分早、中、晚各 1 次服；每日 1 剂，连服 5 剂为 1 疗程。

【功能与主治】　疏风清肺；主治痤疮。

处方 4　清痤汤

【方药与用法】　蒲公英、白花蛇舌草、生山楂各 30g，虎杖、败酱草、透骨草、茵陈各 24g，制大黄、生薏苡仁各 15g，黄连 10g，生甘草

8g。上药加水煎 2 次，分早、晚各 1 次口服，每日 1 剂。痤疮呈红色丘疹、顶端带有黄色脓头，宜加黄芩、重楼等；痤疮壁厚、质地较硬时，须外加三棱、莪术、皂角刺；痤疮增大或增多时，须加浙贝母、昆布、海藻等。

【功能与主治】 清热解毒，化瘀利湿；主治痤疮。

处方5 加味枇杷清肺饮

【方药与用法】 枇杷叶、薏苡仁、生地黄各 30g，皂角刺、炮山甲各 15g，赤芍、桑白皮、知母、黄柏、牡丹皮各 10g，白芷、僵蚕各 6g。上药加水煎 3 次，混合后分早、晚 2 次口服，每日 1 剂；留渣再煎，进行局部洗敷。连续治疗 10 天为 1 疗程。治疗期间，须忌食辛辣之物、慎用化妆物品、并应禁止挤压患处。

【功能与主治】 清肺泄热，活血利湿；主治痤疮，其总有效率达 94％以上。

第六节 脓 疱 疮

【概要】 脓疱疮是由金黄色葡萄球菌或溶血性链球菌感染引起的一种急性化脓性皮肤病。此病传染性较强，常在夏季于幼儿园内流行。皮肤损害好发于面部、头皮和四肢，其次是口周、鼻孔附近、外耳廓处，若病情不断进展，可蔓延至全身。最初表现为红斑或水疱，随后发展成为脓疱，呈粟状或黄豆大小不等，伴四周红晕。水疱壁较薄，易于破溃，将流出清澈或浑浊的脓液；脓疱破溃时仍可产生糜烂面，干燥后形成黄色结痂。单个脓疱可经由4～8天后吸收、脱痂自愈；重者会产生高热，伴有附近淋巴结肿大或淋巴管炎。中医学称本病为"黄水疮""滴脓疮"等，须按湿热证或脾虚证选取相应的中药配方。

处方1 五味消毒饮

【方药与用法】 金银花 20g、野菊花、蒲公英、紫花地丁、天葵子各 15g。上药加水 800ml 同煎，先用武火、后用文火续煎 30min，取药汁 400ml 一次口服，每日 1 剂。

【功能与主治】 清热解毒；主治脓疱疮属湿热证，患者伴发热口干、尿黄，局部脓疱密集、四周有红晕。

处方 2　银连汤

【方药与用法】　金银花、连翘各 9g，陈皮、桔梗、甘草各 3g。上药加水 800ml，先用武火煎沸后，改为文火续煎 30min，取其药汁一次口服；每剂水煎 2 次，每日 1 剂。

【功能与主治】　清热解毒，理气祛湿；主治脓疱疮属湿热证，多伴发热口干、尿黄，局部脓疱密集、糜烂、四周有红晕，伴有发热、小便赤黄。

处方 3　菊花饮

【方药与用法】　野菊花 20g。上药加水 800ml，先用武火煎沸后，再用文火续煎 30min，取药汁一次服下，每日 1 剂。

【功能与主治】　清热解毒，祛湿止痒；主治脓疱疮属湿热证，如局部脓疱密集、四周有红晕。

处方 4　蒲丁汤

【方药与用法】　蒲公英、紫花地丁、苍术各 9g，黄柏 6g。上药加水 700ml，先用武火煎沸、后用文火续煎 30min，取药汁一次服下，每日 1 剂。

【功能与主治】　清热，解毒，燥湿；主治脓疱疮属湿热证，见有局部脓疱密集、潮红，伴发热、口渴、大便秘结等。

处方 5　马齿苋粉

【方药与用法】　马齿苋 100g。取药先予焙干，共研细末，装入胶囊备用；每次 3g 口服，每日 3 次。

【功能与主治】　清热利湿；主治脓疱疮属湿热证，常见发热、口干、尿赤，局部脓疱密集、四周有红晕、甚或破溃、糜烂等。

处方 6　土茯苓验方

【方药与用法】　土茯苓、金银花各 25g，黄柏 10g。上药加水 700ml 后同煎，先用武火煎沸后，改用文火续煎 30min，滤出药汁一次口服，每日 1 剂。

【功能与主治】　清热，利湿，解毒；主治脓疱疮属湿热证，如伴有发热、大便秘结、局部脓疱密集和皮肤潮红等。

第七节 股 癣

【概要】 股癣系指发生于大腿内侧而靠近生殖器及臀部皮肤的浅部真菌感染，以夏秋季节天气湿热时多见，冬春季节可减轻或消退。初起为局部红色丘疹，逐渐向外扩展，中心皮损逐渐消退，形成环状或半环状，其边缘由丘疹、水疱形成，伴有鳞屑。因为股内侧部位经常发生摩擦，可以失去环状和半环状改变；若日久不愈，还可产生不同程度的苔藓样或湿疹样变。中医中药治疗应以清热燥湿、祛风杀虫为主。

处方 1 股癣煎

【方药与用法】 土荆皮 40g，大风子、黄精、土茯苓、川楝子、白头翁各 30g，龙胆、荆芥、防风各 20g，生大黄、白鲜皮各 15g，红花 6g。上药加入食醋 1000ml、白酒 50ml 浸泡 3h；然后对入清水 1000ml，置于火上煮沸 15min，离火去渣，待药液温后，外涂局部，每日 2 次；也可留药渣于翌日加水再煮，每剂可用 2 天，连续治疗 1 周为 1 个疗程。

【功能与主治】 清热利湿，祛风杀虫；主治股癣，症见腹股沟内与阴囊相接触的大腿根部皮损，或蔓延至耻部，或连及臀部，呈红色或暗红色，有丘疹或间有脓疱，其境界甚清、边缘隆起、对称发生，伴有瘙痒等。

处方 2 复方苦参酊

【方药与用法】 苦参、地榆、地肤子、胡黄连各 200g。取该药加入 75％乙醇 1000ml 浸泡 7 天，然后，用纱布滤出，再加入 75％乙醇 1000ml，每 100ml 乙醇内约含以上中药各 20g。治疗时，把本品搽于局部，每日 3 次，连搽 14 天为 1 个疗程。

【功能与主治】 清热燥湿，杀虫止痒；主治体癣、股癣、足癣、手癣等。

【简释】 方中苦参和胡黄连抗真菌作用较强、地榆次之；体癣、股癣、足癣、手癣都是皮肤真菌感染，只是由于真菌感染后皮损发生部位不同而得名。

处方 3 麦芽酒精搽剂

【方药与用法】 生麦芽 40g；将此药对入 75％乙醇 100ml，浸泡 7

天左右，取上清液或过滤，而获橙黄色澄明药液。治疗时，将药液搽于患处；每日2次，连续治疗28天为1疗程。

【功能与主治】 抑菌止痒；主治股癣、手足癣、花斑癣。

【简释】 现代药理学研究证明，大麦芽富含大麦芽碱类物质，具有抗真菌和消炎的治疗作用，且以对于红色毛癣菌的抑制作用最强。

处方4 香连复方外洗液

【方药与用法】 藿香、大黄各30g，黄连、龙胆、枯矾、薄荷各15g，丁香12g，冰片1g。取药加水煎煮，外洗或浸泡患处20min左右，每日1剂。

【功能与主治】 清热燥湿，杀虫止痒；主治股癣及其他真菌感染。

处方5 股癣汤

【方药与用法】 蛇床子、白头翁、生黄精各20g，藿香15g，黄柏10g；取药加水煎汤，滤其药液对入食醋25ml，外洗患处，每次20～30min；每日1～2次，每日1剂。瘙痒甚重时，宜加地肤子25g、白鲜皮15g、花椒10g、苦参40g；出现红肿时，应加用金银花15g、龙胆25g同煎。

【功能与主治】 清热燥湿，杀虫止痒；主治股癣。

第八节 手 足 癣

【概要】 皮肤真菌一旦感染手掌、足底及指（趾）间的皮肤组织，即统称为手足癣。足癣俗称"脚湿气"，手癣又俗称"鹅掌风"。根据临床表现特征，可分为鳞屑角化型、趾间糜烂型和水疱型。中医中药治疗时，须选用清热解毒、燥湿收敛、杀虫止痒的药物。

处方1 木瓜甘草洗足方

【方药与用法】 木瓜、甘草各30g。上药加水煎煮、去药渣，待温后用来浴足，每次5～10min，每日1剂；多在治疗1～2周后痊愈。

【功能与主治】 除湿解毒止痒；主治足癣。

处方2 愈癣洗剂

【方药与用法】 大蒜茎200g，枯矾、桃仁各20g，花椒、苦参、青木香各 30g。上药用纱布包好，置于适量清水中煎煮，去药渣取其液，待温后浴足，每次 30min，每日 1 次，连用 30 天为 1 疗程。

【功能与主治】　杀虫止痒；主治足癣等。

处方 3　参柏浸泡液

【方药与用法】　苦参、黄柏、蛇床子、野菊花各 30g。上药放入盆中，用刚煮沸的开水 1500ml 把药浸透、加盖约闷泡 30min，放凉后用于手足局部泡洗，每日 3 次，每次约 30min，每日 1 剂。若发生合并感染，应加用马齿苋 30g 同煎。多数病例泡洗 3～5 天后，皮肤渗出明显减轻、红肿很快消退。

【功能与主治】　清热燥湿，解毒杀虫；主治足癣合并感染。

处方 4　阿矾石癣粉

【方药与用法】　阿司匹林 3 份，枯矾 1 份，炉甘石半份。取上药共研细粉、混匀后备用。搽药前，先用温热水浴足，后立即用小棉球蘸取癣粉扑撒于患处；每日早、晚各 1 次，连用 7 天为 1 个疗程。若合并严重感染，应加用抗生素治疗。

【功能与主治】　清热燥湿，杀虫止痒；主治足癣等。

【简释】　方中阿司匹林具有抑制真菌的作用，枯矾能够杀虫止痒及其兼有燥湿收敛的功效。

处方 5　苏木钩藤汤

【方药与用法】　苏木、钩藤、花椒各 30g，枯矾 6～9g。上药加水 4000～4500ml 煎煮，浓缩至 250ml，待药温降至 40～50℃浸泡手足，每次 30min，每日浸泡 2 次；每日 1 剂，连用 3 剂为 1 个疗程。

【功能与主治】　活血杀虫止痒；主治足癣。

处方 6　丁黄洗剂

【方药与用法】　丁香 10g，黄精、蛇床子、蒺藜各 20g。上药加水 2000ml 煎煮，留取 1500ml，待药温后，浸洗患足 60min，每日 1 剂，连用 4～8 天为宜。

【功能与主治】　杀虫止痒；主治足癣等。

处方 7　大风子液

【方药与用法】　大风子（捣）、木鳖子（捣）、地骨皮、皂角刺各

31g。将上药置入容器内，加入食醋浸泡，以淹没手背为度，经过 48h 后便可应用。治疗时，先将手洗净、擦干，置入药液内浸泡，每次 30～60min，泡后再用毛巾拭干；每天浸洗 2 次，连续 15 天为 1 疗程。

【功能与主治】 攻毒杀虫，祛风止痒；主治手癣。

【注意事项】 大风子富含大风子油、有毒，禁止口服。

第九节 银 屑 病

【概要】 银屑病又名牛皮癣，是一种原因不明、易复发的慢性皮肤病。通常，此病可以累及患者全身的任何部位，但更好发于患者的头皮、躯干和四肢伸侧面。临床上可分为下列类型：①寻常型，出现红色丘疹，可融合成片、边缘明显，上覆多层银白色鳞屑，强行刮擦可有发亮的薄膜，被剥脱处产生点状出血；②脓疱型，出现在针头大小的浅表性无菌脓疱；③关节炎型，时常与脓疱型银屑病共存，多伴发关节病变；④红皮病型，出现全身皮肤的弥漫性发红，有大量鳞屑。中医学称此病为"松皮癣"，主因肺脾湿热、复感风湿热邪、蕴于肌肤，而导致局部气血运行失畅、久郁则生热；或因为风寒外袭、营卫失调、郁久则化燥，而致皮肤失养。治疗时应选用清热、凉血、润燥、活血、祛风的中药。

处方 1 解毒活血汤

【方药与用法】 蒲公英、板蓝根、白花蛇舌草、重楼各 15g，三棱、莪术、蒺藜、龙葵各 10g。上药加水煎 2 次，分早、晚各 1 次口服；每日 1 剂，连用 28 天为 1 个疗程。

对血热者，可加白茅根、生地黄；对风盛者，可加乌梢蛇、僵蚕；对风湿阻络者，宜加秦艽、白鲜皮；对血燥者，应加当归、丹参、女贞子同煎。

【功能与主治】 清热解毒，活血祛风；主治银屑病。

处方 2 搜风解毒汤

【方药与用法】 土茯苓 30g，白鲜皮、金银花、薏苡仁、防风、木通、木瓜、皂角刺各 15g。上药加水煎 2 次，分早、晚各 1 次口服；每日 1 剂。

血热时，可加生地黄、赤芍、牡丹皮；血虚时，可加当归、何首乌；

血瘀时，可加丹参、桃仁、红花同煎。

【功能与主治】　此方能清热解毒、利湿祛风；主治寻常型银屑病。

处方3　消银丸

【方药与用法】　石见穿、青黛各 60g，三棱、莪术、乌梢蛇、郁金、生草、白花蛇舌草各 15g，鬼箭羽、白芷、乌梅、金银花、黄芪各 30g，菝葜 20g，地鳖虫、陈皮、风化硝各 10g。上药研为细末，水泛为丸。每次 6～9g 口服，每日 2 次，连用 2 个月为 1 个疗程。

【功能与主治】　清热解毒，活血化瘀；主治寻常型银屑病。

处方4　复方斑蝥洗剂

【方药与用法】　斑蝥 12 只，土茯苓 60g，金银花、地肤子、蒺藜、大黄、芒硝、荆芥、苦参各 30g，白鲜皮 20g；上药除芒硝外，加水 2500ml，煎煮 30min，滤液去渣后，纳入芒硝溶化，趁温泡洗患处，每日 1 次。

【功能与主治】　攻毒清热，祛风利湿；主治银屑病。

处方5　乌蛇搜风汤

【方药与用法】　乌梢蛇 20～30g，金银花、生地黄各 25g，苦参、蝉蜕、槐花各 15g，牡丹皮、赤芍、生百部、生甘草各 10g，蜂房 5g，白鲜皮 20g。先将乌梢蛇切碎、放入铁锅中、加少许香油、微火焙之；待略变黄脆后、共研细末。再将余药加水煎煮 2 次，混匀后分 3 次口服，同时与乌梢蛇粉一起送服，每日 1 剂。

患者血热重，可加重楼 20g、紫草 20g、土茯苓 30g；若血燥较甚，宜加全蝎 5～10g、荆芥穗 10g，或者重用乌梢蛇；若湿毒较盛，宜加丝瓜络 25g、黄芩 10g、蜈蚣 1 条。

【功能与主治】　搜风剔邪，凉血解毒；主治银屑病。

第十节　湿　　疹

【概要】　急性湿疹初起有局部皮肤潮红，很快发展成红色丘疹、小水疱，如搔抓或摩擦致疱破，即形成糜烂、渗液面。经由治疗，急性炎症减轻，皮损干燥、结痂、脱屑，则进入湿疹亚急性期。慢性湿疹主要源于急性或亚急性日久不愈的演变，但有的也可能开始即为慢性病程，皮损较为局限、其边界明显、皮肤增厚而粗糙，时常伴有少量抓痕、瘀斑及色素沉着、发生奇痒。中医学称本病为"面游风""旋耳疮""绣球风"、"肾囊风"等，通常是由风热或湿热相搏、浸淫肌肤所致，病久可伤及营血、化燥生风、肌肤失养则转为慢性。急性期治疗应采取清热解毒、祛风利湿之法；慢性期须选用清热利湿、活血养阴、化瘀软坚的中药治疗。

处方 1 除湿止痒洗剂

【方药与用法】 土茯苓、生薏苡仁、白鲜皮、黄柏、地肤子、苦参、五倍子、白矾各 30g。上药加水 2500ml 煎煮，浓缩至 1500ml，待温后频洗患处，每次 30min，每日 1～2 次，连用 3 天为 1 疗程。

急性湿疹色潮红热盛时，宜加生地榆 30g；亚急性、慢性湿疹皮损增厚时，可加入皂角刺、三棱各 30g 同煎。

【功能与主治】 清热解毒，利湿敛疮；主治皮肤湿疹。

处方 2 蒿苏艾合剂

【方药与用法】 黄花蒿 100g，紫苏叶、艾叶各 50g，冰片 10g。取前三味药加水煎煮，浓缩成 1000ml，再加入冰片、混匀后备用。治疗时用纱布浸满药液，湿敷或洗浴患处 30min，每天 4～6 次。

【功能与主治】 清热凉血，止痒；主治阴囊湿疹。

处方 3 藜芦湿疹散

【方药与用法】 藜芦、五倍子、枯矾各 10g，硼砂、雄黄各 8g，黄连 6g，冰片 2g。上药共研细末、过 200 目筛，装瓶后备用。治疗时先用盐水或浓茶洗净患处，再撒上药粉，待疮面干燥后，而用菜籽油调和药粉后涂于局部。

【功能与主治】 清热解毒，收湿止痒；主治婴幼儿湿疹。

处方 4 复方四皮洗液

【方药与用法】 桃树嫩皮、花椒树嫩皮各 100g，苦楝树嫩皮 90g，白鲜皮、苦参、葛根各 60g，白矾（研细粉）、硫黄（研细粉）各 30g；上药除白矾、硫黄外，加水 2000ml 煎煮 30min，待药温降至 30℃左右加入白矾和硫黄粉、搅匀，稍等片刻进行局部泡洗，每天 1 次。每一剂反复加温使用 5 次，连用 10 天为 1 疗程。

【功能与主治】 清热解毒，收涩止痒；主治皮肤湿疹等。

处方5 苦参汤

【方药与用法】 苦参50g，地肤子、蛇床子、白鲜皮各30g，花椒、黄柏、苍术、大黄、野菊花各15g，甘草10g。上药加水，先用武火煎沸，后转为文火续煎15min，离火后用药液熏蒸患处，待药温下降后坐浴，每日坐浴2～3次。

【功能与主治】 清热利湿，解毒止痒；主治肛门湿疹。

【简释】 苦参、蛇床子、黄柏等多药伍用，煎汤外洗或内服，均具有清热利湿、杀虫止痒的功效；此外，该方还可治湿热下注型真菌性阴道炎、滴虫性阴道炎、手足癣、外阴瘙痒、阴囊湿疹等。

处方6 没银煎液

【方药与用法】 没药、金银花各50g。上药加水1000ml煎煮，浓缩至500～700ml，借用6～8层纱布浸取药汁，平铺在病灶处，每次置敷30min，每日3次。

【功能与主治】 清热解毒，散血化瘀；主治皮肤湿疹、皮炎、足癣。

【简释】 方中金银花提取物能对深红色发癣菌、星形奴卡菌等真菌产生抑杀作用；能对大鼠巴豆油性肉芽囊肿产生较明显地抗渗出及抗增生作用。

处方7 紫归油

【方药与用法】 紫草、地骨皮、丁香各10g，当归5g。上药对入麻油250g浸24h，再用瓷缸文火焙焦去渣。治疗时将药液涂搽湿疹皮损部；每日2～3次，连续治疗10天为1疗程。

【功能与主治】 润燥生肌，止痒；主治皲裂性湿疹，所见皮损以干燥、粗糙、脱屑、皲裂为主，无糜烂、渗出，镜检时真菌为阴性。

第十一节 神经性皮炎

【概要】 神经性皮炎是以局部皮肤阵发性瘙痒及慢性增厚为特征的疾病，病变部位多见于颈项、腘窝、股内侧和阴囊等处。迄今，导致神经性皮炎的病因尚不明确。中医学称此病为"牛皮癣"，但不同于西医有关银屑病或称牛皮癣的描述。本病主因风、湿、热邪蕴于肌肤所致；日久不愈，也可能源于血虚生燥、经络阻滞以及皮肤失养等。

处方 1 消风化瘀汤

【方药与用法】 重楼、生地黄各15g，紫草20g，荆芥、防风、三棱、莪术、生甘草各10g，蝉蜕5g，蜂房3g。上药加水煎2次口服，每日1剂；必要时还可随症减量。此外，留药渣趁热装入布袋，作局部热敷或泡洗治疗，每次15min，一日1次；妇女月经期、妊娠期忌用。

【功能与主治】 祛风活血，凉血解毒；主治神经性皮炎。

处方 2 复方斑蝥酊

【方药与用法】 斑蝥、蜈蚣各10g。上药用75％乙醇1000ml浸泡1周后去掉药渣，然后兑入水杨酸30g、樟脑10g、薄荷10g。治疗时，用毛笔蘸取少许药液涂搽患处，每日早、晚各1次，但不可反复涂搽，否则容易致皮肤生疱；连续2个月为1疗程。一旦生疱，即可外涂甲紫或消毒纱布包扎。注意此药不宜在眼周、口周和会阴部搽药。

【功能与主治】 攻毒蚀疮，化瘀散结；主治神经性皮炎。

【简释】 此方见于唐代王焘所著《外台秘要》，注意斑蝥的毒性甚强，须严格控制配伍用量。

处方 3 外用皮炎液

【方药与用法】 水蛭12g，白矾、硫黄各30g，石菖蒲20g，斑蝥6g。上药兑入白酒2500ml浸泡15天，滤出后封存。用药治疗前，先以温开水洗净局部，直至局部微热为止，再搽此药，每日3～4次，直至局部症状完全消失。

【功能与主治】 破血逐瘀，解毒止痒；主治神经性皮炎等。

处方 4 五皮止痒饮

【方药与用法】 梓白皮、川槿皮、榆白皮、白鲜皮、海桐皮、生地黄、熟地黄各15g，地肤子、蛇床子、当归、赤芍各9g，苦参、何首乌各10g，红花6g，甘草5g。上剂水煎2次，混合后分早、晚各1次口服，每日1剂。留下药渣，另加用苦参、蛇床子各30g，复煎，每晚于临睡前泡洗患处。

【功能与主治】 杀虫止痒，养血祛风；主治神经性皮炎，用此方治疗 70 例患者，治愈 53 例、显效 9 例、好转 6 例、无效 2 例。

第十二节 酒 渣 鼻

【概要】 酒渣鼻以中年人常见，好发于颜面中部，损害特征是皮肤潮红、不平、毛囊口出现丘疹脓疱以及毛细血管扩张。病情严重时，发生局部组织肥厚或鼻赘，呈紫红色结节状，表面凹凸扩大，皮脂分泌旺盛。本病发生原因不清，有可能与颜面部皮脂溢出增多、毛细血管扩张有关。近年来，也有人认为此病乃由毛囊蠕形螨感染引起。中医学认为该病主因饮食不节、肺胃积热上蒸、复感风邪、血瘀凝结所致。治疗时须选用清热凉血、活血化瘀、攻毒杀虫的中药；治疗期间，应当禁酒和采取清淡饮食。

处方 1 茵陈二花汤

【方药与用法】 茵陈、山楂各 20～30g，凌霄花、野菊花、牡丹皮、丹参、乌梅各 15～30g，黄芩、栀子、大黄各 5～10g。上药加水煎 2 次口服，每日 1 剂，连用 10 剂为 1 个疗程。

【功能与主治】 清热解毒，凉血活血；主治酒渣鼻。

处方 2 酒渣鼻膏

【方药与用法】 密陀僧 60g，玄参、硫黄各 30g，轻粉 24g。上药共研细粉，用蜜调成糊剂；治疗时，进行局部搓擦，每日早、晚各 1 次，每次 5min。坚持治疗 1～3 个月，可获得满意的疗效。

【功能与主治】 攻毒，杀虫，敛疮；主治酒渣鼻。

处方 3 加味清肺饮

【方药与用法】 枇杷叶、桑白皮各 12g，黄芩、赤芍、当归、白芷、红花、甘草各 10g，川芎 8g。上药加水煎 2 次滤汁，分 2 次口服，每日 1 剂。

【功能与主治】 清肺泄热，凉血化瘀；主治酒渣鼻。

第十三节 脱 发

【概要】 常见脱发包括斑秃、脂溢性脱发等。前者又称圆形脱发，民间叫做"鬼剃头"，指患者头部突然出现圆形或椭圆形"秃发斑"，尚无自觉症状，肉眼观察患处毛发脱失、皮肤无异常；后者头皮往往油腻发亮并有大量头屑，呈灰白色糠秕状，头发干燥、光泽缺失、感觉瘙痒，常由前额两侧和头顶部开始对称性脱发，逐渐变稀变细、毛囊萎缩，导致永久性不能再生。治疗时，须选用滋补肝肾、养血祛风的中药。

处方 1　速效克秃灵生发精

【方药与用法】　人参 250g，制首乌、墨旱莲各 1500g，生姜、干辣椒各 500g，红花、川芎各 300g，生姜 1000g，鲜侧柏叶 4000g，95％乙醇 10L。先把生姜切成薄片、鲜侧柏叶切成 3cm 长药段，与乙醇一起装瓶密闭、浸泡半个月，每日摇动 1～2 次；再将其他药粉碎成末，装入瓶内继续浸泡半个月，每日摇动 1～2 次。待用之前滤其药液，再对乙醇至总量为 10L、混匀。治疗时，用棉签蘸药液在脱发区反复外涂，每日 2～3 次，连用 3 个月为 1 疗程。

【功能与主治】　补益肝肾，养血活血；宜主治斑秃。

处方 2　雷公藤酊

【方药与用法】　雷公藤 65g。将生药洗净、晾干，切成 1～1.5cm 长药段或饮片，加入白酒 500ml，密闭浸泡 1 个月，去渣留液制成酊剂；治疗时，反复外擦患处，使之局部有微热感为宜，每日治疗 3～5 次，连用 1 个月为 1 疗程。

【功能与主治】　清热祛风，活血通络；主治斑秃。

处方 3　生发灵

【方药与用法】　补骨脂 20g，墨旱莲、花椒、干姜各 10g，红花 5g，斑蝥 2 只，75％乙醇 20ml。上药兑入乙醇浸泡 1 周，滤液装瓶备用。治疗时，用棉签蘸药液反复外涂患处；每天 3～5 次，连用 1 个月为 1 疗程。

【功能与主治】　补益肝肾，活血祛风；主治斑秃。

处方 4　生发酊

【方药与用法】　鲜侧柏叶 50g，闹羊花、骨碎补各 20g。上药对入 85％乙醇 100ml 浸泡 2 周，滤出药液装瓶备用。治疗时，用棉签蘸液反复搽涂，每日 3～5 次，每次 1～5min，连用半年以上即可治愈。

【功能与主治】　祛脂、止痒、生发；主治脂溢性脱发。

处方 5　万发林搽剂

【方药与用法】　人参、黄芪、何首乌、当归、生姜各 30g，黑糯米
50g，路路通 20g。上药共研粗末，兑入白酒 500ml 后浸泡 2 周，过滤去渣
后备用。治疗时，局部大面积涂搽，每日 3 次，持续用至新发生出以后
为止。

【功能与主治】　益气养血，生发；主治脂溢性脱发、斑秃、全
秃等。

第十四节　脂溢性皮炎

【概要】　脂溢性皮炎是常发生在人体皮脂溢出部位的一种渗出性皮
炎，其特征是皮肤油腻、潮红瘙痒、产生白色或黄色的皮屑，以青壮年和
新生儿发生率最高，好发于患者的头皮、面部、耳后等处。主要临床表现
为干性或油性脱屑以及结痂，搔抓中更容易脱落，并且伴有皲裂、毛发干
枯和脱发，甚至可泛发至周身皮肤，出现湿疹样皮肤损害。治疗中须忌食
辛辣、油腻食品、浓茶、咖啡、烟酒等。本病中医学称为"白屑病"，可按
以下两种病证加以辨证论治：①血湿风燥型，病变部位主要在头皮、眉弓、
鼻唇沟、耳前、项后、腋窝等处出现大小不等的斑片、基底部微红、产生
弥漫性粉状脱屑，舌红、苔少、脉细弦；②湿热蕴结型，皮损为红斑、糜
烂、流滋，产生大量的油腻性脱屑或结痂和轻度瘙痒，同时还可伴胸闷、
纳差、口苦、大小便异常，舌红、苔黄腻、脉濡或弦。治疗时应选取养血、
祛风、润燥、清热利湿类的中药。

处方 1　茵陈蒿汤

【方药与用法】　茵陈 18g，栀子 15g，大黄 6g；上药洗净，加水
600ml 先煎茵陈 20min 左右；然后，再加水 400ml 和栀子及大黄续煎
30min，滤取药汁约 300ml，分早、晚两次口服；每日 1 剂，连用 6～8 剂
为 1 疗程。

【功能与主治】　此方能清热利湿；主治湿热蕴结型脂溢性皮炎，常
见皮损处发红或糜烂、流滋，及产生油腻性脱屑或结痂、瘙痒，多数病例
伴有胸闷、口苦、纳差、大便或秘或溏、小便赤黄等。

处方 2　山楂荷叶汤

【方药与用法】　山楂 80g，生甘草 50g，荷叶 1～2 张；先将上药洗

净，加水 1000ml 同煎，武火煎沸后，改用文火续煎 30min，约滤药汁
300ml，分早、晚两次口服；每日 1 剂，以连用 3～4 周为宜。

【功能与主治】　清热利湿，解毒止痒；主治湿热蕴结型脂溢性皮
炎，出现油腻性脱屑或结痂，出现轻度瘙痒，局部有红斑、糜烂、流滋等，
舌质红、苔黄腻、脉濡或数。

第十五节　黄　褐　斑

【概要】　黄褐斑俗称为肝斑，为通常发生在面部的一种皮肤病，可
见色素沉着。对称性分布于颊部，有时可累及前额、眉弓、眼周、鼻翼、
上唇、下颌等，其发生原因多与女性激素代谢失调相关。本病中医学称为
"面䵟"，证属血滞等，主因肝郁气滞、肝郁化热、肝病及脾，以及痰湿内
停、气血不荣、肾水不足所致。据此，应当选用疏肝解郁、清肝利湿、活
血化瘀、凉血活血的中药治疗。

处方 1　消斑汤

【方药与用法】　珍珠母 30g，鸡血藤、青葙子各 21g，丹参、茵陈
各 15g，浙贝母、杭白菊、茯苓各 12g，红花、杭白芍各 9g。上药加水煎 2
次取汁 400ml，每日分成早、晚各 1 次口服；每日 1 剂，连服 2 个月为 1
疗程。

【功能与主治】　能清肝利湿，活血化瘀；主治黄褐斑。

处方 2　化瘀退斑汤

【方药与用法】　丹参 30g，赤芍 20g，白芍 15g，柴胡、当归、川
芎、桃仁、生地黄、薄荷各 10g，合欢皮 25g。上药加水煎 2 次滤汁混匀，
每日分成早、晚各 1 次口服；每日 1 剂，连服 15 剂为 1 疗程，月经期
停服。

若有失眠，宜加炒酸枣仁；便秘时，可加火麻仁；纳差时，须如麦芽；
伴有面部皮肤瘙痒时，可加白芷、蝉蜕、地肤子、生地黄等。

【功能与主治】　活血化瘀，疏肝解郁；主治黄褐斑。

处方 3　七草汤

【方药与用法】　夏枯草 6～15g，益母草 10～30g，白花蛇舌草、墨

旱莲各 15～30g，谷精草、豨莶草各 10～15g，紫草 6～12g。上药加水煎 2次滤汁 400ml，每日早、晚各 1 次口服；每日 1 剂，连服 1 个月为 1 疗程。

对气郁者，宜加香附 9～15g；对血瘀明显者，可加川芎 6～12g；对肝郁明显者，可加柴胡、白芍各 9～15g。

【功能与主治】 清肝养阴，凉血活血；主治黄褐斑。

处方 4　何杞益精灵

【方药与用法】 何首乌、枸杞子各 15g，茯苓 12g，陈皮 9g。上药加水煎 2 次，每日分早、晚各 1 次口服；每日 1 剂；同时给予 2％维生素 E 药膏外搽。连用 30～60 天。此外，也可将此方制成口服液，每次取 10ml 口服，每日 3 次。

【功能与主治】 补血益气，养精祛斑；主治黄褐斑。

第十六节　白　癜　风

【概要】 白癜风是一种原发性皮肤色素脱失症，可发生于任何年龄段，全身各处都可出现白斑，尤以易于受摩擦和暴露部位更为常见，但须与白化病鉴别。通常，在临床中可分成下列类型：局限型、散发型、泛发型、节段型和颜面肢末型。此病易诊难治，特别是对最后 3 种类型的治疗则更为棘手。中医学称此病为"白驳风"，主因七情内伤、肝气郁结、气机不畅、复感风邪、搏于肌肤，从而导致气血失和而发病。治疗时，应当以活血祛风、祛风退斑为主。

处方 1　消白冲剂

【方药与用法】 补骨脂、当归、牡丹皮各 100g，陈皮、蒺藜、赤芍、茜草、鸡血藤、沙参各 200g，甘草 120g，磁石 600g；先取补骨脂、当归、牡丹皮、陈皮共研细末，其余 7 味药加水后煎煮，将药汁浓缩成稀膏，与上述药末及白糖 1200g 混匀、制丸，干燥后再分装成 10g 的药包。治疗时，每次取 1 包，温开水送服；每日 3 次，连服 2 个月为 1 疗程。

【功能与主治】 活血祛风；主治白癜风。

处方 2　抗白酊

【方药与用法】 ①乌梅 15g，白芷 8g，地塞米松 0.05g，二甲基亚砜 10ml；②乌梅 15g，白芷 8g，补骨脂 15g，红花 2g，地塞米松 0.05g，二甲基亚砜 10ml。

上述中药，均可粉碎成粗粒，兑入 95％乙醇适量，浸泡 10 天，每日搅拌一次；然后压榨、过滤，把榨出液静置 24h，再滤其浸液。另外，将地塞米松对入适量乙醇溶解，再加入二甲基亚砜、滤出，添入 95％乙醇至 100ml。治疗时，把本药液涂于患处，每日 3 次，连用 1～4 个月为 1 疗程。

【功能与主治】 方 2①能祛风、退斑；方 2②能祛风、活血退斑，主治各型白癜风。

处方 3 白癜酊

【方药与用法】 补骨脂 200g，骨碎补 100g，花椒、黑芝麻、石榴皮各 50g，75％乙醇 500ml；将上药兑入乙醇浸泡 1 周，过滤去渣备用。治疗时，用棉签蘸药液涂搽患处，涂药后最好置日光下局部照射 10～20min；每日 2～3 次，连涂 30 天为 1 疗程。用药 10～30 天后，患者可稍有痒感、表面微红，无需治疗，能自行康复。

【功能与主治】 祛风，补肾，消斑；主治白癜风。

处方 4 白癜康

【方药与用法】 黄芪、何首乌各 30g，姜黄、丹参、自然铜、补骨脂各 15g，蒺藜、防风各 10g，白鲜皮 30g；上药兑入 85％乙醇 300ml 中浸泡 2 周，过滤去渣，制成药液外搽；每日 3～4 次，连续局部涂搽 3 个月为 1 疗程，以 2～3 个疗程为宜。

【功能与主治】 益气补肾，祛风活血；主治白癜风。

第十六章
眼耳鼻喉科病症

第一节　老年白内障

【概要】　白内障以眼部晶体混浊为主，主要是指于60岁后发病的患者，其发病率随增龄不断递增，因而是导致老年患者失明的主要原因之一。本病属于中医学"圆翳内障"的范畴，可辨证分为肝肾亏虚型、脾胃气虚型、阴虚阳亢型等。如肝肾亏虚者主要表现为不同程度的晶体混浊、视力减退、近视或单眼复视等，同时，还可伴有头晕耳鸣、腰酸背痛、舌淡、脉细弱，治疗时应当选用以补益肝肾为主的中药配方。

处方1　明目治障饮

【方药与用法】　桑椹、枸杞子各100g，五味子60g，蒺藜、谷精草各80g；取药加入冷水2000ml略泡，先用武火煎药煮沸，逐渐把药汁浓缩至500ml，再加入适量食糖续煎5min，取药汁备用；治疗时每次50ml，每日3次口服。

【功能与主治】　补肝益肾、明目退翳；主治肝肾亏虚型老年白内障，出现视力减弱、腰酸膝软、舌淡苔薄、脉细无力等。

处方2　补肾汤

【方药与用法】　熟地黄80g，黄精、何首乌各100g，桑螵蛸60g；

上药加冷水 2000ml 略泡；先用武火煎沸后，再改为文火续煎，使药汁浓缩至 500ml 即可；治疗时每次 50ml 口服，每日 2 次；连续服药 3 个月为 1 疗程。

【功能与主治】 补益肝肾、消障明目；主治肝肾亏虚型老年白内障，症见不同程度的晶体混浊，相伴头晕、耳鸣、腰膝酸软等。

处方 3 蠲翳饮

【方药与用法】 石决明 30g，决明子、枸杞子、女贞子各 10g，白芍 15g。上药加水 500ml 左右，以武火煎沸后，再改为文火续煎，每剂分煎 2 次滤汁，混合药汁，分为 2 次温水送服，每日 1 剂，连服 3 个疗程为宜。

【功能与主治】 此方能养阴平肝、蠲翳明目；主治阴虚阳亢型老年白内障，如患者伴发头痛、头晕、口干，检查舌质红、苔少及脉细。

第二节 青 光 眼

【概要】 青光眼是由于病理性眼压增高或视乳头不良而引起的视觉功能障碍，多见于 40 岁以上的患者，检查中发现高眼压、视乳头凹陷或萎缩，出现不同程度的视野缺损和视力降低。中医学称本病为"绿色内障"或"青风内障"等，可按以下 5 个证型辨证论治：①风火攻目证，患者发病紧急、剧烈眼痛、视力突降、瞳孔散大，伴恶心呕吐，苔黄及脉弦数；②痰火上扰证，除以上表现外，患者可伴身热面赤、眩晕、苔黄腻、脉滑数等；③阴虚风动证，患者在劳倦后，眼部症状加重、头晕眼胀、五心烦热、视物昏蒙、红视，舌红少苔、脉细数；④气郁化火证，除上述眼部症状外，患者尚有神志不舒、胸闷嗳气、口苦舌红、苔黄、脉弦数等；⑤肝肾两亏证，患者病久视力渐降、视野缩小加重、凹陷加深、眼压持续升高、头晕耳鸣、精神倦怠、舌淡、苔薄、脉细无力。

处方 1 绿风羚羊汤

【方药与用法】 羚羊角 0.3g，玄参、黄芩、车前子、制大黄各 10g；先取羚羊角研末备用，另将其余中药加水至 500ml 后同煎，最后改用小火续煎 10min，取其药汁送服羚羊角粉末；每日 1 剂，连用 12 天为 1 疗程。

【功能与主治】 清热凉肝息风；主治老年闭角性青光眼急性发作期，属风火攻目证，比如患者发病急骤、出现剧烈眼痛和偏头痛、有角膜雾状混浊、混合性充血和眼压升高等。

处方2 绿风安散

【方药与用法】 芦荟、丁香、牵牛子各50g，磁石100g，取上药共研细末，混匀后装入胶囊，可据病情每次2～3粒口服，每日早晚各1次，最好选择饭后温水送服。

【功能与主治】 清热泻肝、降逆和胃；主治各种青光眼，属气郁化火证，患者同时伴有呕吐反酸、口苦、舌红、苔黄和脉弦数。

处方3 礞石逐痰饮

【方药与用法】 礞石15g，黄芩、天麻各10g，陈皮、生大黄各6g；取前4味药加水600ml后煎煮，先用武火煎沸，再改用文火续煎30min；随后，下入生大黄续煎5min，取药汁300ml温开水送服，每日1剂，连续治疗5～7天。

【功能与主治】 降火逐痰、平肝息风；主治急性期闭角型青光眼，患者多伴有眩晕、恶心呕吐、舌红、苔黄腻、脉弦滑数。

处方4 五苓散

【方药与用法】 泽泻12g，茯苓、猪苓各9g，桂枝、白术各6g；上药加冷水600ml后浸泡30min，先以武火煎沸后，再改用文火续煎30min，每剂分2次口服，每日1剂。

【功能与主治】 温肾通阳、化气利水；主治慢性青光眼，属肝肾两亏证，如出现眼压增高、视乳头苍白并扩大、视野缺损明显。

处方5 三子草茯汤

【方药与用法】 女贞子、芜蔚子各10g，五味子8g，夏枯草12g，茯苓15g。上药加水500ml后，先用武火煎沸，再改用文火续煎10min；然后，滤其药汁，另外加水300ml，用文火续煎30min；两次煎液混合，分早、晚2次口服，每日1剂，连用5～7天。

【功能与主治】 能补益肝肾、利水明目；主治青光眼属肝肾两亏证，患者伴有头晕、耳鸣、腰膝酸软、精神欠佳、舌淡、苔薄、脉细无力等。

第三节 结 膜 炎

【概要】 这是一种眼科常见病，俗称"红眼病"，有时有的季节中容易产生流行。按病原体分类为细菌性、衣原体性、病毒性、真菌性和变态反应性结膜炎等。中医学属于风热、血热、热毒的范畴。治疗时宜中西医结合，疗效更好。

处方1 银翘五草汤

【方药与用法】 金银花、连翘、夏枯草、木贼草各10g，草决明、谷精草、紫草各6g。上药水煎滤出约400ml，分早、晚2次温服，每日1剂；连用6剂为1疗程。若患者恶风发热、头疼鼻塞，可酌加荆芥穗、桔梗、薄荷、菊花；如里热偏盛，口干溺黄、烦躁、便秘、苔黄时，宜酌加栀子、石膏、枳实、黄芩；如果发现白睛有点片状出血时，可酌加牡丹皮、川芎、赤芍、生地黄等。

【功能与主治】 能清热祛火；主治表证偏盛和血热偏盛的结合膜炎。

处方2 散热消毒饮

【方药与用法】 牛蒡子、羌活、黄芩、连翘、蝉衣、当归、川芎各10g，黄连3g，薄荷、防风各5g。上药加水煎煮滤汁约400ml，分早、晚2次温服，每日1剂；连服4～8剂痊愈。对结膜红赤肿胀者，分泌物也较多时，宜加龙胆草5g、夏枯草10g；并结合用0.3％诺氟沙星眼水点眼，每日4～5次。

【功能与主治】 能散热消肿。主治春季卡他性结膜炎，平均治疗时间2周。

处方3 银翘桑菊汤

【方药与用法】 金银花、连翘、桑白皮、野菊花、夏枯草、大青叶、赤芍、白蒺藜、谷精草各12g，薄荷（后下）、甘草各6g。上药加水煎煮，滤汁分早、晚2次口服。发热头痛时西酌加蔓荆子、焦栀子；咽部疼痛时酌加山豆根、桔梗；大便秘结时酌加生大黄，小儿用量酌减；结膜充血水肿明显宜酌加茺蔚子、车前子（包好）；结膜下出血时可酌加蒲公英、牡丹皮一起水煎。

【功能与主治】 能清热解毒；主治流行性结膜炎。

处方4 车前子薄荷液

【方药与用法】 车前子 50g（小布包），薄荷 10g。取两药加水 800ml 煎煮 2 次，滤出药液晾凉后，用小纱布块蘸药液洗患眼，须拨开眼裂使药液能进入眼睑球结膜面，每日 3～5 次，每日 1 剂，痊愈后为止。

【简释】 病毒性结膜炎较重，全身中毒症状明显，如疲乏无力、头痛、低热、耳前淋巴结肿大等，故应同时加强支持性治疗。

第四节 角 膜 炎

【概要】 这是由角膜感染致病后出现的症状，常表现为疼痛、畏光、流泪、眼睑痉挛，这是因为角膜上皮间存在感觉神经末梢，对炎症病变的刺激较敏感。本病以细菌性和单纯性疱疹性角膜炎更为常见，中医辨证认为多属肝胆湿热和热毒所致，需要采取中西医结合治疗，如局部使用 0.5％利巴韦林眼水。

处方1 柴连汤加减方

【方药与用法】 板蓝根、水牛角各 20g，生地黄、防风、金银花、赤芍各 15g，羌活、柴胡、黄芩、龙胆草、连翘、石斛、当归尾各 10g，黄连、蝉蜕、甘草各 5g。上药加水 800ml 煎煮，取药汁 450ml，分 2 次温服，每日 1 剂，连服 6 剂为 1 疗程。

【功能与主治】 能疏风清热平肝；主治肝经风热型角膜炎。

处方2 龙胆泻肝汤加减

【方药与用法】 防风、生地黄、赤芍、木通、金银花、野菊花、木贼、玄参各 15g，柴胡、羌活、龙胆草、黄芩、鱼腥草、栀子、当归尾各 10g，甘草 5g。取上药洗净，水煎 2 次取汁，混合后分早、晚 2 次温服，每日 1 剂，连用 6～10 天为 1 疗程。

【功能与主治】 能清肝泻火解毒、主治风火热毒型角膜炎。

处方3 清汗退翳散

【方药与用法】 蒲公英 30g，大青叶、金银花、菊花、生地黄、熟地黄、黄精各 10g，柴胡 8g。上药水煎滤药液，混合后分 2 次口服，每日 1

剂。如为浅层角膜炎宜加荆芥、防风、羌活各10g；若是深层角膜炎要加桃仁、川芎、大黄各10g，山楂30g；如患者年老体弱、久病不愈，加当归、黄芪、党参各15g。另外结合西药环丙沙星眼药水滴眼，每日3～4次。

【功能与主治】　能益肾清肝、退翳；主治阴虚郁热型角膜炎，如有头晕目痛、流泪怕光、视物不清、出现鱼鳞状翳等。

处方4　芙蓉叶方冲液

【方药与用法】　芙蓉叶60g，菟丝子30g，薄荷15g。上药洗净，水煎后滤液去渣，待其温度降至38℃以下，分开双眼睑彻底冲洗，并与病变部位充分接触；接下来用无菌纱布浸药液，置于患眼湿敷，每日3～4次，治愈后停用。此方能迅速止痛，1～3天开始减轻、4～7天治愈，重症者也可以10～15天治愈。

【简释】　此病若拖延治疗，易产生角膜溃疡，甚至导致失明。需尽早中西医结合治疗，如抗细菌和病毒治疗，为控制急性期炎症也可选择糖皮质激素治疗。

第五节　老年视网膜血管病

【概要】　视网膜血管病变通常由视网膜中央静脉主干或其分支血栓形成所致，其危险因素包括糖尿病、动脉粥样硬化、高血压等。中医学常称本病为"暴盲""视瞻昏渺""云雾移睛"等，须按照以下分型施以辨证论治：①气血瘀阻型，患者有视力下降、视乳头充血和水肿、乳头边缘模糊、眼底静脉曲张，以及发生眼底视网膜大量出血或水肿，伴头痛、头晕、胸胁胀痛、脉弦涩等；②肝风内动型，患眼表现同上，同时伴有头晕、耳鸣、烦躁易怒、口干口苦、腰膝酸软、舌绛少苔、脉细弦；③痰热上壅型，眼部症状同前，还可伴有严重头晕、胸闷、烦躁、纳差、恶心、痰稠口苦、舌红、苔黄腻、脉弦滑；④正虚血瘀型，多指患者有迁延不愈或反复发作的慢性病，如出现神疲食少、面色无华、气短心慌、舌质红、苔薄白、脉细弱。

处方1　桃红枳柴汤

【方药与用法】　红花8g，桃仁、枳壳、赤芍、柴胡各10g；先取上药加水 600ml 浸泡 30min；接着以武火煮沸后，改用文火续煎 30min，滤汁分 2 次口服；每日 1 剂，以连服 6 剂为宜。

【功能与主治】 活血化瘀，理气消滞；主治视网膜中央静脉阻塞，属气滞血瘀证，患者除眼部症状外，还可伴有情志抑郁、食欲下降、嗳气、舌紫暗、苔薄白、脉弦或涩。

处方 2　钩藤菊花饮

【方药与用法】 枸杞子 12g，钩藤 20g，菊花、丹参、赤芍各 10g；先取前 4 味药加水 500ml 煎煮，先用武火煎沸、后改文火续煎 15min，滤其药汁，分早、晚各 1 次温服，每日 1 剂。

【功能与主治】 养阴平肝，凉血散瘀；主治视网膜中央静脉阻塞，属肝风内动证，患者多伴有头晕耳鸣、烦躁易怒、舌红苔少、脉细弦等。

处方 3　消血饮

【方药与用法】 葛根 20g，川芎、当归、赤芍、生地黄各 10g，防风 6g。上药加水 600ml 浸泡 30min，先用武火煎沸后，改为文火续煎 30min，滤其药汁，分次口服，每日 1～2 剂。

【功能与主治】 养血活血，凉血散瘀；主治视网膜中央静脉阻塞，属血虚血瘀证，患者久治未愈，发生眼底出血、色泽偏淡、头晕眼花、心慌气短、舌淡苔薄、脉细软。

【简释】 近期经研究证明，方中葛根及其有效成分除能扩张血管和改善微循环外，还具有抗血小板、降血压、降糖、降脂及抗氧化等作用。

处方 4　益气活血汤

【方药与用法】 黄芪 20g，丹参、川芎、白术、地龙各 10g；上药煎前应加冷水 600ml，浸泡 30min；先用武火煎沸后，再改用文火续煎 30min，去药渣，分 2 次口服，每日 1 剂。

【功能与主治】 益气通络，活血散瘀；主治视网膜中央静脉阻塞、属瘀血阻滞证，患者发生神疲无力、食少便溏、舌淡苔薄、脉细软。

处方 5　疏肝活血汤

【方药与用法】 当归 10g，柴胡、川芎、白芍、牡丹皮各 10g。上药加水 600ml，先以武火煎沸后，改用文火续煎 30min，滤其药汁温水送服，每日 1 剂，连用 6～8 剂为宜。

【功能与主治】 疏肝理气，活血消肿；主治中心性脉络膜视网膜病变、属气滞血瘀证，患者病程已久，黄斑区不清，视网膜中心凹四周出现灰黄色渗出和色素游离。

处方6 五苓散

【方药与用法】 茯苓15g，猪苓、桂枝、白术、泽泻各10g。上药加水600ml略泡、先以武火煎沸后，改为文火续煎30min，滤药汁分2次温服；每日1剂，连用6～8剂。

【功能与主治】 健脾利水；主治中心性浆液性脉络膜视网膜病变属脾虚湿泛证，出现视物模糊、变形变色、黄斑区有渗出、中心凹反光不清、神疲无力、头重胸闷、纳差、便溏、舌淡苔白、脉弱。

处方7 活血利水验方

【方药与用法】 丹参、生黄芪、茯苓各30g，川芎、茺蔚子各10g。上药加水600ml、略加浸泡，用武火煎沸后，改用文火续煎30min，滤其药汁300～400ml温水送服；每日1剂，连服6～8剂。

【功能与主治】 能健脾利水，活血消肿；主治中心性浆液性脉络膜视网膜炎、属脾虚湿泛或气滞血瘀相兼证，患者有黄斑区水肿，中心凹周围产生灰黄色斑块，伴有渗出和色素游离。

处方8 玉女煎

【方药与用法】 石膏30g，生地黄15g，麦冬12g，知母、牛膝各10g；先取生地黄加水600ml略泡，使用武火煎沸后，改为文火续煎20min；接着，再加其他中药同煎30min，滤汁350ml后，分次口服，每日1剂。

【功能与主治】 养阴清热、生津润燥；主治单纯糖尿病视网膜病变，属阴虚燥热证，患者出现视力下降、眼底微血管瘤、斑片状出血、大多伴发新生血管，可出现口渴、多饮、舌红、苔微黄而燥、脉细数。

处方9 滋肾活血汤

【方药与用法】 生地黄、丹参、葛根各15g，熟地黄、牡丹皮各10g；先取生地黄加入冷水600ml略泡，先用武火煎沸后，改为文火续煎30min；每剂煎取药汁2次，分早、晚各1次分服，每日1剂，连服6～8剂。

【功能与主治】 滋肾活血、养阴明目；主治单纯糖尿病视网膜病变、增生性糖尿病视网膜病变等。患者出现肾阴兼血瘀时，伴有偏暗的静脉曲张、口干乏力、腰酸、尿多、舌质暗红、苔少、脉细涩。

处方 10　增液白虎汤

【方药与用法】 石膏 30g，生地黄、知母、麦冬、玄参各 10g；先取生地黄加水 600ml 煎煮，先用武火煎沸后，改为文火续煎 20min；接着加入其他中药续煎 30min，滤其药汁 400ml，温开水送服，每日 1 剂，连服 6～8 剂。

【功能与主治】 清热生津，养阴明目；主治单纯糖尿病视网膜病变属阴虚燥热证，患者出现视力下降、眼底斑片状出血，伴有口渴多饮、舌红、苔黄而燥、脉数。

第六节　外耳道炎

【概要】 外耳道炎是一种由细菌感染引起的非特异性炎症，以夏秋两季易于发病。主要临床表现为外耳道灼热、发痒、疼痛，而出现慢性充血、肿胀、表皮糜烂，伴有浆液性和脓性分泌物；病情严重者，可出现耳周淋巴结肿大、压痛、张口不利等。本病中医学称为"耳疮"，主要是肝胆湿热夹风证，检查时见患者有局部慢性充血、肿胀、有少许淡黄色分泌物、舌质红、苔黄腻、脉弦数。治疗时，须选取清泻肝胆、化湿消肿的中药。

处方　五味消毒饮

【方药与用法】 金银花、野菊花各 10g，紫花地丁、蒲公英、天葵子各 15g。上药加水 800ml 同煎，先用武火煎沸、后用文火续煎 30min，滤其药汁一次口服；每剂水煎 2 次分服，每日 1～2 剂。

【功能与主治】 此方能疏风清热，解毒消肿；主治肝胆湿热夹风型外耳道炎，症见局部灼热、发痒、疼痛，部分患者出现红肿和表皮糜烂等。

第七节　外耳湿疹

【概要】 外耳湿疹源于耳廓、外耳道及其周围皮肤对药物或其他过敏物质的刺激，患者以耳部皮肤瘙痒、破溃、局部产生液体为表现特征。

疾病起初有外耳皮肤红肿、出现小水疱、流出黄色分泌物；一旦发生皮肤糜烂，尚能产生黄色结痂；倘若不断搔抓，还可发生感染，则导致皮损面积扩大、渗液增多，出现不易愈合的溃疡等。长时间不愈，还可导致慢性外耳湿疹，表面粗糙、皮肤增厚、出现脱屑、皲裂、颜色加深等。本病中医学称为"旋耳疮"，须按照以下两型辨证论治：①湿热上蒸型，患者出现皮肤潮红、灼热、瘙痒、溃烂或水疱等，检查见有黄色脂水外溢、黄痂、舌质红、苔黄腻、脉弦数或滑数；②血虚化燥型，患者反复发作、病程较长，皮肤呈苔藓化增厚、粗糙、皲裂或鳞屑等，舌淡红、苔白、脉细缓，治疗时应选用滋阴养血、息风润燥的中药。

处方 1　黄柏苍术汤

【方药与用法】　黄柏、苍术、蒲公英各 10g，滑石 15g，龙胆 5g；取上药加水 800ml 略泡，先用武火煎沸后，改换文火续煎 20min，滤出药汁一次口服，每日 1 剂。

【功能与主治】　能清热利湿；主治湿热上蒸型外耳湿疹，常见局部皮肤潮红、灼热、瘙痒等。

处方 2　四物汤

【方药与用法】　熟地黄、当归、白芍各 10g，川芎 6g。上药加水 800ml 同煎，先用武火煎沸、后文火续煎 30min，取药汁一次口服，每日 1 剂。

【功能与主治】　养血滋阴；主治血虚化燥型外耳湿疹，发现皮肤呈苔藓化增厚、粗糙、皲裂状改变。

第八节　化脓性中耳炎

【概要】　化脓性中耳炎为中耳黏膜以至于骨膜、骨质的化脓性炎症。按病理及临床表现，此病可分为单纯型、骨疡型和胆脂瘤型。骨疡型、胆脂瘤型容易产生危及生命的并发症，应当及时选择手术治疗，中医中药治疗仅以单纯型中耳炎为主。单纯型中耳炎表现为间歇性流出无臭味的脓液、有鼓膜穿孔，部分病例可伴有听力减退等。本病属于中医学"脓耳"的范畴。内服中药治疗，重在健脾渗湿、托毒排脓；外治中药要以清热解毒、消肿止痛、敛湿、祛腐生肌为主。与此同时，还须加强清洗耳道，确保局部脓性分泌物引流通畅。

处方 1　四黄耳炎灵

【方药与用法】　大黄、黄芩、黄连、黄柏、苦参各 20g，冰片 6g，麻油 500ml，液体石蜡 1000ml；先将前五味药置入麻油内，浸泡 24h；接下来加热，炸枯呈黑黄色，滤净药渣，再对入石蜡、冰片细面，搅匀，过滤，分装在空眼药水瓶内备用。治疗时，用棉签拭净耳内脓液，滴入本品 1～2 滴，还可以用纱布条蘸药液塞入耳内，每日 1～2 次。

【功能与主治】　清热利湿，解毒，止痛；外用主治化脓性中耳炎。

处方 2　三黄栀子液

【方药与用法】　黄连 15g，黄柏、黄芩各 9g，栀子 6g。上药加水，先用文火煎沸，过滤取液；另外宜加入 2％苯甲酸防腐剂备用，治疗中随时滴入病耳即可。

【功能与主治】　解毒消炎；主治慢性化脓性中耳炎。

处方 3　紫参滴耳油

【方药与用法】　紫草 50g，苦参 5g，麻油 500ml，冰片 6g，枯矾 3g；将紫草、苦参置入麻油锅内浸泡，经加热炸枯呈黑黄色，滤出药液，加入冰片和枯矾细末，搅匀后备用。治疗时，先用消毒棉签蘸 3％双氧水把患耳分泌物拭净，再用滴管滴入药液 1～2 滴，然后以取消毒棉浸入本品塞住耳道；每日换药 1～2 次，连用 3 天为 1 疗程。

【功能与主治】　清热解毒，收湿敛疮；主治急慢性化脓性中耳炎。

第九节　耳源性眩晕

【概要】　耳源性眩晕又称美尼埃病、膜迷路积水等。临床特征是发作性眩晕、波动性听力减退和耳鸣。眩晕患者，时常出现突发性旋转性眩晕，并且伴有恶心、呕吐、面色苍白、出汗和血压下降等迷走神经刺激症状，整个发作过程可持续 10～15min 或者数天。中医学也称本病为"眩晕"范畴，主因脾肾两虚、肝阳上亢所致，因而可表现为本虚标实的临床特点。

治疗时，须选取平肝潜阳、健脾化痰、利水补肾的中药配方。

处方 1　泽泻汤

【方药与用法】　泽泻、白术各 60g。上药加水 500ml 略泡，煎至 100ml 温开水送服；每日 1 剂，连用 12 剂为 1 个疗程。

【功能与主治】　健脾利湿；主治耳源性眩晕。

处方 2　加味血府逐瘀汤

【方药与用法】　桃仁、红花、川芎、赤芍、枳壳、桔梗、僵蚕各 10g，熟地黄、牛膝、当归、黄芪各 15g，全蝎 5g，蜈蚣 2 条。上药加水煎 2 次，取汁混合，分 2 次口服，每日 1 剂。

【功能与主治】　益气活血，化瘀通络；主治耳源性眩晕。

处方 3　平眩汤

【方药与用法】　泽泻 40g，天麻 15g，丹参、磁石、白术、赭石各 30g。上药加水煎 2 次，混合后分早、晚各 1 次口服，每日 1 剂。

【功能与主治】　平肝潜阳，健脾利湿；主治耳源性眩晕。

处方 4　化痰通窍汤

【方药与用法】　半夏、石菖蒲各 20g，白术、生南星、泽泻、桂枝、菊花各 12g。上药加水煎 2 次滤汁 350ml，混合分早、晚各 1 次口服，每日 1 剂。

头痛加剧时，宜加蔓荆子；肝火甚旺时，宜加龙胆、牡丹皮等；气虚时，可加用黄芪、党参；出现耳鸣重听时，应加入郁金、葱白、砂仁等。

【功能与主治】　燥湿化痰，宣邪通窍；主治耳源性眩晕。

处方 5　定眩汤

【方药与用法】　白术、石菖蒲、钩藤各 15g，泽泻、茯苓各 20g，桑叶、天麻、半夏、菊花各 10g，荷叶 10～15g；加水后，每剂水煎 2 次，每日 3 餐前各 1 次口服，每日 1 剂。

若肝阳上亢、血压偏高，须加赭石、生龙骨、生牡蛎各 15～30g；患者在恢复期，还应选加益气滋肾、固本的中药。

【功能与主治】　能化痰利湿，平肝潜阳；主治梅尼埃综合征。

第十节　鼻内出血

【概要】　鼻内出血特指鼻腔内出血性疾病，为五官科的一种常见急症。出血量少时，仅为涕中带血，只采取一般性处理即可；一旦发生大量出血，有可能致使患者发生出血性休克，若长期反复出血也会出现不同程度的贫血。儿童、青壮年的鼻内出血多发生在鼻腔前部，起因于该处黏膜干燥或局部的挤压损伤；中老年人鼻内出血多发生在鼻腔后部，尤以鼻-鼻咽静脉丛出血居多；倘若患者罹患高血压，鼻内出血量还会增多；极个别老年患者的鼻内出血也可能与原发性肿瘤相关。中医学称本病为"鼻衄"，可能与肺经热甚、胃火炽盛、肝火上炎、肝肾阴虚、脾不统血有关。①肺经热甚型，为点滴渗血、色鲜红，伴有咳嗽、发热等，舌质偏红、苔黄、脉数；②血热妄行型，有鼻黏膜充血，出血量中等、色深红，伴身热口渴、大便秘结，舌红、苔黄、脉洪数；③肝火上炎型，出血起于恼怒之后，多伴有头痛头晕、胸胁苦闷、咽干，舌红、苔黄、脉弦数；④肝肾阴虚型，局部出血量小、有咽燥口渴、头晕眼花、手足心热，舌红、苔少、脉细数；⑤脾不统血型，鼻出血量不多，可有面白肢冷、大便溏稀，鼻黏膜色淡、舌质红、苔白、脉数。

处方 1　泻白散汤

【方药与用法】　地骨皮、桑白皮各 15g，甘草 3g，粳米 50g。上药加水 800ml 后浸泡 15min，先用武火、后改用文火续煎 30min，滤其药汁一次服完，每日 1 剂。

【功能与主治】　此方能清肺泻火，凉血止血；主治肺经热盛型鼻衄，患者经常有鼻出血，同时伴有鼻塞、咳嗽等。

处方 2　独圣汤

【方药与用法】　黄芩 150g；取本品加水 800ml 浸泡 20min，先用武火煎沸，再改用文火续煎 30min，滤其药汁一次口服，每日 1 剂。

【功能与主治】　清热止血；主治血热妄行型鼻衄，患者时常发生鼻出血，带有臭味。

处方 3　莱菔饮

【方药与用法】　鲜白萝卜适量；上药捣碎取汁 150～200ml，加入食盐约 3g，调匀后一次顿服，每日 2～3 次。

【功能与主治】 清热止血；主治肺经热盛型鼻衄，如出现鼻滴血不止、量少色鲜。

处方 4　犀角地黄汤

【方药与用法】 水牛角、生地黄各 30g，赤芍 12g，牡丹皮 9g。上药加水 800ml 浸泡 20min，先用武火煎沸后，再改用文火续煎 30min，滤其药汁一次口服，每日 1 剂。

【功能与主治】 清热、凉血止血；主治血热妄行型鼻衄，如出血颜色鲜红、量大势急、伴有咽燥口干、发热，舌质红绛、脉弦数有力。

处方 5　止血立应散

【方药与用法】 大黄、血余炭各 15g，青黛、槐花各 3g。上药加水 800ml 后浸泡，先用武火煎沸后，再改用文火续煎 30min，滤其药汁一次口服，每日 1 剂。

【功能与主治】 清热，凉血，止血；主治血热妄行型鼻衄，症见出血色鲜红、量甚大。

处方 6　镇逆止血汤

【方药与用法】 生赭石、生地黄、白茅根各 30g，牛膝 10g。上药加水 800ml 后同煎，先用武火煎沸，再改用文火续煎 30min，取其药汁一次口服，每日 1 剂。

【功能与主治】 降逆，凉血，止血；主治肝火上炎型鼻衄，患者多在恼怒之后发病，出现头痛、头晕、胸胁苦满、舌红、苔黄、脉弦数。

第十一节　过敏性鼻炎

【概要】 过敏性鼻炎又称为变态反应性鼻炎，是由于患者对于某些变应源的反应性增高，导致以局部鼻黏膜为主的过敏性疾病。常以发作性鼻痒为起始症状，随之则产生连续不断的喷嚏、难以制止的大量清水样流涕以及轻重不一的鼻塞和嗅觉障碍。鼻黏膜检查可见有水肿，西药治疗应以脱敏和抗过敏治疗为主。中医学称此病为"鼻鼽"等，主因肺气或脾气虚寒、肾阳亏虚所致，多在卫阳不固或脾肾阳虚基础上发生外感风寒乘虚而入、气不化津或鼻窍阻塞等。据此，应选择益气固表、温肾、通窍散邪的中药治疗。

处方1　祛风脱敏汤

【方药与用法】　生黄芪 20g，白术、防风、当归、辛夷花、五味子、石菖蒲各 10g，白芍 15g；蝉蜕、甘草各 6g，细辛 3g。上药加水煎 2 次滤汁，分为早、晚各 1 次口服，每日 1 剂。

头痛剧烈时，宜加白芷 10g；若伴有黄色脓涕时，应加黄芩 10g 同煎口服。

【功能与主治】　益气固表，通窍散邪；主治过敏性鼻炎。

处方2　劫敏汤

【方药与用法】　黄芪、乌梅、诃子肉、干地龙各 10g，柴胡 3g，防风 6g，蜂蜜（和水后服）30g。上药加水 600ml 后煎服，每日 1 剂；连用 7～10 天为一疗程。

寒证，宜加荜茇、细辛；病重时，应重用黄芪、柴胡、防风，或者加入石榴皮同煎。

【功能与主治】　能益气固表，敛肺通窍；主治过敏性鼻炎。

处方3　玉屏风散

【方药与用法】　黄芪、白术各 60g，防风 30g。上药加水 800ml 后，持续浸泡 15min，先用武火煎沸后，再改为文火续煎 30min，滤出药汁一次口服，每日 1 剂。

【功能与主治】　益气固表；主治肺气虚寒型过敏性鼻炎，因患者感受风冷异气、恶风，而出现气短、咳嗽、咯痰、面色苍白、舌苔薄白、脉细数。

处方4　固表止嚏汤

【方药与用法】　生黄芪 20g，白术、防风各 15g，柴胡、苍耳子、五味子、防己、黄芩、乌梅各 10g，生甘草、炙麻黄各 6g。上药加水煎 2 次口服，每周煎服 4 剂。

【功能与主治】　益气固表，敛肺止嚏；主治过敏性鼻炎。

处方5　鼻敏宁

【方药与用法】　黄芪、党参各 12g，白术 10g，防风、乌梅、柴胡各 6g，五味子 5g，细辛 3g；将上药提取物或浸膏制成口服胶囊，每粒约含 0.4g；治疗时，每次取 5 粒口服，每日 3 次，连用 4～6 周为 1 个疗程。此方也可煎汤口服，每日 1 剂。

【功能与主治】 益气固表，敛肺通窍；主治过敏性鼻炎。

【简释】 现代药理学研究表明，此方具有抗变态反应的治疗作用，其药理作用可能与抑制抗原抗体反应、减轻局部炎症和改善细胞结构等作用相关。

处方 6 黄芪乌梅汤

【方药与用法】 黄芪 15g，乌梅、当归各 10g，甘草 5g。上药加水 800ml 后，先用武火煎沸，再改文火续煎 30min，滤取药汁一次口服，每日 1 剂。

【功能与主治】 益气固表，敛肺脱敏；主治肺气虚寒型过敏性鼻炎，患者感受冷风异气，出现清涕不止等。

处方 7 脱敏验方

【方药与用法】 黄芪、白术各 10g，防风、辛夷、甘草各 6g。上药加水 800ml 略泡后煎煮，先用武火煎沸，再改用文火续煎 30min，取药汁 400ml 一次口服，每日 1 剂。

【功能与主治】 能益气固表，敛肺通窍；主治肺气不足型或卫表不固型过敏性鼻炎，患者在遇到冷空气时常发作。

第十二节 慢性单纯性鼻炎

【概要】 慢性单纯性鼻炎是指在鼻腔黏膜和黏膜下层产生的一种可逆性慢性炎症，其发病率男性高于女性 2 倍。此病既可继发于若干全身性慢性疾病，也可源于局部如鼻腔、鼻窦部的慢性炎症刺激；某些职业或行业的外部环境因素，如石灰、煤炭及化学气体长期刺激鼻黏膜也可引起本病。主要临床表现为鼻塞和多涕。治疗时，一方面要去除全身、局部及环境等方面的相关因素，并加强身体锻炼和增强机体的防御能力；另一方面无论是属寒属热均应注重"宣肺通窍"的法则，若出现肺气虚，还宜伍用补肺益气之品。

处方 1 慢性鼻炎汤

【方药与用法】 麦冬、白芷各 20g，葛根、黄芩各 15g，苍耳子、藁本、薄荷各 10g。上药加水煎 2 次口服，每日 1 剂，连用 3 周为 1 疗程。

【功能与主治】 宣肺通窍，清肺养阴；主治慢性单纯性鼻炎。

处方 2 鼻炎方

【方药与用法】 党参 18g，黄芩、远志、川芎、苍耳子各 9g，细辛、炙甘草各 3g，徐长卿 15g。上药加水煎分服，每日 1 剂。必要时，可加入穿心莲 15g 同煎，若伴剧烈头痛，还可加用白芷 9g 同煎口服。

【功能与主治】 益气抗炎、宣肺通窍；主治过敏性鼻炎。

处方 3 清肺润燥鼻炎汤

【方药与用法】 沙参、麦冬、桑叶、黄芩、金银花、苍耳子各 12g，白芷、川芎、薄荷，防风各 10g，生石膏、连翘各 20g。上药加水煎服，每日 1 剂。

慢性鼻炎急性发作时，宜加荆芥、杏仁各 10g，改用黄芩为 15g；萎缩性鼻炎、久治不愈，须加龙胆 12g，鱼腥草 20g，杏仁 10g 同煎。

【功能与主治】 清肺润燥、宣通鼻窍；主治慢性鼻炎、鼻窦炎、过敏性鼻炎。

处方 4 丝根绿豆汤

【方药与用法】 丝瓜根 30～50g（鲜品加倍），绿豆 60～100g，冰糖适量；先将丝瓜根和绿豆加冷水后煮沸；再文火续煎 30min，把丝瓜根弃去；然后，于绿豆汤中加入适量冰糖，待溶解后食之即可。每日早、晚各 1 次分食，每日 2～3 剂；儿童用量应酌减。

【功能与主治】 清热化痰、通窍；主治慢性鼻炎、慢性副鼻窦炎。

处方 5 苍耳子散

【方药与用法】 苍耳子、辛夷花、荆芥、黄芩、桔梗各 10g；薄荷、白芷各 6g，甘草 4.5g。上药加水煎时宜放入适量茶叶和葱白 3 根，用文火煎沸后 10min，即得药汁 350～400ml，分早、晚各 1 次口服；每日 1 剂，连用 7 天为 1 疗程；儿童用量酌减。流黄色脓涕时，宜加金银花 20g、生黄芪 12g 同煎。

【功能与主治】 宣肺通窍；主治慢性鼻炎。

【简释】 现代药理学研究表明，苍耳子具有抗组胺、抗菌消炎的治疗作用。对此，也可采用棉球蘸苍耳子粉塞鼻治疗，通常可在 3 天以后即能奏效。

处方 6 加味玉屏风汤

【方药与用法】 黄芪 15g，白术、辛夷各 10g，细辛 3g，甘草 5g。上药加水 800ml，浸泡后同煎，先用武火、后用文火续煎 25min，滤出药汁一次口服，每日煎服 1 剂。

【功能与主治】 能益气、固表、通窍；主治肺虚邪滞型慢性鼻炎，患者鼻塞间歇发生，时轻时重、涕清量大、遇寒而加重。

第十三节 慢性化脓性鼻窦炎

【概要】 慢性化脓性鼻窦炎为起因于鼻窦黏膜感染长时不愈和反复发生的慢性炎症，常可累及骨膜和骨质，并且以上颌窦的发病率最高。主要临床症状是鼻塞、流脓涕、头部闷胀或呈沉重感以及嗅觉功能减退等。本病属于中医学"鼻渊"的范畴，大多因脾胃湿热或肝胆郁火所致，以至于循经上犯、燔灼气血、化为浊为涕、停聚窦窍。治疗时，应以清热解毒、清利湿热为主，并佐以活血通窍排脓之疗法。

处方 1 苍耳散加味

【方药与用法】 鱼腥草 20g，苍耳子、重楼各 10g，辛夷、白芷、黄芩、甘草各 6g。上药加水煎 2 次，分早、晚各 1 次口服，每日 1 剂。

鼻塞、头痛明显时，宜加川芎、薄荷、细辛；若有咽干口苦，应加生地黄、焦栀子，发生内热便秘时，可加用全瓜蒌、白茅根、藕节、白术等。

【功能与主治】 清热排脓，疏风通窍；主治鼻渊、鼻窦炎。

【简释】 方中辛夷、苍耳子、白芷，具有疏风通窍之功效；再加入鱼腥草、重楼、黄芩，更能充分发挥清热排脓、宣通鼻窍的治疗作用。

处方 2 鱼腥草合剂

【方药与用法】 鱼腥草 10g，桔梗 5g，甘草 3g。上药加水煎 2 次，混合后分 3 次口服；每日 1 剂，连用 2～3 周为 1 疗程；儿童用量应予减半。

【功能与主治】 清热解毒，宣肺排脓；主治鼻渊、鼻窦炎。

处方 3　苍耳鼻渊汤

【方药与用法】 炒苍耳子 30g，连翘、玄参、桑白皮各 20g，桔梗、藿香、牡丹皮、生石膏各 15g，白芷、辛夷各 12g，荆芥 10g，炙麻黄、甘草各 6g。上药加水煎 2 次，分早、中、晚饭后各 1 次口服，每日 1 剂。儿童用量应予酌减。兼有发热恶寒，可加用金银花、黄芩；兼有口苦咽干，宜加用龙胆、栀子等。

【功能与主治】 清热解毒，宣肺通窍；主治鼻渊、鼻窦炎。

处方 4　谷精合剂

【方药与用法】 谷精草、石决明、决明子各 30g，桑叶 20g，木贼草、钩藤（后下）、栀子、白芷、蔓荆子、菊花、甘草各 10g。上药加水煎 2 次，分早、晚各 1 次口服；每日 1 剂，连服 9 天为 1 疗程。

【功能与主治】 祛风止痛，清肝泄热；主治鼻渊、鼻窦炎。

处方 5　黄白公英煎

【方药与用法】 生黄芪、白花蛇舌草各 20g，玄参 25g，皂角刺、白芷、金银花、蒲公英、紫花地丁各 15g，当归、穿山甲、川芎各 12g，牛蒡子、辛夷各 10g，苍耳子 6g，甘草 4g。上药加水煎 2 次，混合后，分早、晚 2 次口服；每日 1 剂，连服 7 天为 1 疗程。

【功能与主治】 此方能清热解毒，透脓，宣通肺窍；主治鼻渊、化脓性鼻窦炎。

第十四节　咽部异感症

【概要】 咽部异感症是指患者有一种主观的异物样梗阻感，但经多次细心检查并未见到器质性病变。咽部异物感明显，以至于严重影响患者的情绪，自认为得了"不治之症"。咽部异感症以中年妇女常见，主要临床特征为自觉咽部不适、空咽时更为明显、吐之不出、吞之不下，伴有胸闷气促等；咽喉部检查或配合上消化道钡透均未见异常。中医学称此症为"梅核气"，多因痰气互结、肝郁气滞、心脾气虚所致。①痰气互结型，表现为咽部异物吞之不下、吐之不出，时常出现嗳气、恶心、呃逆、胸脘胀满、舌苔薄白而腻、脉弦滑；②肝郁气滞型，患者自觉咽中发生梗阻，嗳气频频、胁下胀闷、嗳气后稍舒、舌苔薄白、脉弦；③心脾气虚型，患者自觉咽中异物、口中无味、不思饮食、面白神疲、少气懒言、悲伤欲哭、惶恐不安、小便清长、大便溏稀、舌质淡、苔白、脉弱。

处方 1　四逆散

【方药与用法】　郁金、芍药各 10g，枳实、制香附各 6g，柴胡、甘草各 3g。上药加水 600ml 后，先用武火煎沸，再改为文火续煎 30min，取药汁一次口服，每日 1 剂。

【功能与主治】　疏肝和脾，解郁利咽；主治肝郁气滞型梅核气，出现咽中梗阻感、胁下胀闷、频繁嗳气或呃逆、苔薄白、脉弦。

处方 2　甘麦大枣汤

【方药与用法】　甘草 10g，小麦 15g，大枣 10 枚。上药加水 500ml 后，先用武火煎沸，再用文火续煎 30min，滤其药汁 400ml 一次口服，每日 1 剂。

【功能与主治】　养心安神，补脾益气；主治心脾气虚型梅核气，如见咽中异物感、纳差、面白神疲、少气懒言，舌淡苔白、脉弱。

处方 3　越鞠丸

【方药与用法】　苍术、香附、川芎、神曲、栀子各 10g。上药加水 600ml，浸泡约 15min，先用武火、再用文火续煎 30min，滤出药汁一次口服，每日 1 剂。

【功能与主治】　行气解郁；主治气阴不足型梅核气，发生咽干不舒或异物感等。

处方 4　四七汤

【方药与用法】　半夏、茯苓各 10g，紫苏叶、厚朴各 9g。上药加水 500ml 略泡后，先用大火煎沸，再改为小火续煎 30min，取药汁 350ml 一次口服，每日 1 剂。

【功能与主治】　能行气开郁，降逆化痰；主治痰气互结型梅核气，患者感觉咽中有炙脔、咽之不下、吐之不出，伴胸脘胀闷、嗳气或呃逆，舌苔薄白、脉弦滑。

处方 5　清化丸

【方药与用法】　贝母 30g，杏仁 15g，青黛 3g；上药制成丸剂，为一日剂量，每次 5g 口服，每日 3 次。

【功能与主治】　降火逐痰；主治痰气互结型梅核气，患者感到咽中有炙脔、咽之不下、吐之不出，伴身热便秘、舌苔黄腻、脉数。

处方 6　瓜蒂胆矾散

【方药与用法】　瓜蒂、胆矾各等份；上药共研细末，每次取 1g，用白糖水冲服，每日 1 次。

【功能与主治】　理气化痰；主治痰气互结型梅核气，症见感觉咽中有炙脔、咽之不下、吐之不出、嗳气、呃逆、胸闷胀痛、欲吐等。

处方 7　礞石滚痰丸

【方药与用法】　礞石 30g，沉香 15g，酒大黄、黄芩各 250g；上药研细末、做成药丸，每次取 5g 口服，每日 2～3 次。

【功能与主治】　降火逐痰；主治痰郁化火型梅核气，患者时常咳吐黄痰、伴身热便秘、舌质红、苔腻等。

第十五节　咽　喉　炎

【概要】　本病常在感冒后发生，因为喉和咽发炎同时产生或组织十分邻近不易于分开，故统称咽喉炎。它包括急性咽炎、慢性咽炎、急性喉炎、慢性喉炎，喉炎时常伴有声音嘶哑，中医学称为"喉痹""喉喑"。以咽部不适、音哑为特征，常因饮食不节、痨倦内伤、湿热阻滞而致病。分成肺肾阴虚、脾胃虚弱、痰湿等证型。

处方 1　石菖蒲饮

【方药与用法】　石菖蒲（干鲜均可）、甘草、桔梗各适量。取上药用开水浸泡 5 分钟后，代茶饮即可。咽部疼痛伴有局部充血时，宜酌加金银花、薄荷、生地黄；咽部干燥、异物感明显时，可酌加生地黄、麦冬、胖大海；声音嘶哑时加木蝴蝶、山豆根等。

【功能与主治】　补肺肾之虚、消肿止痛。

处方 2　清咽灵汤

【方药与用法】　蒲公英、牛膝、金银花、射干各 15～30g，连翘、桔梗、黄芩、贝母各 12～20g，防风、大黄各 10～15g，柴胡、枳实各 8～10g。取上药加水略泡，水煎取药汁 400ml，分早、晚 2 次温服；连服 4～6 天为 1 疗程。

【功能与主治】　能清热消肿，主治急性咽喉炎，同期肌注穿心莲注射液 2～4ml，每日 2 次，临床效果更好。

处方 3　养阴逐瘀清咽汤

【方药与用法】　生地黄、麦冬、玄参、牛膝各 15g，川芎、赤芍、当归、贝母、枳壳各 12g，桃仁、红花、柴胡、桔梗各 10g，甘草 6g。上药加水文火水煎 2 次，取药汁 400ml 分早晚 2 次温服，每日 1 剂。

患者兼气虚时，加黄芪 30g，太子参 20g，山药 15g；兼痰湿者加半夏 10g，瓜蒌 15g、白术 10g；兼火热者加知母 15g、黄芩 10g；兼风热时加牛蒡子 10g、板蓝根 15g、连翘 15g。

【功能与主治】　本方加减适用于治疗肺肾阴虚、脾胃虚弱等证型的咽喉炎。

【简释】　本病冬季多发，要加强预防，及时治疗上呼吸道感染。临床证明患者存在明确的致病微生物时，上述药方治疗结合使用抗生素更容易获得满意疗效。

第十六节　牙　周　病

【概要】　本病又称牙槽脓溢症，最初大多始于牙周炎及牙周脓肿，通常表现有牙根周围组织慢性发炎化脓、牙槽骨萎缩，甚至牙齿松动而脱落。有时牙齿咀嚼无力、动摇，牙龈中有脓液溢出和口臭等；亦有肿胀、出血及不同程度的疼痛。此病多见于营养不良、糖尿病、高血压病、内分泌和植物神经功能失调等患者。牙周病属于中医"牙宣"或"牙痈"等范畴，通常多由饮食不节、脾胃蕴湿化热、上熏口齿，抑或肾虚精亏、肾精不能上达、齿失濡养所致。治宜清泄胃火、消肿止痛、滋补肾阴、益髓固齿。

处方 1　清火消肿汤

【方药与用法】　蒲公英、生石膏各 30g，生地、麦冬、牛膝各 15g，丹皮、知母、黄芩、升麻各 10g、黄连、竹叶各 6g。取上药略泡，水煎后分 2 次口服，每日 1 剂；连用 6 剂为 1 疗程。

【功能与主治】　能清泄胃火、消肿止痛；适用于胃火熏蒸型患者，如表现为牙龈红肿疼痛、出血、溢脓、口臭、烦渴多饮、大便秘结、苔黄厚、脉滑数等症。

处方 2　补肾益髓汤

【方药与用法】　熟地黄、山药、旱莲草、龟板各 30g，女贞子、山萸肉、生地黄各 15g，丹皮、泽泻、茯苓、知母、黄柏各 12g，菊花 10g。取上药水煎 400ml，分 2 次口服，每日 1 剂；连用 6～8 剂。

【功能与主治】　此方能滋补肾阴、益髓固齿。主治肾阴亏损型患者，如表现牙龈溃烂萎缩、牙齿松动稀疏、牙根边缘红肿，并伴有腰酸、足软、手足心热、舌微红、苔少等表现。

处方 3　补气护齿汤

【方药与用法】　党参、黄芪、山药各 30g，当归、熟地、白芍、白术、茯苓、仙鹤草各 15g，川芎、陈皮各 10g。上药加水 600ml 煎煮，滤汁混合后，分 2 次口服，每日 1 剂，连用 6～10 剂为 1 疗程。

【功能与主治】　此方有补气养血、护龈健齿之功效，主治气血虚弱型牙周病，患者表现为牙龈萎缩、牙根宣露、渗血、松动、咀嚼无力、发酸，伴有面色无华、倦怠无力、头昏眼花、舌淡、苔薄白、脉弱无力。

【简释】　患者应注意洁齿保健，忌食或慎食辛辣厚味和含糖量高的食品。本病患者刷牙前需要用洗净的食指和拇指捏住齿龈向牙齿的方向挤压，以便把积存于牙周袋中的残留食物和脓液挤压出去，然后再用淡盐水漱口。刷牙也应顺牙齿上下的方向进行。刷过后最好再食指和拇指轻轻按摩牙龈，有益于改善病变组织的血液循环，促进炎症尽快吸收。

第十七节　口腔溃疡

【概要】　口腔溃疡是指发生在口腔黏膜的病变，反复发作而不易于彻底治愈。每次发病都能产生不同程度的黏膜溃疡，既可以单个出现也可以多发，常见出现黄豆粒大小的糜烂面、中央略为下陷、外周红晕、常有白色假膜，严重者可因疼痛而影响说话和进食。究其发病原因，可能与患者睡眠不足、便秘、疲劳、精神紧张等因素有关。中医学称本病为口疮，主要是由心脾积热、阴虚火旺、气血亏虚所致。①心脾积热型，症见口内疼痛、伴有口渴、小便短赤、大便秘结、舌红、苔黄、脉数；②阴虚火旺型，口内疼痛、口干、手足心热、疲乏无力、舌红、苔少、脉细数；③气血亏虚型，口内疼痛、不渴、伴畏寒、大便溏稀，检查溃疡面四周无充血、舌质红、苔薄白、脉细弱。

处方1　黄连升麻汤

【方药与用法】　黄连 3g，升麻 9g。上药加水 600ml 同煎，先用武火煎沸后，再用文火续煎 30min，取其药汁一次口服，每日 1 剂。

【功能与主治】　清热泻火；主治心脾积热型口腔溃疡，多伴有口内疼痛、口渴、小便短赤、大便秘结、舌红、苔黄、脉数。

处方2　二辛汤

【方药与用法】　细辛 9g，生膏 30g。上药加水 500ml 略泡，先用武火煎沸后，再改文火续煎 30min，滤其药汁一次口服，每日 1 剂。

【功能与主治】　清热泻火；主治心脾积热型口腔溃疡，出现口痛、口渴、口臭、小便短黄、大便秘结、舌红、苔黄、脉数。

处方3　导赤散

【方药与用法】　生地黄、生甘草、竹叶各 10g，木通 3g。上药加水 500ml 略泡，先用武火煎沸，再以文火续煎 30min，取其药汁一次口服，每日 1 剂。

【功能与主治】　清热泻火；主治心脾积热型口腔溃疡，有口痛、口渴、口臭、小便短黄、大便秘结、口疮量多、其四周明显充血、舌质红、苔黄、脉数。

处方4　玄参汤

【方药与用法】　玄参、天冬、麦冬各 10g。上药加水 600ml 略泡，先用武火煎沸后，再文火续煎 30min，滤出药汁 400ml，1～2 次口服，每日 1 剂。

【功能与主治】　滋阴降火；主治阴虚火旺型口腔溃疡，如见口痛、口干、手足心热、无力、舌红、苔少、脉细数。

第十八节　慢性咽炎

【概要】　慢性咽炎是指长时间发生于咽部黏膜、黏膜下和淋巴组织的弥漫性炎症，以成年人更为常见。本病主要特征是咽部不适、发痒、发干、灼热、刺痛以及咽部分泌物比较黏稠等。本病属于中医学"喉痹"的范畴，多由肝肾阴虚、虚火上炎所致；其次是因反复外感、风热留邪、迁延不愈而成。治疗应以滋阴清热、化痰利咽为主，须禁食辛辣食物和烟酒。

处方 1　清音汤

【方药与用法】　玄参、麦冬、生地黄各 10g，薄荷、桔梗各 5g，生甘草 3g。上药加水煎 2 次滤汁混合，分早、晚各 1 次口服，每日 1 剂。此外，若加北沙参，尚能增进本病的治疗效果。

【功能与主治】　清热利咽，养阴生津；主治慢性咽炎。

处方 2　通咽利喉汤

【方药与用法】　玄参、沙参各 15g，山豆根 12g，射干、白芍、僵蚕、佛手各 9g，桔梗 6g，生甘草 4g。上药加水煎 2 次取汁 400ml，分 3 次温服，每日 1 剂。

声音嘶哑时，可加用胖大海、藏青果；若有胸闷时，宜加枳壳、郁金、全瓜蒌同煎。

【功能与主治】　清热解毒，养阴利咽；主治慢性咽炎。

处方 3　咽炎灵

【方药与用法】　金银花 20～30g，法半夏、厚朴各 10～12g，茯苓 15～30g，柴胡 6～12g，连翘、川贝母、枳壳、陈皮各 10～15g。上药加水 400ml 浸泡半小时，水煎取浓汁约 50ml，由口腔雾化吸入；每日 1 剂，连吸 10 天为 1 疗程。必要时，还可配用其他清热解毒、利咽的方药。

【功能与主治】　行气化痰，清热利咽；主治慢性咽炎。

处方 4　金马利咽汤

【方药与用法】　锦灯笼 10g，玄参、麦冬各 12g，桔梗、山豆根各 10g，马勃（包煎）、木蝴蝶、蝉蜕各 3g，薄荷（后下）、甘草各 5g。上药加水 600ml 同煎，滤其药汁 400ml，分 2 次缓慢温水送服，每日 1 剂。须忌食辛辣、烟酒等刺激品。

咽部充血、肿胀时，宜加赤芍、桃仁、浙贝母；有心烦不眠时，可加黄连、肉桂、生酸枣仁；伴有声音嘶哑时，应加用瓜蒌仁、杏仁、浙贝母、藏青果或胖大海同煎。

【功能与主治】 清热养阴，解毒利咽；主治慢性咽炎。

处方 5 咽炎喷雾剂

【方药与用法】 鱼腥草注射液 2ml，维生素 C 注射液 0.25g；薄荷和生甘草各适量等份；先取鱼腥草注射液、维生素 C 注射液混匀，再对入注射用水 10ml，作为一次使用剂量；接下来另将薄荷及生甘草研成细粉，过 100 目筛备用。治疗时，每次先朝咽部喷入水剂，随后再喷入适量薄荷和生甘草细粉；每日 1 次，连续应用 7 次为 1 个疗程。

【功能与主治】 能清热利咽；主治慢性咽炎。

处方 6 金果饮

【方药与用法】 生地黄 20g，玄参 15g，胖大海 10g；上药制成口服糖浆。每次取 15ml 口服，每日 3 次，连服 28 天为 1 个疗程。

【功能与主治】 养阴清热，化痰利咽；主治慢性咽炎。

第十九节 失 音 症

【概要】 失音症主要因声带息肉和声带小结所致，极少数患者也可见于脑神经核功能损害。主要临床特征是声音嘶哑，以至于出现失音，本病常见于中青年，尤以歌唱演员、教师、讲解员发病率较高。中医学称此病为"慢性喉瘖"或"久瘖"。治疗时，须采用养阴清肺、化痰散结、活血化瘀的中药，服药期间，应加强声带休息，甚至需要绝对禁声，及时纠正不良发音习惯，禁止吸烟饮酒和摄入辛辣刺激性食物。

处方 1 海藻玉壶汤

【方药与用法】 海藻、昆布各 15g，牡蛎 30g，当归、赤芍、川芎、麦冬各 12g，蒲公英、金银花各 20g，贝母、陈皮各 9g。上药加水煎 2 次分服，每日 1 剂，连用 10 天为 1 个疗程。

【功能与主治】　清热化痰，软坚散结；主治因声带小结引起的失音症。

【简释】　方中海藻、昆布、生牡蛎等，具有软坚散结之功效。

处方 2　消结响声汤

【方药与用法】　玄参、威灵仙、生牡蛎各 30g，生地榆 20g，桔梗、射干、僵蚕、姜半夏、熟大黄、山慈菇、炮山甲（先煎）、胖大海各 10g，天花粉、赤芍各 12g，象贝母 15g；每剂水煎 2 次分服，每日 1 剂，连用 30 天为 1 个疗程。

【功能与主治】　清热利咽，化痰散结；主治由声带小结所致的声音嘶哑、失音症。

处方 3　加味二陈汤

【方药与用法】　昆布、海藻各 20g，煅瓦楞子、夏枯草各 15g，陈皮、茯苓、姜半夏各 10g，苍术、白术、枳实、芥子、甘草各 6g，五味子 3g。上药加水煎 2 次分服，每日 1 剂。

【功能与主治】　燥湿化痰，软坚散结；主治由声带小结和息肉引起的失音症。

处方 4　加味麦冬汤

【方药与用法】　麦冬、粳米各 15g，天花粉、百合、大枣各 10g，人参、诃子、蝉蜕各 5g；法半夏、木蝴蝶、生甘草各 3g。上药加水煎分服，每日 1～2 剂。

患者虚火上炎，宜加用玄参、知母、黄柏；有明显瘀血者，可加入赤芍、牡丹皮、茜草根同煎。

【功能与主治】　此方能养阴润肺，清热利咽；主治声嘶、属肺燥阴虚证。

处方 5　菖蒲复音汤

【方药与用法】　石菖蒲、藿香、板蓝根、玄参各 12g，桔梗、射干各 10g，甘草 6g。上药加水煎 2 次取汁 400ml，分 2 次口服，每日 1 剂。

【功能与主治】　清热利咽，化湿祛痰；主治肺热痰浊型失音症。

第十七章
骨伤科病症

第一节 颈 椎 病

【概要】 颈椎病曾经称为颈肩综合征，是由颈椎及其周围软组织发生病理改变并引起压迫或刺激性临床症状。比如，患者出现椎间盘、后纵韧带、黄韧带、脊髓鞘膜等对颈神经根、颈椎、椎动脉及交感神经的压迫，以超过 40 岁以上的中、老年更为常见。由于颈部受压部位不同，临床上可分为神经根型、脊髓型和椎动脉型颈椎病。中医学认为，此病主因络脉瘀阻、风寒湿邪入侵、痹阻太阳经脉、经隧不通或气血不足，从而导致筋脉失养、肾虚精亏、髓不养骨。治疗时，应选用解肌通脉、缓急止痛、舒筋活血、化痰宁心的中药治疗。

处方 1 葛根汤

【方药与用法】 葛根 20～40g，桂枝 20g，白芍 30g，麻黄 6g，炙甘草 10g，生姜 12g，大枣 7 枚。上药加水煎 2 次，分 2 次口服，每日 1 剂。

【功能与主治】 解肌通脉，缓急止痛；主治颈椎病。

【简释】 此方重用葛根、白芍、桂枝，意在解肌通脉，缓急止痛。因为剂量不同，其功效也有差异，能对治疗颈椎病产生令人满意的效果。

处方 2 颈椎 2 号

【方药与用法】 白芍 240g，甘草 30g，伸筋草 90g，葛根、乳香、没药、桃仁、红花各 60g；上药共研细粉，制成药片，每片 0.5g，含生药 0.3g；治疗时，每次 5 片口服；每日 3 次，连服 1 个月为 1 疗程。

【功能与主治】 缓急止痛，舒筋活血；主治神经根型颈椎病。

处方 3 颈椎宁胶囊

【方药与用法】 马钱子粉、蝮蛇粉、狗脊粉、琥珀粉、桂枝粉各适量；上药按照 1∶10∶10∶3∶3 的比例确定用量；先将上药研成细末，混匀后，接着装入口服胶囊，每粒约重 0.4g。治疗时，第 1~3 天每日早、中、晚餐后各 1 次口服，每次 1 粒；随后治疗，每日早、中、晚餐后各 1 次口服，每次 2 粒。

【功能与主治】 能祛风通络止痛；主治颈椎病。

处方 4 定眩汤

【方药与用法】 天麻、半夏、全蝎、僵蚕各 9g，白芍、首乌藤各 24g，钩藤（另包后下）20g，茯苓 15g，丹参 30g。上药加水煎 2 次，分 2 次口服；每日 1 剂，连用 15 天为 1 疗程。

【功能与主治】 平肝息风，化痰宁心；主治椎动脉型颈椎病。

第二节 落 枕

【概要】 落枕又称为"失枕"，是因睡眠姿势不端或颈部受风受凉引起的颈项疼痛，以至于出现不能随意转动，可发生在任何的年龄阶段，且以春冬两季发病居多。患者起病较急，时常于睡眠后突然感觉一侧颈部酸痛或活动不便，并朝向上肢或肩部放射，严重者甚至造成头部歪向另一侧；然而，经 X 线摄片或 CT 扫描无异常发现。中医学认为，本病是因为睡眠姿势不当，颈部血行不畅或风寒侵袭、痹阻经络所致。治疗时，须选用祛风散寒、行气活血、温经止痛的中药。

处方 1 加味芍甘汤

【方药与用法】 葛根 20g，木瓜 15g，防风、威灵仙各 12g，白芍

6g。上药加水 800ml 略泡，先用武火煎沸后，再用文火续煎 30min，滤出药汁一次口服，每日 1 剂。

寒重者，宜加用桂枝；久病或外伤者，可加地龙和没药等同煎。

【功能与主治】 祛风散寒，舒筋通络；主治风寒痹阻型落枕，出现肩背疼痛、拘急麻木、舌质淡、苔薄白、脉弦紧。

处方 2　加减益气汤

【方药与用法】 黄芪、人参各12g，升麻、葛根各9g，白芍3g。上药加水 700ml 略泡，先用武火煎沸后，改为文火续煎 30min，取药汁一次口服，每日 1 剂。

【功能与主治】 益气养血，解痉止痛；主治各种不同类型的落枕，出现恶风畏寒、肩部隐痛、舌质淡、苔白、脉缓。

处方 3　杏仁葛根汤

【方药与用法】 金银花20g，连翘、葛根各12g，桔梗、杏仁各9g。上药加水 600ml 略泡，先用武火煎沸，改用小火续煎 20min，滤出药汁一次口服，每日 1 剂。

【功能与主治】 疏风解表，化痰通络；主治风寒痹阻型落枕，如见肩背酸痛，渐成恶风，头痛、舌质淡、苔薄腻、脉濡缓。

处方 4　刀豆壳汤

【方药与用法】 刀豆壳15g，羌活、防风各9g。上药加水 800ml 后略泡，先用武火煎沸，再用文火续煎 30min，滤出药汁一次口服，每日 1 剂。

【功能与主治】 疏风通络；主治风寒痹阻型落枕，患者经常肩背疼痛，渐成恶风，伴有头痛不舒、舌淡、苔白、脉弦紧等。

第三节　肩关节周围炎

【概要】 肩关节周围炎，简称肩周炎，又称为"冻结肩"或"漏肩风"，指以肩关节疼痛和活动性强直为主要表现的一种临床综合征，容易发生在 50 岁左右的中年人，女性多于男性。中医学认为，本病是由肝肾亏损、气血虚弱、血不荣筋、外伤后遗、痰浊瘀阻、复感风寒湿邪所致，从而造成患者血滞不畅、筋脉拘挛，治疗时应选用祛风胜湿、益气活血、温经散寒、祛风活络之类的中药配方。

处方1　蠲痹汤

【方药与用法】　羌活 25g，炙黄芪 30g，防风、当归各 20g，姜黄、赤芍各 15g，甘草 5g，生姜 3g。上药加水煎 2 次口服，每日 1 剂。

畏寒较剧时，宜加桂枝、制川乌、制草乌各 10g；肩部痛甚时，可加用没药、乳香各 10g；屈伸不利时，须加木瓜、防己各 15g。若患者偏于气虚，应当重黄芪，加用肉苁蓉或巴戟天等；血瘀明显，可加红花、桃仁各 10g 同煎。

【功能与主治】　祛风胜湿，益气活血；主治肩周炎。

处方2　温通活血汤

【方药与用法】　鸡血藤 30g，黄芪 20g，海风藤、桑枝各 25g，制川乌、制草乌（先煎 2h）各 8g，细辛 6g，附片（先煎 2h）、路路通、川芎、当归、羌活、片姜黄、红花各 15g，地龙、桂枝各 12g，炙甘草 10g。上药以文火水煎，每日早、晚各 1 次口服，每日 1 剂；随后，留下药渣再予煎汤，泡洗患处 15min。连服 18 天为 1 疗程。

【功能与主治】　温经散寒，祛风活络；主治肩周炎。

处方3　秦艽木瓜酒

【方药与用法】　透骨草、鸡血藤各 30g，木瓜 20g，秦艽、郁金、制川乌、制草乌、羌活、川芎各 10g，全蝎 2g，红花 8g；上药浸入 60°粮食白酒 1000ml 中，半个月后即可服用。每日晚上服 15～30ml。

【功能与主治】　能祛风胜湿，通络止痛；主治肩周炎。

处方4　祛寒化湿散

【方药与用法】　桂枝 20g，薏苡仁、苍术、威灵仙各 12g，麻黄、樟脑、高良姜各 10g，红花、细辛、白芷、没药、赤芍、羌活、独活各 6g；上药研成细末，加蜜调匀，如糊状；睡前一次性将药膏敷于患肩、外盖塑料薄膜，再以热水袋熨之，每次 5～10h，每隔 5 天更换敷药。

【功能与主治】　温经散寒，祛风胜湿；主治肩周炎。

处方5　肩痹汤

【方药与用法】　鲜桑枝 90g，鲜槐枝、鲜柏枝各 60g，鲜柳枝、鲜松枝、鲜艾叶各 30g；桂枝 15g，白酒（后下）16g。上药加水煎煮沸，进行局部熏洗，每次 20～30min，每日 2 次，每日 1 剂。每次局部熏洗后，宜令患者配合进行运动疗法，否则疗效不佳。

【功能与主治】 祛风胜湿，通经活络；主治肩周炎。

第四节 肱骨外上髁炎

【概要】 肱骨外上髁炎是一种以提物或前臂扭转时疼痛明显加重为主的综合征，发现病理改变是肱骨外上髁以及前臂上端伸肌的炎症，常见于家庭主妇、网球运动员和电脑操作人员等，因局部肌肉组织等过度疲劳而导致的慢性炎症。主要症状是局部酸痛无力，提物或扫地时酸痛明显加重，查体局部微热、有压痛，但不红不肿，如长期得不到治疗，有可能导致轻度骨骼肌萎缩。中医学认为，此病产生除由于腕及前臂长期劳累外，还可能与气血亏虚、血不荣筋相关。据此，须依据以下分型辨证治疗：①风寒阻络型，出现肘部酸痛、麻木、屈伸不便、遇寒加重、得温缓解、舌苔薄白、脉弦紧或浮紧；②气血亏虚型，病程较长、肘部酸痛反复发生、提物无力、喜按喜揉、面色苍白、舌质淡、苔白、脉沉细；③湿热内蕴型，以肘外侧疼痛明显，有微热、局部压痛、活动后减轻、可伴口渴不饮、舌苔黄腻、脉濡数。

处方 1 舒筋活络汤

【方药与用法】 羌活 12g，杜仲 10g，威灵仙、徐长卿各 15g。上药加水 800ml 略泡，先用武火煎沸后，再改为文火续煎 30min，滤出药汁450ml 一次或分次口服，每日 1 剂。

【功能与主治】 祛风散寒，除湿通络；主治风寒阻络型肱骨外上髁炎，如出现肘部酸痛、麻木、屈伸不便、遇寒加重、舌苔薄白或薄腻、脉弦紧。

处方 2 仙鹤草汤

【方药与用法】 仙鹤草、桑枝、忍冬藤各 30g，白芍 20g，片姜黄9g。上药加水 700ml 略泡，先用武火煎沸后，改为文火续煎 30min，取药汁一次口服，每日 1 剂。

【功能与主治】 祛风散寒，除湿通络；主治风寒阻络型肱骨外上髁炎，产生肘部酸痛、拘急麻木、屈伸不利、喜温、舌苔白腻、脉弦紧。

处方3 黄芪川芎汤

【方药与用法】 黄芪 20g，大血藤 15g，当归、川芎、白芍各 9g。取上药加水 800ml 同煎，先用武火煎沸、后用小火续煎 20min，滤出药汁一次口服，每日 1 剂。

【功能与主治】 能补益气血，活血通络；主治气血亏虚型肱骨外上髁炎，如病程较久、致肘部酸痛反复发作、提物无力、喜按喜揉、面色苍白、舌质淡、苔白、脉沉细。

处方4 芍术玄胡汤

【方药与用法】 白芍、炒延胡索各 30g，党参 15g，白术、生甘草各 10g。上药加水 800ml 略泡，先用武火、后用文火续煎 30min，滤出药汁一次口服，每日 1 剂。

【功能与主治】 补益气血；活血止痛；主治气血亏虚型肱骨外上髁炎，出现肘部反复发作性疼痛、于活动后加重、以肘外侧面更重、面苍懒言，舌质淡、苔白、脉沉细。

第五节　骨质增生症

【概要】 骨质增生症主要见于中老年人，是由于骨质退行性变、逐渐形成的刺状或唇样骨质增生。骨刺一旦形成，可对软组织产生机械性刺激；有时还可见于外伤后软组织损伤、出血、肿胀，一并导致局部疼痛不适及不能耐劳累等。因而，患者时常出现错综复杂的临床症状。中医学曾称本病为"骨痹"，治疗时须选用补肾壮骨、活血化瘀、软坚消肿、通经活络的中药配方。

处方1 增生灵

【方药与用法】 红花、当归、土鳖虫、伸筋草、防风、透骨草、骨碎补、川乌头各 12g，花椒、艾叶、甘草各 10g。上药加水煎，再对入食醋600ml，趁热外洗；每日煎煮 1 剂，外洗 2 次，每次 10～15min；连用 10天为 1 疗程。

【功能与主治】 活血通络，祛风止痛；主治骨质增生症。

处方 2   骨痹四虫汤

【方药与用法】   乌梢蛇、秦艽各 25g，全蝎、土鳖虫、穿山甲各 10g，当归、丹参、狗脊、木瓜各 15g，补骨脂、苏木、威灵仙各 20g，蜈蚣 3 条。上药加水煎 2 次，混合后，分为 1 次口服；每日 1 剂，连服 15 天为 1 疗程。

【功能与主治】   此方能祛风湿，通经络，强筋骨；主治骨质增生症。

处方 3   骨刺散

【方药与用法】   独活、桃仁、地鳖虫、生乳香、生没药、生大黄各 15g，当归、牛膝、巴戟天、骨碎补、透骨草、生川乌、生草乌、生半夏各 20g，三七、红花各 12g，细辛、冰片、樟脑各 3g；取上药研末、制成散剂；治疗时，每次取 30g，加热后，用白酒调成药糊，趁热敷于患处，以纱布固定，4～6h 换药；每日 1 次，连敷 8～12 天为 1 疗程。

【功能与主治】   补肾活血，通络止痛；主治腰椎骨质增生症。

处方 4   皂刺汤

【方药与用法】   皂角刺 50g，当归、红花、山茱萸各 10g，川芎 15g，鸡血藤 30g，威灵仙 12g。上药加水煎 2 次，分 2 次口服，每日 1 剂。

【功能与主治】   活血通络，化瘀止痛；主治骨质增生症。

处方 5   抗骨赘汤

【方药与用法】   ① 内服药方：木瓜、威灵仙各 15～25g，甘草 10g，三七末（冲服）5g。上药加水煎煮滤汁，分 2 次口服，每日 1 剂，连服 15 天为 1 疗程。

② 外用药方：骨碎补 100g，细辛 30g，鸡血藤 30g，骨碎补 15g，白芍、生川乌各 20g；先将诸药切碎、混匀，置于沙锅内炒热，对白酒少许，趁热敷患处，每次约 30min，每日 1～2 次。

【功能与主治】   以上内服药方能祛风湿、强筋骨；外敷药方能补肾温经、止痛；二者均适用于骨质增生症的防治。

处方 6   白芍木瓜汤

【方药与用法】   白芍 30g，鸡血藤、威灵仙各 15g，木瓜、甘草各 12g。上药加水煎煮，分 2～3 次口服，每日 1 剂。

颈椎增生明显，宜加葛根 12g；胸椎增生明显，宜加狗脊 12g；腰椎增生明显，应加杜仲 12g、怀牛膝 12g。

【功能与主治】 祛风通络，缓急止痛；主治骨质增生症。

【简释】 此方内重用白芍，有助于骨质增生症疼痛的治疗，与葛根、炙麻黄、桂枝、甘草伍用的效果更好，总有效率可高达 95％。

第六节　急性腰扭伤

【概要】 急性腰扭伤多由姿势不正确、用力过度、腰部肌肉用力失调等原因所致，临床表现为肌肉、韧带、筋膜甚至椎间关节过度牵拉或扭伤，患者出现持续性剧痛、活动时加重，口服一般镇痛药无效。中医学认为，本病乃跌仆闪挫，从而导致局部气滞血瘀、经脉受阻、不通则痛，治疗的基本原则，是行气活血、化瘀止痛，或者"从风论治"，并且及时采用舒筋活络手法予以"理筋"；否则，缓解疼痛仍有一定困难。

处方 1　身痛逐瘀汤

【方药与用法】 川芎 12g，羌活、没药、当归、五灵脂（炒）、桃仁、香附、牛膝、地龙各 9g；秦艽、红花、甘草各 6g。上药加水煎 2 次，混后分服，每日 1 剂；煎后留药渣，另加适量食醋和水，煮沸待温进行熏洗。老年体弱者，须加黄芪、党参；局部痛剧时，宜加延胡索、重楼等药同煎。

【功能与主治】 行气活血，通络止痛；主治急性腰扭伤。

处方 2　插骨散

【方药与用法】 炒白术、白芍、川芎、肉桂、牛膝、木香、乳香、甘草各 15g，米酒适量。上药加水煎 2 次，混合后分 2 次口服，每日 1 剂；连用 7 天为 1 疗程。

【功能与主治】 行气活血，缓急止痛；主治急性腰扭伤。

处方 3　土鳖红花酒

【方药与用法】 土鳖虫 10g，红花 10g，白酒适量；治疗急性扭伤，可将中药置于白酒 200ml 中略泡，再加水至 200ml，接着用文火煎煮半小时，分 3 次温服；治疗慢性扭伤，取上药共研细末，加入白酒适量，分 2～

3 次送服。

【功能与主治】 能化瘀止痛；主治急慢性腰扭伤。

处方 4　治腰扭伤验方

【方药与用法】 海风藤、川续断、怀牛膝、桑寄生各 15g，独活、防风、延胡索、降香、枳壳各 10g，细辛 3g，小茴香、甘草各 5g。上药加水煎 2 次，混合后分 2 次口服；每日 1 剂，连服 10 剂为 1 疗程。

【功能与主治】 祛风通络，补肾强筋；主治急性腰损伤。

第七节　腰椎间盘突出症

【概要】 腰椎间盘突出症是由某种外力造成的纤维环破坏、髓核突出，从而压迫或刺激神经根或硬膜囊所致，主要临床特征是腰痛和下肢放射性疼痛，好发于 20～50 岁的青壮年。其病变部位以腰 5 或腰 4 至骶 1 更为常见，腰 3 至腰 4 则较为少见。部分患者容易在受凉后发病、无明显外伤史，甚至仅是由于腰背肌肉痉挛所致。起病之初出现钝痛，随后渐重，产生放射性痛，由臀部、大腿后外侧、小腿外侧直至足跟、足背部疼痛。X 线摄片显示腰椎间隙变窄、前窄后宽和左右不等；CT 扫描显示，腰椎与硬膜囊和神经根横断面异常。中医学认为，此病是因经脉痹阻所致，辨证论治要以除痹通络为主。①瘀血内阻型，患者痛有定处、日轻晚重、俯仰旋转受限、舌暗紫、有瘀斑、脉弦紧或濡缓；②湿热风蕴型，患者出现腰痛腿软，凡遇天气阴雨、疼痛加重、活动后减轻，伴恶热口渴、小便赤少、舌苔黄腻、脉濡或弦数；③寒湿痹阻型，出现腰腿冷痛、转侧不便、阴雨天加重、肢体发冷、舌淡、苔白腻、脉沉紧或濡缓；④肝肾亏虚型，患者腰酸腿软、动重卧轻、心烦失眠、阳痿早泄、妇女带下清稀、舌质红、苔少、脉弦细数。

处方 1　麻苡参甘汤

【方药与用法】 麻黄、党参各 15g，薏苡仁 40g，木通、甘草各 12g。上药加水 800ml 略泡，先用武火煎沸，再改为文火续煎 30min，取药汁一次口服，每日 1 剂。

【功能与主治】 祛风散寒，渗湿止痛；主治寒湿痹阻型椎间盘突出症，症见腰腿冷痛、游走不定、转侧不便、阴雨加重、恶寒怕冷、舌质淡、苔薄白、脉弦。

【简释】 方中有麻黄，易导致服药者心率加快，故不适于癫痫、神经官能症和严重快速性心律失常等心血管病患者服药。

处方2 蝎蛇散

【方药与用法】 乌梢蛇、蜈蚣、全蝎各10g；先将上药焙干、共研成末，分成8个等份的小药包；治疗时，首日上、下午各服1包，次日每日上午口服1包，连服7日为1疗程。

【功能与主治】 活血化瘀，通络止痛；主治不同程度的坐骨神经痛，出现明显腰腿痛，日轻晚重，舌质暗紫、有瘀斑、脉弦紧或脉涩。注意此方有可能引起乏力。

处方3 五虎散

【方药与用法】 地龙21g，全蝎、穿山甲、乌梢蛇、土鳖虫各9g；急性期煎服，上药加水800ml略泡，先用武火、后用文火续煎30min，滤出药汁一次口服，每日1剂；再者，慢性期制粉剂口服，先将上药焙干、共研细末，每次取3～4g口服，每日2次。

【功能与主治】 能活血化瘀，舒筋通络；主治瘀血阻络型椎间盘突出症，如表现腰腿刺痛、日轻晚重、腰部板硬、痛处拒按、舌质暗紫、苔薄腻、脉弦紧或涩。通常服用此方2～3天后即可治愈，总有效率可达93％以上。

处方4 乌附汤

【方药与用法】 制首乌、制附片、细辛、桂枝、干姜各10g。上药加水800ml略泡，先用武火、后用文火续煎30min，滤出药汁约400ml一次口服，每日1剂。

【功能与主治】 温经散寒，除痹通络；主治落枕、风寒痹阻证，患者出现腰腿冷痛、渐成恶风、转侧不便、静卧仍痛、肢体发冷，检查舌质淡、苔白、脉沉紧或濡缓。

处方5 加味芍药甘草汤

【方药与用法】 白芍15g，牛膝、当归、杜仲、地龙各10g。上药加水800ml略泡，先用武火煎沸，再换文火续煎30min，取其药汁一次口服，每日1剂。

【功能与主治】 补益肝肾，固本止痛；主治肝肾亏虚型椎间盘突出症，患者腰腿酸痛、无力、活动后更甚，男性阳痿早泄、女性带下清稀、舌质淡、脉沉细。

第八节 跟 痛 症

【概要】 跟痛症主要是指跟骨底面由慢性损伤引起的疼痛，部分患者还可伴有跟骨结节部前缘骨刺；部分老年人可因跟骨内压增加引起。本病起病缓慢，在晨起站立时疼痛较重，行走片刻后可以减轻；若行走时间过长，又会使局部疼痛加重，检查时足跟底部压痛明显。治疗时应选用活血止痛、补肾壮骨类中药。

处方1 跟骨刺方

【方药与用法】 熟地黄30g，木瓜18g，薏苡仁、牛膝各15g，川芎、五加皮、当归各12g，木通、穿山甲各10g。上药加水煎煮分服，每日1剂，连用14天为1疗程。

【功能与主治】 补肾活血，通络止痛；主治跟痛症。

【简释】 此方中木通不宜使用马兜铃科关木通，以防止发生肾功能障碍。

处方2 加味活络效灵丹

【方药与用法】 当归、丹参、牛膝、威灵仙、鹿角霜、川续断、五加皮各15g，乳香、没药、木瓜各10g。上药加水煎煮2次，取药汁混合，分2次口服，每日1剂。

阴虚者，宜加石斛15g，生地黄15g，黄柏12g；气虚者，宜加黄芪、党参各12～15g同煎。

【功能与主治】 补肾壮骨，活血止痛；主治跟痛症。

处方3 三生散

【方药与用法】 生南星、生半夏、生草乌各等份；将上述3药研细、过筛，装瓶密封备用。治疗时，取适量药粉，与鸡蛋清调匀，涂搽足跟患处，并叮嘱患者卧床休息，每日换药1～2次，通常可在治疗1个月后奏效。

【功能与主治】 消肿止痛；主治跟痛症。

【注意事项】 须提醒患者此方有毒，防止误入口中。

第九节　软组织挫伤

【概要】 软组织挫伤多因跌仆、压轧、挤扭等外力作用于人体，损及脉络，从而导致血流瘀滞或脉络破损，血溢脉外，瘀血聚积皮肤、筋膜、肌腠之间，造成局部肿胀疼痛，皮肤瘀紫。因此，行气活血、消肿止痛是本病的基本治疗原则，有瘀热者伍用凉血散瘀药，出现寒滞者可伍用温经通络等中药。如果发生严重膝关节软组织损伤，患者还可出现膝关节渗出性滑膜炎、关节腔积液等，由此也可产生膝部肿胀、疼痛和活动受限等。急性期治疗要限制活动、加强休息，抽出瘀血后，采取加压和包扎治疗。

处方1　消炎散

【方药与用法】 乳香、没药、赤芍、白芷、栀子、黄柏、桃仁、川芎各30g；上药研为细末、过筛，做成散剂，再兑入75％乙醇或白酒调成药糊；治疗时，每次取20～40g敷于患处，每日1次；伤口破溃时，只限外敷其周围，当属于红肿区进行敷药最佳。

【功能与主治】 清热化瘀，消肿止痛；主治各类软组织挫伤。

处方2　茯苡渗湿汤

【方药与用法】 茯苓20g，薏苡仁40g，生黄芪45g，生白术、木瓜各10g。上药加水800ml略加浸泡，先用武火、后用文火续煎30min，滤其药汁一次口服，每日1剂。

【功能与主治】 利水渗湿，通络消肿；主治慢性膝关节滑膜炎，出现膝关节反复发作性肿痛、局部可触及棉絮样波动、舌质淡、苔白腻、脉弦滑。

处方3　活络祛痛膏

【方药与用法】 赤芍、大黄、五倍子、没药、延胡索、樟脑各等份；上药共研细粉，然后加凡士林调膏，摊敷在患处、固定，每日换药1次。

【功能与主治】 能行气活血，消肿止痛；主治各类软组织挫伤。

处方 4　桂芍知母汤

【方药与用法】　桂枝、芍药、知母、防风各 12g，白术 15g。上药加水 800ml，浸泡 15min，先用武火、后用文火续煎 30min，滤其药汁一次口服，每日 1 剂；连服 6～8 剂。

【功能与主治】　清热利湿，活血消肿；主治湿热内蕴型膝关节滑膜炎，出现局部红、肿、热、痛，拒按，关节活动受限，舌质红、苔黄腻、脉濡数。

处方 5　生栀子散

【方药与用法】　生栀子 30～50g，鸡蛋清 1 个，面粉适量；先将生栀子研末，用蛋清与面粉调成药糊；治疗时敷于扭伤处，覆盖上纱布、以绷带固定，每日换药 1 次。

【功能与主治】　消肿止痛；主治软组织扭伤。

处方 6　五行药膏

【方药与用法】　炒紫荆皮 4 份，炒独活、炒赤芍、白芷各 2 份，石菖蒲、细辛、香附、炒没药、炒乳香各 1 份；上药共研细末、制成备用药膏；治疗时敷贴于患处并固定，隔日换药 1 次。

【功能与主治】　能温经活血，消肿止痛；主治急性踝关节扭伤。

第十节　梨状肌综合征

【概要】　通常认为，坐骨神经分支与其走行均距梨状肌较近。因此，一旦出现梨状肌损伤、变性，就易于使坐骨神经受到压迫，从而导致患者一侧臀和腿部疼痛。例如，发生髋部扭伤时，梨状肌猛然收缩或其关节突然内收内旋，都能导致急性梨状肌损伤，发生局部充血、水肿、痉挛等，此类刺激即可压迫与之相邻的坐骨神经，出现臀与腿部疼痛，甚至发生麻木、跛行、双下肢屈曲困难、晚间影响睡眠等。中医学认为，此病主要因瘀血内阻、经络不通所致，其次还可能由先天不足、肝肾不足引起，治疗重点应当选用活血化瘀、通络止痛的中药。

处方 1　五味煎加味

【方药与用法】　赤芍、甘草、牛膝、木瓜、鸡血藤各 15g。上药加水 800ml，浸泡 20min 后，先用武火煎沸，再改为文火续煎 30min，滤出药汁一次口服，每日 1 剂。

【功能与主治】 活血化瘀，通络止痛；主治气滞血瘀型梨状肌综合征，症见臀痛如锥刺、拒按，并且向大腿后侧和足跟处放射、活动时加重，舌暗红、苔黄、脉弦。

处方 2　葛根汤

【方药与用法】 葛根、白芍各 12g，麻黄 9g，桂枝、甘草各 6g。上药加水 800ml 同煎，先用武火煎沸，改用文火续煎 30min，取药汁 1 次口服，每日 1 剂。

【功能与主治】 疏风散寒，缓急解痉；主治风寒湿阻型梨状肌综合征，患者臀腿疼痛、屈伸受限、肢体发凉、畏冷、舌淡苔白、脉濡缓。

处方 3　二泽龙虎汤

【方药与用法】 泽兰、泽泻、赤芍、延胡索各 15g，地龙 10g。上药加水 700ml 略泡，先用武火煎沸后，再改用小火续煎 20min，滤出药汁一次口服，每日 1 剂。

【功能与主治】 活血化瘀，缓急解痉；主治梨状肌综合征等其他软组织损伤，患者立即出现臀痛、拒按，按压时沿大腿后方朝足部放射，痛处相对固定，舌淡红、苔微黄、脉濡。

处方 4　加味二妙汤

【方药与用法】 黄柏、苍术各 10g，防己 12g，当归尾、牛膝各 10g。上药加水 800ml 略泡之后，先用武火煎沸，再改为文火续煎 30min，滤其药汁一次口服，每日 1 剂。

【功能与主治】 清热利湿，活血通络；主治湿热蕴蒸型梨状肌综合征，如出现臀腿灼痛、腿软无力、关节重着，口渴不欲饮，小便赤黄，舌淡、苔黄腻、脉滑数。

第十一节　外伤性骨折

【概要】 众所周知，人体共有 206 块骨骼，其中包括颅骨 29 块、四肢骨 126 块、躯干骨 51 块，当各个相应的部位遭受外力伤害，有时可使骨骼的完整性和连续性遭到破坏，这就是人们一般所说的骨折。对骨折患者，中医学常采用手法复位、小夹板局部固定、中药外敷、中药内服和及时进行功能锻炼等综合疗法，即能获得比较满意的治疗效果。临床常见的闭合骨折通常要分 3 个期实施中药疗法：①初期局部瘀血凝结、肿胀疼痛，宜采取行气活血，治宜消肿止痛法；②中期瘀化肿消，此时骨折断端已初步连接，治宜接骨续筋、和营通络；③后期是骨折最终愈合阶段，治宜补益肝肾、益气养血。治疗时应临证酌情灵活掌握配方。

处方 1　健骨丸

【方药与用法】　生龙骨、鸡蛋壳（炒黄）各 100g，生牡蛎 10g，生黄芪、骨碎补、补骨脂、炒续断、熟地黄各 60g，当归、赤芍、桃仁、红花各 30g，川芎、土鳖虫、制没药、木香各 15g，制乳香 1.5g；将上药共为细末、炼蜜为丸，每丸重 9g；治疗时，每次 1 丸口服，每日 2 次，连服 2 个月为 1 疗程。

【功能与主治】　补肾壮骨，益气养血；主治骨折迟缓性愈合。

处方 2　川红接骨汤

【方药与用法】　当归、地鳖虫、骨碎补、续断、鸡血藤、杜仲各 9g，自然铜（煅制）12g，接骨木、牛膝 6g，赤白芍、川芎、红花各 4.5g。上药加水 800ml，浸泡约 20min；先用武火、后改文火续煎 30min，滤其药汁分 2 次口服，每日 1 剂。此外，宜留药渣，加水续煎，对非开放性骨折进行洗浴。

【功能与主治】　此方能活血理气、接骨续筋；主治骨折中期，骨折断端已初步发生连接者。以此曾治疗 30 例患者，均已获得较为明显的疗效。

处方 3　平乐接骨丹

【方药与用法】　三七、土鳖虫各 9g，龙骨、自然铜各 15g，乳香、没药各 5g，麝香 0.3g；将上药共细末，装入可口服胶囊，每次取 l.5g 吞服，每日 3 次。

【功能与主治】　活血化瘀，消肿止痛；主治骨折瘀滞疼痛。

【简释】　此方已经动物实验证明，常规口服治疗，骨缺损的愈合时间提前者，约占 37％；业已经由组织学和组织化学证明，此方确有促使骨痂提前生长的治疗作用，例如还可促使骨原生细胞增殖、细胞 DNA 合成加速，从而促进机体的成骨细胞功能。

处方 4　生骨活血散

【方药与用法】　胎盘、三七粉各 30g，鹿茸 15g，蟹粉 20g；上药共研细末，和匀后装入口服胶囊，每粒约重 0.3g；治疗时，每次 4 粒口服，每日 2 次；以上为一个疗程用量，小儿用量应当酌减。

【功能与主治】　能补肾养血、活血通络；主治骨折中、后期，患者疼痛明显、肿胀开始消退、肢体仍不能活动、肌肉萎缩、骨折愈合迟缓等。

处方 5　股骨颈接骨验方一

【方药与用法】　当归、桃仁、牛膝、络石藤、丹参、苏木、地鳖虫各 9g，红花、川芎、乳香、没药、陈皮、枳壳各 4.5g。将上药加水 800ml 略泡，先用武火、后用文火续煎 30min，两液混合后，分 2 次口服，每日 1 剂。

【功能与主治】　活血化瘀、消肿止痛；适用于骨折初期、瘀血内结型的治疗。

处方 6　股骨颈接骨验方二

【方药与用法】　全当归、熟地黄、白芍、川芎各 9g，党参、黄芪各 6g，川续断、补骨脂、淫羊藿、桑椹、鸡血藤各 9g，秦艽、陈皮各 5g。上药加水 800ml 略泡，上药水煎 2 次，取两液混合，分 2 次口服，每日 1 剂。

【功能与主治】　补肝肾、健筋骨；主要适用于骨折后期患者的治疗。

附录
中药处方剂量换算

附表 1　各朝代所用重量单位换算表

朝　代	古代重量	折合成市制
秦代	一两	0.5165 市两
西汉	一两	0.5165 市两
东汉	一两	0.4455 市两
魏晋	一两	0.4455 市两
北周	一两	0.5011 市两
隋唐	一两	0.0075 市两
宋代	一两	1.1936 市两
明代	一两	1.1936 市两
清代	一两(库平)	1.194 市两

附表 2　各朝代所用容量单位换算表

朝　代	古代重量	折合成市制
秦代	一升	0.34 市升
西汉	一升	0.34 市升
东汉	一升	0.20 市升
魏晋	一升	0.21 市升(弱)
北周	一升	0.21 市升(弱)
隋唐	一升	0.58 市升(强)
宋代	一升	0.66 市升(强)
明代	一升	1.07 市升(强)
清代	一升	1.0355 市升

附表 3　古代度量与公分制和现用市制的折算关系

汉晋制				现用市制				公分制
斤	两	分	铢	厘	分	钱	两	克
1	＝16	＝64	＝384	＝4800	＝480	＝48	＝4.8	＝150
	1	＝4	＝24	＝300	＝30	＝3		＝9.375
		1	＝6	＝75	＝7.5	＝0.75		＝2.344(弱)
			1	＝12.5	＝1.25			＝0.391(弱)
				＝32	＝3.2			＝1

附表 4　原有 16 进制与公制单位间的换算

原有 16 进制	公制
1 市斤(＝16 市两)	＝0.5 千克(kg)＝500 克(g)
1 市两	＝31.25g
1 市钱	＝3.125 克(g)
1 市分	＝0.3125 克(g)
1 市厘	＝0.03125 克(g)

注：换算尾数可舍去。

参 考 文 献

[1] 张泽生. 常见病中医良方精选. 北京：学苑出版社，2006.

[2] 赵洪钧. 医学中西医结合录. 北京：人民卫生出版社，2009.

[3] 尤昭玲，雷磊. 妇科病特色方药. 北京：人民卫生出版社，2006.

[4] 宋立人，祁公任. 临床验方手册. 福州：福建科学技术出版社，2004.

[5] 刘绍贵. 中药处方手册. 长沙：湖南科学技术出版社，2003.

[6] 曾庆琪. 常见病内治小方. 南京：江苏科学技术出版社，2002.

[7] 张骠. 常见病外治小方. 南京：江苏科学技术出版社，2002.

[8] 胡献国. 百病中成药疗法. 北京：科学技术文献出版社，2007.

[9] 李庆业. 中医处方方法学. 北京：人民军医出版社，2006.

[10] 刘绍贵. 中医证病名大辞典. 北京：中医古籍出版社，2000.

[11] 王辰英，王秀芬，张新平. 中西医结合验方集锦. 北京：科学技术文献出版社，2007.

[12] 纪承寅，戚仁铎. 实习医师必备. 第2版. 北京：人民军医出版社，2001.